Fundamental
Nutrition

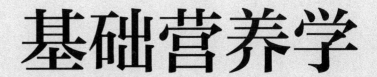

基础营养学

主　编　杨菊林（宁波卫生职业技术学院）

副主编　江玲丽（宁波卫生职业技术学院）
　　　　杜　光（大庆医学高等专科学校）
　　　　李春玉（云南省玉溪卫生学校）
　　　　张诗沅（大庆医学高等专科学校）

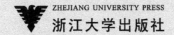

ZHEJIANG UNIVERSITY PRESS
浙江大学出版社

图书在版编目 (CIP) 数据

基础营养学 / 杨菊林主编 . — 杭州 : 浙江大学出
版社，2022.5（2025.4 重印）
ISBN 978-7-308-22302-7

Ⅰ . ①基… Ⅱ . ①杨… Ⅲ . ①营养学 Ⅳ . ① R151

中国版本图书馆 CIP 数据核字 (2022) 第 014846 号

基础营养学

杨菊林　主编

责任编辑	汪荣丽
责任校对	马海城
封面设计	春天书装
出版发行	浙江大学出版社
	（杭州市天目山路 148 号　邮政编码 310007）
	（网址 : http://www.zjupress.com）
排　　版	杭州朝曦图文设计有限公司
印　　刷	广东虎彩云印刷有限公司绍兴分公司
开　　本	787mm×1092mm　1/16
印　　张	16
字　　数	345 千
版 印 次	2022 年 5 月第 1 版　2025 年 4 月第 5 次印刷
书　　号	ISBN 978-7-308-22302-7
定　　价	49.00 元

前　言

党的二十大报告指出，把保障人民健康放在优先发展的战略位置，完善人民健康促进政策。坚持预防为主，加强重大慢性病健康管理，提高基层防病治病和健康管理能力。营养与健康有着密不可分的关系，良好的营养状态不仅能预防疾病的发生发展，更能在慢性病的日常管理中起举足轻重的作用。在确定了人体对营养素的需要之后，在各相关领域中就能灵活运用营养学的基本理论，充分利用食物，进行膳食设计，以满足人体的营养需要。之后就发展成为诸如食物营养、人群营养、公共营养、疾病营养等应用性学科——上述领域均以营养学基础理论为前提。

基础营养学是在生理学和生物化学基础上发展起来的一门科学，围绕着营养素的研究发现、发展而开展。由于基础营养学的进步，人们了解了各种营养素缺乏疾病的病因，营养素的增进健康、预防慢性病的功能日益被人们关注，从而推动公共营养、临床营养、妇幼营养、食物营养等实用营养的发展。

本书以营养素为主线，研究营养素的性质及生理功能、消化、吸收、代谢、需要量及食物来源。全书共12章，涵盖营养学历史与发展、人体消化系统及食物消化吸收、能量、七大营养素、生物活性成分、食物营养价值、合理膳食等内容，集文、表、图于一体。

本书可供社会各界人士阅读使用，也可以作为高职院校营养、食品、护理等相关专业的教材。区别于一般的营养与食品卫生学教材，本书在内容设置方面增加了案例分析、实训、操练部分，有助于培养学生的综合分析能力，具有较强的实用性。

参加本书编写的有宁波卫生职业技术学院、大庆医学高等专科学校、云南省玉溪卫生学校从事医学营养、食品卫生学、护理学教学的一线教师，他们从事本专业多年，有丰富的教学和实践经验。但由于营养学发展迅速，内容在不断更新，不妥和疏漏之处在所难免，请广大读者不吝赐教。

杨菊林

2022年2月

目 录

第1章

绪 论 ⋯⋯⋯⋯⋯⋯⋯⋯⋯⋯⋯⋯⋯⋯⋯⋯⋯⋯⋯⋯⋯⋯⋯⋯⋯⋯⋯⋯⋯⋯⋯⋯ 1

  第一节 营养学发展简史 ⋯⋯⋯⋯⋯⋯⋯⋯⋯⋯⋯⋯⋯⋯⋯⋯⋯⋯ 1

  第二节 营养与健康的关系 ⋯⋯⋯⋯⋯⋯⋯⋯⋯⋯⋯⋯⋯⋯⋯⋯ 5

  第三节 营养学基本概念 ⋯⋯⋯⋯⋯⋯⋯⋯⋯⋯⋯⋯⋯⋯⋯⋯⋯⋯ 8

  第四节 营养素参考摄入量 ⋯⋯⋯⋯⋯⋯⋯⋯⋯⋯⋯⋯⋯⋯⋯⋯ 9

第2章

人体消化系统及食物的消化吸收 ⋯⋯⋯⋯⋯⋯⋯⋯⋯⋯⋯⋯⋯⋯⋯⋯⋯⋯ 12

  第一节 人体消化系统 ⋯⋯⋯⋯⋯⋯⋯⋯⋯⋯⋯⋯⋯⋯⋯⋯⋯⋯⋯⋯ 12

  第二节 食物的消化吸收 ⋯⋯⋯⋯⋯⋯⋯⋯⋯⋯⋯⋯⋯⋯⋯⋯⋯⋯ 17

第3章

能 量 ⋯⋯⋯⋯⋯⋯⋯⋯⋯⋯⋯⋯⋯⋯⋯⋯⋯⋯⋯⋯⋯⋯⋯⋯⋯⋯⋯⋯⋯⋯⋯⋯ 28

  第一节 能量单位与能量系数 ⋯⋯⋯⋯⋯⋯⋯⋯⋯⋯⋯⋯⋯⋯⋯ 28

  第二节 能量平衡 ⋯⋯⋯⋯⋯⋯⋯⋯⋯⋯⋯⋯⋯⋯⋯⋯⋯⋯⋯⋯⋯⋯⋯ 29

第4章

蛋白质 ⋯⋯⋯⋯⋯⋯⋯⋯⋯⋯⋯⋯⋯⋯⋯⋯⋯⋯⋯⋯⋯⋯⋯⋯⋯⋯⋯⋯⋯⋯⋯⋯ 39

  第一节 蛋白质的生理功能 ⋯⋯⋯⋯⋯⋯⋯⋯⋯⋯⋯⋯⋯⋯⋯⋯ 39

  第二节 蛋白质的分子组成 ⋯⋯⋯⋯⋯⋯⋯⋯⋯⋯⋯⋯⋯⋯⋯⋯ 40

  第三节 蛋白质的分类 ⋯⋯⋯⋯⋯⋯⋯⋯⋯⋯⋯⋯⋯⋯⋯⋯⋯⋯⋯⋯ 43

  第四节 蛋白质的消化、吸收和代谢 ⋯⋯⋯⋯⋯⋯⋯⋯⋯⋯44

第五节　蛋白质的营养价值评价 ·············· 46

第六节　蛋白质互补作用 ·············· 52

第七节　蛋白质的参考摄入量和食物来源 ·············· 53

第 5 章

脂类 ·············· 57

第一节　概　述 ·············· 57

第二节　脂肪的生理功能 ·············· 58

第三节　脂肪酸 ·············· 60

第四节　类　脂 ·············· 64

第五节　脂类代谢 ·············· 66

第六节　脂类食物来源和参考摄入量 ·············· 67

第七节　膳食脂肪的营养价值评价 ·············· 70

第 6 章

碳水化合物 ·············· 72

第一节　碳水化合物的生理功能 ·············· 72

第二节　碳水化合物的分类 ·············· 74

第三节　碳水化合物的消化、吸收和代谢 ·············· 78

第四节　碳水化合物的参考摄入量和食物来源 ·············· 79

第五节　碳水化合物与血糖生成指数 ·············· 81

第 7 章

矿物质 ·············· 86

第一节　概　述 ·············· 86

第二节　钙 ·············· 88

第三节　磷 ·············· 93

第四节　钾、钠和氯 ·············· 94

第五节　镁 ·············· 96

第六节 铁 …………………………………………………………………… 97

第七节 锌 …………………………………………………………………… 102

第八节 氟 …………………………………………………………………… 104

第九节 碘 …………………………………………………………………… 105

第十节 硒 …………………………………………………………………… 106

第8章

维生素 ……………………………………………………………………………… 110

第一节 概 述 …………………………………………………………… 110

第二节 维生素 A ………………………………………………………… 113

第三节 维生素 D ………………………………………………………… 118

第四节 维生素 E ………………………………………………………… 122

第五节 维生素 K ………………………………………………………… 124

第六节 维生素 B_1 ……………………………………………………… 126

第七节 维生素 B_2 ……………………………………………………… 130

第八节 维生素 PP ……………………………………………………… 133

第九节 泛 酸 …………………………………………………………… 135

第十节 维生素 B_6 ……………………………………………………… 136

第十一节 生物素 ………………………………………………………… 137

第十二节 叶 酸 ………………………………………………………… 138

第十三节 维生素 B_{12} ………………………………………………… 140

第十四节 维生素 C ……………………………………………………… 142

第9章

水和膳食纤维 ……………………………………………………………………… 148

第一节 水 ………………………………………………………………… 148

第二节 膳食纤维 ………………………………………………………… 155

第 10 章

生物活性成分 ··· 163

    第一节　植物化学物 ··· 163

    第二节　其他来源的生物活性物质 ··················· 169

第 11 章

各类食物营养价值 ··· 175

    第一节　食物营养价值 ··· 175

    第二节　食物的分类 ·· 179

    第三节　粮谷类的营养价值 ·································· 182

    第四节　豆类及坚果的营养价值 ························ 190

    第五节　蔬菜、水果和菌类的营养价值 ············· 195

    第六节　畜、禽、水产品的营养价值 ················ 202

    第七节　乳、蛋类的营养价值 ···························· 210

    第八节　调味品及其他 ··· 220

第 12 章

合理膳食 ··· 225

    第一节　膳食指南和平衡膳食宝塔 ··················· 225

    第二节　计算法食谱编制 ···································· 230

参考文献 ·· 243

附表 ··· 244

    表 1　中国居民膳食能量需要量 ······················· 244

    表 2　中国居民膳食蛋白质、碳水化合物参考摄入量 ······ 245

    表 3　中国居民膳食维生素的推荐摄入量或适宜摄入量 ······ 246

    表 4　中国居民膳食矿物质的推荐摄入量或适宜摄入量 ······ 247

—— • 第 1 章 • ——

绪　论

　　"民以食为天"，食物是人类生存和繁衍的物质基础。在人类发展的历史长河中，食物的组成虽然处于不断更新和变化中，但其功能始终未曾改变，即为机体提供所需的营养物质，维持机体健康。

第一节　营养学发展简史

一、古代营养学发展历史

　　早在我国西周，官方医政制度就把医学分成四大类，即食医、疾医、疡医和兽医，其中，食医是指专门从事饮食营养的医生，且排在"四医"之首。2000多年前，《黄帝内经·素问》中记载"五谷为养，五果为助，五畜为益，五菜为充，气味合而服之，以补精益气"，这是我国最早提出的平衡膳食理念。唐代药王孙思邈在《备急千金要方》中列有"食治"专篇，记载了果实、菜蔬、谷米、鸟兽四类食物，共计154种，并在饮食营养方面强调应顺应自然，要避免"太过"和"不足"。元代忽思慧的《饮膳正要》，从健康人的实际饮食需要出发，阐述了饮食卫生、营养疗法，乃至食物中毒的防治等，为我国现存的第一部完整的饮食卫生和食疗专著。明代李时珍在《本草纲目》中记载了350多种药食两用的动植物，对指导人们营养与食疗具有重要的价值。

　　国外对营养方面的记载最早见于公元前400多年前。《圣经》中曾描述将肝汁涂抹在眼睛里，用来治疗一种眼病。古希腊名医希波克拉底曾提出"食物即药"的观点，这与我

1

国古代关于"药食同源"的说法有着相似之处。他还尝试用海藻治疗甲状腺肿、用动物肝脏治疗夜盲症和用含铁的水治疗贫血,这些饮食疗法沿用至今。

二、现代营养学发展历史

(一) 现代营养学的发展

18世纪中叶以前,关于膳食营养与健康的关系,虽然已经形成了大量的观点、学说,有些也在实践中得到验证,但这些认识都是表面的感性经验的积累,缺乏对事物本质的认识。直到18世纪末,法国发生了化学革命,这一时期营养学的快速发展,不仅得益于化学、物理学突飞猛进的发展,还依赖于生物化学、微生物学、生理学、医学等学科所取得的突破性成果。

现代营养学发展至今,大致可以分为以下三个时期。

营养学的萌芽和形成期(1785—1944年)。这一时期人们认识了食物与人体基本化学元素的组成,逐渐形成了营养学的基本概念和理论,建立了食物成分的化学分析方法,明确了一些营养素缺乏的病因。1912—1944年,科学家们分离和鉴定了食物中绝大多数的营养素,是营养学发展的黄金时期。1934年,美国营养学会成立,标志着营养学由早期的萌芽状态到这门学科的基本建立。

营养学的发展与成熟期(1945—1985年)。在这一时期人们继续发现了一些新的营养素,并系统研究了这些营养素的消化、吸收、代谢及生理功能。人们不仅关注营养缺乏问题,而且开始关注营养过剩对人类健康的危害。公共营养随着二战时士兵的食物供给开始兴起。

营养学发展新的突破孕育期(1986年至今)。这一时期营养学研究领域更加广泛,除传统的营养素外,植物化学物逐渐成为营养学的研究热点。人们不仅研究营养素的营养、生理功能,还研究其对疾病的预防和治疗作用。营养学的研究内容更加深入,随着分子生物学理论向各个学科逐渐渗透,人们开始从微观角度研究营养与基因之间的相互作用及对人体健康的影响。研究内容更加宏观。这一时期提出营养学不仅是一门生物学,还是一门社会学和环境科学。营养学研究的内容不仅包括食物与人体健康,还包括社会、政治、经济、文化等因素,以及环境与生态系统的变化对食物供给进而对人类生存健康的影响。

(二) 我国现代营养学的发展

我国现代营养学的发展始于20世纪初,其发展历程可分为四个阶段。

第一阶段:1913—1923年,该时期为萌芽期。我国营养学研究始于医学院校及医院,这一时期,虽然实验设备简陋,成就不大,但开创了我国现代营养学研究的先河。

第二阶段：1924—1937年，该时期为成长期。在此期间，北京协和医院在营养学研究方面起了带头作用。1927年，《中国生理学杂志》问世，开始刊载营养学论文，同时，《中华医学杂志》《中国化学会会志》《北平农学院的营养专报》等也有营养学方面的论文发表。我国营养学研究在此期间有了长足的进步。

第三阶段：1938—1949年，该时期为动荡期。在抗日战争期间，营养学工作者克服了重重困难，仍致力于食物营养的研究工作。1939年，中华医学会提出了我国第一个营养素供给量。1941年和1945年，中央卫生实验院先后召开了全国第一次、第二次营养学会议，并于1945年正式成立中国营养学会。《中国营养学杂志》也于第二年正式出刊。由于战争，《中国营养学杂志》仅出版两卷就被迫停刊了。

第四阶段：1949年至今，该时期为发展期。新中国成立后，我国营养学有了迅猛的发展，营养学工作者在建立专业队伍、进行科学研究、防治营养缺乏病等方面做了大量工作。新中国成立初期，结合国家建设和人民健康需要，先后开展了"粮食适宜碾磨度""军粮标准化""5410豆制代乳粉"以及"野菜营养"等研究。

我国分别在1959年、1982年、1992年、2002年和2010—2013年进行了全国性营养调查。为避免国人营养素摄入不足，1938年，中华医学会公共卫生委员会制订了"中国人民最低营养需要量"。1952年，我国首次提出了"每日营养素供给量"（RDA），并在1955、1962、1967、1981及1988年先后5次修订了RDA。2000年，我国发布了第一部《中国居民膳食营养素参考摄入量》，并于2013年、2023年进行了修订。

1989年，《中国居民膳食指南》首次发布，由于社会发展和居民膳食结构的改变，中国营养学会于1997年、2007年、2016年对其进行了修订，并发布了《中国居民平衡膳食宝塔》。

随着营养学及相关学科的不断发展，实验室分析技术和数据共享等方面的进步，促进了我国食物成分数据库的逐步建立。《中国食物成分表》自1952年问世以来，历经多次改版，到2019年《中国食物成分表》第6版出版，有力保障了国家在居民营养与健康状况调查中食物成分数据的使用。

我国政府十分重视居民营养与健康问题，发布了一系列重要的文件。1993年，国务院印发了《九十年代中国食物结构改革与发展纲要》，次年印发了《食盐加碘消除碘缺乏危害管理条例》，1997年又印发了《中国营养改善行动计划》。2001年和2014年，国务院办公厅分别发布了《中国食物与营养发展纲要（2001—2010年）》和《中国食物与营养发展纲要（2014—2020年）》，对于如何确保食物与营养的发展作出部署。2017年，国务院办公厅印发了《国民营养计划（2017—2030年）》，从我国国情出发，立足我国居民营养健康现状和需求，明确今后一段时间内国民营养工作的指导思想、基本原则、实施策略和重大行动。2019年，国务院发布了《健康中国行动（2019—2030年）》。这些文件不仅强调营养在健康促进及慢性病防治方面的作用，也推动了我国营养学的巨大发展。

营养影响一个国家的国民健康素质和国家的综合竞争力。随着国家对于营养相关政策的不断推出,我国居民的营养健康意识不断增强以及营养新技术、新方法的广泛使用,我国的营养工作在疾病预防、营养改善和健康促进等方面取得了突破性进展。

三、营养学未来发展趋势

(一)营养学的基础研究

重点研究营养素在人体代谢过程中的生理作用、作用机制,以及人群的营养状况,从而为进一步修订《中国居民膳食营养素参考摄入量》奠定基础。

(二)植物化学物的研究

重点研究从传统中药材、药食两用植物中提取、分离和纯化的植物化学物,建立体外快速筛选的检测方法,探讨植物化学物的作用机制及构效关系,并进一步将植物化学物产业化,从而在预防和治疗营养相关疾病中发挥作用。

(三)个性化营养研究

随着人类基因组计划的成功实施,营养学研究由传统的分析营养素对单个基因的表达及作用,逐渐转向研究基因组及表达产物在其代谢调节中的作用,从分子水平与群体水平两个层面来研究膳食营养与基因相互作用及其对人类健康的影响,进而建立基于个体基因组结构特征的膳食干预措施和营养保健办法,达到个性化营养的目的。

(四)营养相关疾病研究

一方面研究钙、铁、锌、硒和维生素D缺乏对机体健康的影响,利用新方法、新理论,从细胞、分子生物学水平探讨与这些微量营养素缺乏有关的生物标志物,从而为这些微量元素缺乏病的诊断提供特异的、敏感的标志物;另一方面重点研究膳食结构中食物成分与慢性病的关系,从微观和宏观两个层面同时入手,探讨防治慢性病的有效措施。

(五)新营养学研究

新营养学是一门多维度的综合性学科,包括生物学、社会学和环境科学等。目前,研究的热点包括采用不断涌现的新理论、新方法,研究不断增长的人口数量、人口老龄化对营养的影响,如持续存在的营养不良、日趋增长的肥胖率和不断涌现的早发糖尿病以及慢性非传染性疾病。新营养学以一个地区、一个国家乃至国际上与食物系统和人群营养有关的各项生物、社会、环境因素为研究内容。以新营养学研究为基础制定的食品营养政策将有助于在地区、国家和全球层面建立和维护公平合理和可持续发展的食物系统,以维护人类、生物和物质世界的健康。

由于新营养学涉及许多学科领域，因此需要快速地与其他相关学科交叉融合，形成新的学科，如营养生态学、营养经济学、营养政策学、营养管理学等。另外，新的学科领域还需培养做研究工作的专业人才。

（六）现代营养学与传统医学相融合

现代营养学虽注重科学实证、定性定量分析，有其科学和先进的一面，但也存在着一定的局限性，如过分强调某个食物成分的作用和某个组织细胞的功能，缺乏整体的、综合的、发展的观点。而在传统医学中，许多关于营养与人体健康的观点，是从宏观和整体的角度进行辨证施治，恰好能弥补现代营养学的缺陷。如何将两者有机结合，形成一门新的学科，是未来发展的主要方向。

第二节 营养与健康的关系

合理的营养是维持人类的智力、身体潜能和社会活动能力良好状态的先决条件。营养均衡、身体健康，既是社会进步的结果，也是促进社会发展的原动力。

一、合理营养与健康

合理营养是指膳食中提供的能量和各种营养素的种类齐全、数量充足、比例合理，并能被机体充分消化、吸收和利用，以满足机体的需要。世界卫生组织（World Health Organization, WHO）提出健康的定义：健康是指躯体、心理、社会适应和道德的良好状态，而不仅仅是没有疾病和不虚弱。

机体的生长发育、新陈代谢与营养状况密切相关。孕期的合理营养是胎儿正常发育的保证，营养缺乏或过剩，对胎儿和母体健康都可能产生不良影响。儿童、青少年生长发育迅速，代谢旺盛，是机体各器官组织、肌肉骨骼增长和功能逐渐成熟的动态过程，这个过程的基础就是不断从外界摄入大量的营养素，因此与成人相比，儿童、青少年应摄入更多的能量和营养素以保证其生长发育的需要。成人细胞处于不断更替的状态，需要正常的营养素供给，以维持正常代谢，保证精力充沛。老年人又有其特殊的营养需求，摄入充足的优质蛋白质可以延缓衰老、增强抵抗力，补充维生素 D 和钙对保持老年人骨质健康有重要的作用。

各器官正常生理功能的维持与营养状况密切相关。蛋白质是构成机体组织的重要成分，在调节机体的生理功能方面具有重要作用。脂肪在人体中具有提供和储存能量、维持体温、增进食物味道及刺激消化液分泌等功能，同时它能促进脂溶性维生素吸收，供给机体必需的脂肪酸。碳水化合物是人体主要的供能物质，具有节约蛋白质和抗生酮作用。维生素是维持和调节机体正常代谢的重要物质，任何一种维生素缺乏都会出现相应的缺乏症。无机盐是构成人体组织的重要成分，在维持渗透压与酸碱平衡，维持神经和肌肉正常兴奋性等方面具有重要作用。水在机体中含量最多，参与体内所有的生物化学反应，营养物质的吸收和废物的排泄都需要水的参与，此外，水还有调节体温恒定和润滑作用。膳食纤维具有通便、防癌、降低血胆固醇、减慢胃排空、降低餐后血糖等作用。可见，营养素维持着机体的各种生理功能，使机体处于健康状态。

营养状况影响人体的免疫功能，合理营养对于提高机体抗病能力，减少并发症的发生，加速康复有重要意义。例如：蛋白质是免疫防御功能的物质基础；维生素A能增强动物对感染的抵抗能力和对抗原刺激反应；维生素C与白细胞（特别是嗜中性白细胞）的功能密切相关，可以改善细胞的杀菌能力；维生素E既是体内重要的抗氧化剂，又是一种有效的免疫调节剂。

总之，合理营养的意义在于促进机体生长发育，维持各器官正常的生理功能，增强免疫力，防病治病，从而达到机体健康的目的。

二、营养失调与健康

儿童期若发生营养失调，一方面，可能导致儿童生长发育迟缓，进而使机体抵抗力下降，易感染疾病，病后恢复缓慢；另一方面，可能导致儿童体内脂肪堆积，出现难治性儿童肥胖，从而带来一系列不良后果。儿童脂肪堆积不同于成人的最大特点是，脂肪细胞数量增加远远大于体积的增大。营养失调会影响儿童的智力发育和行为能力。因此，营养失调对于儿童的生长发育、智力发育都会产生暂时或永久的影响。

胎儿生长发育所需的各种营养素均来自母体，孕妇本身也需为分娩和分泌乳汁储备营养。因此，孕妇的营养状况对妊娠过程、胎儿及婴儿的生长发育起到极为重要的作用。孕期营养缺乏易造成胎儿畸形、流产或早产，如孕妇缺乏叶酸会引起胎儿神经管畸形，缺铁会引起缺铁性贫血，缺乏叶酸、维生素B_{12}会引起巨幼红细胞贫血等。

成人营养失衡的主要表现形式是单纯性肥胖。世界卫生组织已经公布肥胖是一种慢性病，对健康有百害而无一利。肥胖导致糖尿病、高血压、高血脂、心脏病、脂肪肝、胆结石、痛风、月经不调、肿瘤以及心理障碍等多种疾病的发生。因此，"减肥"已经成为当今社会比较时髦的话题。但是，切记不要矫枉过正，过分追求所谓的"骨感美"，尤其是青少年，体重过低的危害并不亚于肥胖对健康的危害。因此，我们应该追求正常体重的健康美。

免疫功能是人体的一项重要的生理功能，它在人体中始终与传染性疾病、非传染性疾病、肿瘤和衰老相抗衡,扮演着健康卫士的角色。机体营养不良将导致免疫系统功能受损,包括免疫器官发育不全、萎缩,功能降低,对细胞免疫、体液免疫、免疫因子等都会产生重大影响,使机体对疾病的抵抗能力下降,导致感染的发生和发展。多种营养素缺乏可导致免疫功能受损,单种营养素缺乏或过多亦可引起获得性免疫系统功能障碍。例如,脂类摄入失衡或代谢异常均可引起免疫功能改变,B族维生素缺乏导致机体对感染的抵抗力下降,维生素C缺乏导致机体粒细胞的吞噬能力和机体对感染的抵抗力下降等。

营养不良或营养过剩都能影响身体健康,加速机体的衰老速度。

三、营养与疾病的辅助治疗

在人们不断追求健康生活的今天,营养在防病治病、促进健康中发挥着越来越重要的作用。

预防营养缺乏症。某些营养素缺乏可以直接引起营养缺乏症。例如,蛋白质、热能缺乏可引起蛋白质—能量营养不良,维生素A缺乏会引起夜盲症,维生素C缺乏会引起坏血病,维生素D缺乏会引起佝偻病,铁缺乏会引起缺铁性贫血等。因此,适当的营养素补充可以预防相应营养缺乏症的发生。流行病学资料还表明,人体补充某些抗氧化营养素能够降低一些常见病的发病率和死亡率。例如,人体补充微量元素硒,可以降低肝癌的发病率;补充维生素E可以降低脑卒中和冠心病的发病率等。

提高临床治疗效果。合理营养能够调整患者生化代谢,有利于患者提高抗感染能力、减少并发症、加速康复。肿瘤患者在放疗、化疗过程中,应得到合理的营养,有助于完成疗程。

手术治疗的支持与康复。术前营养支持能够有效改善患者的手术条件,术后合理营养有利于组织再生和修复,促进术后伤口愈合、体质恢复。

延缓并发症的发生与发展。例如,糖尿病一类的营养相关性疾病,在药物治疗的同时,配合饮食营养治疗能够最大限度地延缓并发症的发生与发展。

临床胃肠内、外营养支持。现代临床营养技术发展迅速,胃肠内、外营养支持技术也是日新月异,为不能够进食的患者开展营养支持提供了更多的手段和途径。

第三节　营养学基本概念

一、营养

"营"，其含义为谋求，"养"，其含义为养生，顾名思义，营养就是谋求养生的意思。我国传统医学中经常使用"养生"这一术语，是指保养、调养、颐养生命。用现代语言来描述，营养就是机体从外界摄取食物中的营养物质，经过体内的消化、吸收和利用后，或参与构建组织器官，或满足生理功能和体力活动所需要的能量。营养对机体的影响贯穿整个生命过程。

二、营养素

营养素是指机体通过摄取食物获得的，可为其提供能量、构成机体成分、修复组织以及调节生理功能的化学性物质。营养素的特点为：必须从外界环境中摄取，能够满足机体的最低需求。

一般来说，营养素可分为七大类，即蛋白质、脂类、碳水化合物、矿物质、维生素、水和膳食纤维。其中，蛋白质、脂类和碳水化合物、水、膳食纤维因机体需要量较大，在膳食中所占比重也很大，故称为宏量营养素；矿物质和维生素因机体需要量小，在膳食中所占比重也小，故又称为微量营养素。从能量来源角度讲，蛋白质、脂类和碳水化合物能够为机体提供能量，故又称产能营养素。脂肪作为能源物质，可在体内大量储存，它在体内氧化时能释放较多的能量。一般情况下，人体主要利用碳水化合物和脂类氧化供能，在机体所需能源物质供能不足时，可将蛋白质氧化分解，获得能量。相反，矿物质、维生素、水和膳食纤维为非产能营养素。

除了这七大类营养素以外，人类的食物中还含有数百种其他化学物质，这些化学物质对人类健康的影响已引起人们的关注，如蔬菜、水果中的植物化学物对预防人体心血管疾病和癌症等慢性非传染性疾病能起到一定的作用。天然食物中还存在一些在人类营养过程中具有特定作用的有机化合物，如肉碱、半胱氨酸、牛磺酸、谷氨酰胺等，这些有机物大多可以在人体内合成，但当其合成的数量和速度不能满足人体需要时，仍需从食物中加以补充。

三、营养学

营养学是一门研究机体代谢与食物营养素之间关系的学科。

营养学属于自然科学范畴,是预防医学的组成部分,具有很强的实践性。它主要包括基础营养、食物营养、公共营养、特殊人群营养和临床营养五大领域。从应用方面来看,营养学可以指导群体或个体合理安排饮食、防病保健、促进健康,有助于制定国家的食物生产、分配及食品加工政策,改善居民体质,促进社会发展。从学科角度来看,营养学与生理学、生物化学、临床医学、食品科学等学科均有密切联系。

第四节　营养素参考摄入量

膳食营养素参考摄入量 (dietary reference intakes, DRIs) 是在每日推荐膳食营养供给量 (recommended dietary allowance, RDA) 的基础上发展起来的一组每日平均膳食营养素摄入量的参考值,主要包括四项内容,即平均需要量 (estimated average requirement, EAR)、推荐摄入量 (recommended nutrient intake, RNI)、适宜摄入量 (adequate intake, AI) 和可耐受最高摄入量 (tolerable upper intake level, UL)。其目的是预防营养缺乏病和防止营养素摄入过量对健康的危害。中国营养学会修订的2013版DRIs增加了与慢性非传染性疾病有关的三个参考摄入量,即宏量营养素可接受范围 (acceptable macronutrient distribution range, AMDR)、预防非传染性慢性病的建议摄入量和特定建议值 (specific proposed level, SPL)。

一、平均需要量（EAR）

平均需要量 (EAR) 是指某一特定性别、年龄及生理状况群体对某营养素需要量的平均值。摄入量达到EAR水平时可以满足群体中50%个体的营养需要,但不能满足另外50%个体对该营养素的需要。EAR是制定RNI的基础,也可用于评价或计划群体的膳食摄入量,或判断个体某营养素摄入量不足的可能性。

二、推荐摄入量（RNI）

推荐摄入量 (RNI) 是指满足某一特定性别、年龄及生理状况群体中绝大多数 (97%～98%) 个体需要量的摄入水平。RNI相当于传统意义上的RDA。

长期摄入RNI水平的营养素,可以满足人体对该营养素的需要,保持健康和维持组织中有适当的储备。一个群体的平均摄入量达到RNI水平时,绝大多数个体没有发生缺乏症的危险,有缺乏可能的个体仅占2%~3%。所以,我们也把RNI称为"安全摄入量"。

RNI的主要用途是作为个体和群体每日摄入该营养素的目标值。

RNI＝EAR＋2SD(SD：标准差),若没有EAR的标准差时,一般设定EAR的变异系数为10%,RNI定为EAR加20%,即RNI＝EAR×1.2。

能量需要量(estimated energy requirement, EER)是指能长期保持人体的良好健康状态,维持良好的体型、机体构成及满足理想活动水平所需要的能量,即达到能量平衡时所需要的膳食能量摄入量。群体的能量推荐摄入量直接等于该群体的能量EAR,而不是像其他营养素那样等于EAR×1.2,所以能量的推荐摄入量不能用RNI来表示,而直接用EER表示。

三、适宜摄入量（AI）

适宜摄入量(AI)是指通过观察或实验获得的健康人群对某种营养素的摄入量。

当某种营养素个体需要量的研究资料不足,没有办法计算出EAR,进而也不能求得RNI时,我们可以设定适宜摄入量来代替RNI。如纯母乳喂养的足月产健康婴儿,从出生到4~6个月,他们的营养素全部来自母乳,故母乳中的营养素含量就是婴儿所需的各种营养素的AI值。

AI与RNI,相同之处是都可以用作个体摄入量的目标,能够满足目标人群中绝大多数个体的需要;区别之处在于AI的准确性不如RNI,可能明显高于RNI,因此,我们在使用时要更加谨慎。

四、可耐受最高摄入量（UL）

可耐受最高摄入量(UL)是指平均每天可以摄入的,不至于损害健康的该营养素的最高量。

UL是对健康人群中几乎所有的个体都不会产生毒副作用的营养素最高摄入量,但并不表示达到此摄入水平就对健康有益。当摄入量超过UL或进一步增加时,损害健康的危险性随之增大。在制定个体和群体膳食标准时,营养素摄入量应低于UL,以避免营养素摄入过量可能对机体造成的危害。但UL不能用来评估人群中营养素摄入过多产生毒副作用的危险性,因为UL对健康人群中最易感的个体也不应该造成危害。

UL的主要用途是针对营养素强化食品和膳食补充剂,指导安全消费。

膳食营养素参考摄入量见图1-1。

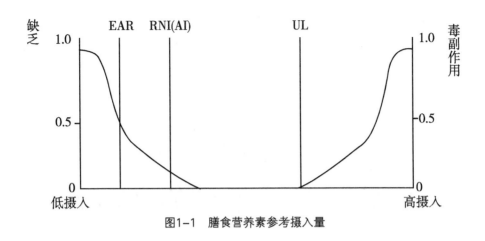

图1-1 膳食营养素参考摄入量

机体每天都需要从膳食中获得一定量的营养素。当某一特定人群的平均摄入量达到EAR水平时，该人群会有半数个体的需要量能够得到满足；当摄入量增加至RNI水平时，绝大多数个体的需要量都可以得到满足，这时几乎不会发生缺乏症的危险；当摄入量在RNI和UL之间时，一般不会发生缺乏和中毒的情况，这是一个安全摄入范围；但如果摄入量超过UL水平并继续增加的话，那么产生毒副作用的可能性也随之增加。

> **知识链接：个体化营养**
>
> 　一些营养代谢相关基因的突变将引起个体营养代谢的改变，导致其对营养素的吸收、代谢和利用的差异，并最终引起个体对营养素需要量的不同，所以我们要提倡个体化营养。在个体基因组、微生物组、生化检测等指标基础上的个体化营养支持治疗，在慢性病防治及保持机体健康方面具有巨大的潜力。
>
> 　个体化营养支持治疗的模式由四部分组成：其一，基于饮食、行为、症状、基因组及生化检测的营养评估；其二，在个体化营养科学和数据指导下的解释；其三，在个体化营养指南和治疗建议下的干预；其四，治疗过程中及治疗后的持续随访及评价。

思考题：

1. 在《黄帝内经·素问》中，我国最早提出的平衡膳食理念是什么？
2. 简述我国营养学的发展历史。
3. 何为营养素？营养素的分类是什么？
4. 简述膳食营养素参考摄入量。

第2章
人体消化系统及食物的消化吸收

　　人体为了维持生命和健康，每天必须摄取足够的营养物质。这些营养物质主要来自食物，包括蛋白质、脂类、碳水化合物、维生素、水和无机盐等。其中，水、无机盐和维生素可以直接被机体吸收利用，而蛋白质、脂类、碳水化合物属于大分子物质，必须经过消化系统的加工、分解后变成小分子物质，才能被机体吸收利用。

第一节　人体消化系统

一、消化吸收的定义

　　食物在消化管内被分解成可吸收小分子物质的过程称为消化。食物的消化有两种方式：一是机械性消化，即通过消化管的运动将食物磨碎并使之与消化液充分混合，同时将食糜不断向消化管远端推进的过程；二是化学性消化，即通过消化腺分泌的消化液中各种消化酶的化学作用，将食物中大分子物质分解成可吸收的小分子物质的过程。上述两种消化方式相互配合、共同作用，为机体的新陈代谢提供养料和能量。

　　食物经消化后的小分子物质透过消化管黏膜上皮细胞进入血液和淋巴液的过程称为吸收。消化和吸收是两个相辅相成、紧密联系的过程。

　　消化系统的基本功能就是将摄入的食物进行机械性消化和化学性消化，被消化的产物再经消化管黏膜上皮细胞吸收，不被消化的食物残渣以粪便的形式排出体外。

二、消化系统的组成

消化系统包括消化管和消化腺两部分 (见图2-1)。消化管是指从口腔到肛门的管道，其各部的功能不同，形态各异，包括口腔、咽、食管、胃、小肠 (十二指肠、空肠和回肠)、大肠 (盲肠、阑尾、结肠、直肠和肛门)。消化腺分为大消化腺和小消化腺两种。大消化腺位于消化管壁以外，是一个独立的器官，所分泌的消化液经导管流入消化管道内，如大唾液腺、胰和肝；小消化腺分布于消化管各段的管壁内，位于黏膜层或黏膜下层，如唇腺、颊腺、舌腺、食管腺、胃腺和肠腺等。

(一) 消化管

消化管是一段迂曲的连续性管道，始于口腔，终于肛门，是传输、储藏、消化吸收和形成并排泄粪便的场所。消化管分为上消化道和下消化道，口腔到十二指肠为上消化道，空肠以下为下消化道。

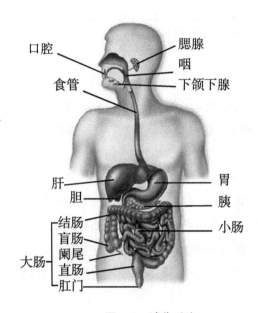

图2-1　消化系统

1. 口腔

口腔是消化管的起始部位。在人体进化过程中，口腔内形成一些高度分化的器官，以适应吸吮、咀嚼、泌涎、感受味觉及语言等复杂功能。口腔向前经口裂通向体外，向后以咽峡与咽为分界。口腔前壁为口唇，两侧壁为颊，下壁为软组织和舌，上壁为腭，其中前2/3为硬腭，后1/3为软腭，软腭后缘正中有乳头状突起称为腭垂 (悬雍垂)，其两侧各有两条弓形黏膜皱襞，前者称为腭舌弓，后者称为腭咽弓，前后两皱襞间的凹陷内有卵圆形的腭扁桃体。

口腔内有上、下颌牙,是人体最坚硬的器官,镶嵌于上、下颌骨的牙槽内。在人的一生中,先后会生长出两套牙,分别为乳牙和恒牙。乳牙共有20颗,恒牙共有28~32颗。乳牙一般在出生后6个月左右开始萌出,6岁左右开始逐渐脱落,并换上永久性的恒牙。牙是对食物进行机械性消化的器官,对语言发音也有辅助作用。

舌位于口腔底,具有协助咀嚼和吞咽食物、感受味觉及辅助发音等功能。有些药物,如硝酸甘油可在舌下含化后被快速吸收。舌的背面和侧缘有许多不同形状的黏膜突起,称为舌乳头。舌乳头内有味蕾,是味觉感受器,具有感受各种味觉的功能。随着年龄的增长,舌乳头上的味蕾约有2/3逐渐萎缩、角化增加,造成味觉功能下降。口腔腺又称唾液腺,可分泌唾液,具有湿润口腔黏膜、清洁口腔、混合食物形成食团和促进食物消化的作用。

2. 咽

咽是消化管上端扩大的部分,呈上宽下窄、前后略扁的漏斗形肌性管道,位于鼻腔、口腔的后方,颈椎的前方,上端起于颅底,下端约在第六颈椎处与食管相连。咽的前方分别与鼻腔、口腔、喉腔相通,因此,可分为鼻咽、口咽和喉咽。鼻咽上部的侧壁上,左右各有一个咽鼓管口,咽通过咽鼓管和中耳鼓室相通。

3. 食管

食管是前后略扁的肌性管道,是消化管最狭窄的部分。食管上端续于咽,下端穿过膈的食管裂孔进入腹腔,连于胃的贲门。食管全长约25cm,共有3处生理性狭窄,距离切牙的长度分别是15cm、25cm、40cm。这些狭窄是异物容易滞留的部位,也是肿瘤好发的部位。

4. 胃

胃是消化管中最膨大的部分,上接食管,下连十二指肠。当胃中度充盈时,其大部分位于左季肋区,小部分位于腹上区。胃的入口称贲门,与食管相连;胃的出口称幽门,与十二指肠相连接。胃上缘短而凹称胃小弯,下缘长而凸称胃大弯。

食物通过胃的运动实现胃内机械消化,胃运动的主要形式有容受性舒张、紧张性收缩和蠕动。进食时,胃先舒张以接纳食物,然后以蠕动的形式对胃内容物进行机械性消化,并将食糜排入十二指肠。

胃内食糜由胃排入十二指肠的过程称为胃排空。一般在食物入胃后5min即有部分食糜被排入十二指肠。由于食糜的理化性状和化学组成不同,所以胃排空的速度也不同。一般来说,稀的、流体食物比稠的、固体食物排空快;颗粒小的食物比大块的食物排空快;等渗溶液比非等渗溶液排空快。在三种产能营养素中,碳水化合物排空最快,蛋白质次之,脂类排空最慢。混合食物由胃完全排空通常需4~6h。此外,胃的排空时长还受胃内因素及十二指肠内因素的影响。

5. 小肠

小肠是消化管中最长的部分,上续幽门,下接盲肠,自上而下分为十二指肠、空肠和回肠三部分。成人小肠全长为5～7m,是食物进行消化与吸收的主要场所。十二指肠介于胃与空肠之间,长约25cm,呈"C"形包绕胰头。空肠和回肠迂曲盘旋于腹腔中,借肠系膜固定于腹后壁,空肠约占空回肠全长的2/5,位于腹腔的左上部;回肠约占空回肠全长的3/5,位于腹腔的右下部,空肠和回肠之间并无明显分界。

　　小肠的主要运动形式有紧张性收缩、分节运动和蠕动。分节运动是小肠特有的运动方式,是一种以环行肌为主的节律性收缩和舒张运动。在食糜所在的一段肠管上,环行肌以一定间隔在许多点同时收缩,把食糜分割成许多节段;随后,原来收缩处舒张,原来舒张处收缩,使原来的节段分为两半,而相邻的两半则合拢形成一个新节段,如此反复进行,食糜不断地分开,又不断地混合(见图2-2)。分节运动的推进作用很小,它的作用在于:使食糜与消化液充分混合,便于进行化学性消化;使食糜与肠壁紧密接触,为吸收创造良好的条件;挤压肠壁,有助于血液和淋巴的回流,利于吸收。

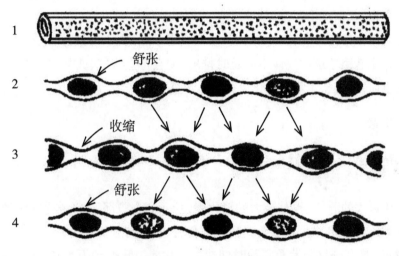

1.未运动肠管表面; 2, 3, 4.肠管分节运动切面观

图2-2　小肠分节运动模式

　　分节运动在空腹时几乎不出现,进食后才逐渐变强。小肠各段分节运动的频率不同,上部频率较高,下部较低。十二指肠分节运动的频率约为11次/min,回肠末端分节运动的频率约为8次/min。这种活动梯度有助于食糜由小肠上段向下推进。

　　6. 大肠

　　大肠是消化管的末段,始于盲肠,终于肛门,全长约1.5m,分为盲肠、阑尾、结肠、直肠和肛门5部分。

　　大肠内的酸碱度和温度对一般细菌的繁殖极为适宜,所以来自食物和空气的细菌得以在此大量繁殖。据估计,粪便中细菌占固体重量的20%～30%。细菌对碳水化合物及脂肪的分解称为发酵,能产生乳酸、乙酸、CO_2、沼气等。细菌对蛋白质的分解称为腐败,其结果产生氨、硫化氢、组胺、吲哚等，其中有的成分由肠壁吸收后到肝中进行解毒。大肠内的细菌还能利用肠内较为简单的物质合成B族维生素和维生素K，它们在肠内被吸收，对人体有营养作用。若长期使用肠道抗菌药物，肠内细菌被抑制，则可导致B族维生素和维生素K的缺乏。

大肠的运动少而慢，对刺激的反应也较迟缓。大肠运动的形式包括袋状往返运动、分节或多袋推进运动和蠕动。袋状往返运动是在空腹时最多见的一种运动形式，它使结肠袋中的内容物向两个方向做短距离位移，但并不向前推进。分节或多袋推进运动是一个结肠袋或一段结肠收缩，其内容物被推移到下一段的运动。大肠的蠕动是由一些稳定向前的收缩波所组成。大肠还有一种进行很快且前进很远的蠕动，称为集团蠕动，它可使结肠内压力明显升高。集团蠕动通常开始于横结肠，可将一部分大肠内容物推送至降结肠或乙状结肠，甚至推到直肠。集团蠕动常见于进食后，最常发生在早餐后60min之内，可能是胃内食物进入十二指肠，由十二指肠—结肠反射所引起。这一反射主要通过内在神经丛的传递实现，从而产生便意。

粪便在大肠中停留过久，因水分被吸收而变得干硬，更不易排出，这是产生便秘的普遍原因。便秘患者由于肠内气体不能及时排出，便会产生胀气、头晕等症状。因此，养成定时排便的习惯，对维持正常的消化道功能非常重要。

(二) 消化腺

消化腺是分泌消化液的器官，属于外分泌腺，主要有唾液腺、肝、胰、胃腺和肠腺等。

1. 肝

肝是人体最大的腺体，也是最大的消化腺，位于右上腹部，大部分被肋弓覆盖。肝参与蛋白质、脂类、糖类和维生素等营养物质的合成、转化与分解，还参与激素、药物等物质的转化与解毒，具有分泌胆汁及胚胎时期造血等功能。肝由50万～100万个结构相同的肝小叶组成，肝小叶是肝的基本结构和功能单位。肝细胞不断分泌胆汁，经左右肝管和肝总管入胆总管，流入十二指肠，或由肝总管转经胆囊管在胆囊储存，胆囊可吸收水分使胆汁浓缩。在食物消化时，胆囊收缩，储存于胆囊的浓缩胆汁排入十二指肠，帮助食物消化吸收。

2. 胰

胰是人体第二大腺体，呈长棱柱形，位于胃的后方，横贴于腹后壁。胰由外分泌部和内分泌部组成。外分泌部占腺体的绝大部分，能够分泌胰液。胰液经胰管排入十二指肠，内含多种消化酶，能分解消化蛋白质、糖类和脂肪。内分泌部即胰岛，散在于胰实质内，可分泌胰岛素和胰高血糖素。

第二节　食物的消化吸收

一、食物的消化

(一) 消化过程

食物的消化是一个连续性过程。食物在口腔内经过咀嚼被粉碎,并与唾液混合,形成食团,吞咽后经由食管到达胃,食物在胃内经过机械性和化学性消化后成为半流体状食糜,由幽门输送入小肠。

食物经过口腔和胃以后,其物理性质虽有较大改变,但化学性质无较大变化,此时的食糜仍不能被机体吸收利用。小肠内的消化是整个消化过程中最重要的阶段,食糜在小肠内停留的时间通常为3~8h。在小肠内,食糜经过胰液、胆汁和小肠液的化学性消化以及小肠运动的机械性消化后,消化过程基本完成。绝大部分消化产物被吸收入血,剩余的食物残渣由小肠进入大肠。

大肠没有重要的消化功能。大肠中物质的分解多为细菌作用的结果,对食物残渣中未被消化的碳水化合物、蛋白质和脂肪进行分解产生代谢产物。

(二) 消化液

1. 唾液

人的口腔内有三对大唾液腺:腮腺、颌下腺和舌下腺,此外还有无数散在分布的小唾液腺。唾液就是由这些大小唾液腺分泌的混合液。

唾液的主要作用有:可湿润和溶解食物,使之便于吞咽,并有助于引起味觉;可清洁和保护口腔,清除口腔内的食物残渣,稀释、中和有毒物质,其中,溶菌酶和免疫球蛋白具有杀菌和杀病毒作用;某些进入体内的重金属 (如铅、汞等)、氰化物和狂犬病毒等可通过唾液分泌而被排泄;唾液淀粉酶可初步水解淀粉为麦芽糖,该酶的最适pH为中性,当进入胃后,pH下降,该酶迅速失去活性,故唾液淀粉酶仅在口腔中起作用。

2. 胃液

胃液是胃腺分泌的一种无色、酸性液体, pH为0.9~1.5。胃腺主要有贲门腺 (位于胃与食管的连接处)、泌酸腺 (见图2-3,位于胃底和胃体) 及幽门腺 (位于幽门部分,分泌碱性黏液) 三种。正常成人每日胃液分泌量为1.5~2.5L。胃液的主要成分有盐酸、胃蛋白酶、内因子和黏液等。

(1) 盐酸也称胃酸,由胃底腺壁细胞分泌,其主要作用有:可激活胃蛋白酶原,并提供胃蛋白酶发挥作用所需的酸性环境;可使食物中的蛋白质变性易于消化;可抑制和杀灭进入胃内的细菌;盐酸进入小肠,可促进胰液、小肠液和胆汁的分泌;盐酸造成的酸性环境有利于小肠对铁和钙的吸收。但是若胃酸分泌过多,则对胃和十二指肠黏膜有侵蚀作用,是溃疡病发病的重要原因之一;若胃酸分泌过少,则可引起腹胀、腹泻等消化不良症状。

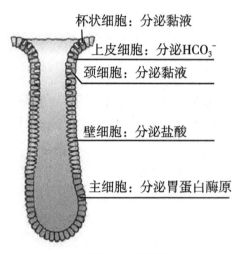

杯状细胞:分泌黏液
上皮细胞:分泌HCO$_3^-$
颈细胞:分泌黏液
壁细胞:分泌盐酸
主细胞:分泌胃蛋白酶原

图2-3 泌酸腺

(2)胃蛋白酶原由胃底腺主细胞合成并分泌,本身不具有活性,要在盐酸的作用下才能转变为有活性的胃蛋白酶。其主要作用于含苯丙氨酸或酪氨酸的肽键,产物为多肽,很少形成游离氨基酸,起初步消化蛋白质的作用。胃蛋白酶作用的适宜pH为2.0～3.5,当pH＞5时便失活,即食糜被送入小肠后,随pH的升高,此酶迅速失活。

(3)内因子是由胃底腺壁细胞分泌的一种糖蛋白。该因子能与食物中的维生素B$_{12}$结合形成复合物,可避免维生素B$_{12}$被肠内水解酶破坏,并促进维生素B$_{12}$在回肠末端被主动吸收。若机体缺乏内因子,则会导致维生素B$_{12}$吸收障碍,影响红细胞的生成,从而引起巨幼红细胞性贫血。

(4)黏液是由胃黏膜表面的上皮细胞、颈细胞、贲门腺和幽门腺共同分泌的,覆盖在胃细胞膜表面的糖蛋白,具有较高的黏滞性和形成凝胶的特性。其主要作用有:具有润滑作用,使食物易于通过;保护胃黏膜不受食物中粗糙成分的机械损伤;黏液呈中性偏碱性,可降低胃酸酸度,减弱胃蛋白酶活性,从而防止胃酸和胃蛋白酶对胃的刺激,保护胃壁。

3.胰液

胰液是由胰的外分泌部分泌的一种无色、透明的碱性液体,pH为7.8～8.4,正常成人每日分泌量为1.0～2.0L,经胰腺导管排入十二指肠。胰液中除含大量水分外,还含有碳酸氢盐及多种消化酶,具有很强的消化作用。

(1)碳酸氢盐由胰腺的小导管管壁细胞分泌,其主要作用有:中和进入十二指肠的胃酸,避免肠黏膜受到胃酸的侵蚀;为小肠内多种消化酶提供适宜的酸碱环境。

（2）胰蛋白酶和糜蛋白酶两者均以酶原的形式存在,小肠液中的肠激酶可激活胰蛋白酶原。胰蛋白酶原一旦被激活形成,便可通过正反馈机制进行自我激活,同时还可将糜蛋白酶原激活成为糜蛋白酶。胰蛋白酶和糜蛋白酶都能分解蛋白质,两者共同作用可使蛋白质分解为更小分子的多肽和氨基酸。

（3）胰淀粉酶可将食物中绝大多数的多糖分解成寡糖,后者再被肠上皮细胞刷状缘上的寡糖酶分解为单糖后被吸收。胰淀粉酶发挥作用的适宜pH为6.7～7.0。

（4）胰脂肪酶是消化脂肪的主要消化酶,可将脂肪分解为甘油、脂肪酸、甘油一酯等。其适宜pH为7.5～8.5。若缺乏该酶,将影响脂肪的消化,可致脂肪性腹泻。

胰液中还含有一定量的胆固醇酯酶和磷脂酶A_2,可分别水解胆固醇酯和卵磷脂。除此之外,胰液中还含有核糖核酸酶和脱氧核糖核酸酶。

如上所述,胰液中含有主要营养物质的消化酶,是所有消化液中消化食物最全面、消化力最强的一种消化液。当胰腺分泌发生障碍时,会明显影响蛋白质和脂肪的消化和吸收,但对糖的消化和吸收影响并不大。

4. 胆汁

胆汁是肝细胞分泌的一种有色、味苦、浓稠的液体,正常成人每日分泌量为0.8～1.0L。其中直接从肝细胞分泌的胆汁称为肝胆汁,储存在胆囊内并由胆囊排出的胆汁称为胆囊胆汁。肝胆汁呈金黄色,pH为7.4;胆囊胆汁因被浓缩而颜色变深,pH为6.8。在非消化期间,肝胆汁大部分流入胆囊储存;在消化期间,胆汁可直接由肝脏和胆囊大量排出至十二指肠。

胆汁的成分比较复杂,除了水和无机盐以外,主要还有胆盐、胆色素、胆固醇等有机成分。一般认为胆汁中没有消化酶,与消化有关的物质主要是胆盐,其对脂肪的消化和吸收具有重要作用。胆汁的主要作用如下:

（1）乳化脂肪。胆汁中的胆盐、胆固醇和卵磷脂等可作为乳化剂,降低脂肪的表面张力,使脂肪乳化成为脂肪微滴,增加胰脂肪酶的作用面积,使其分解脂肪的作用加速（见图2-4）。

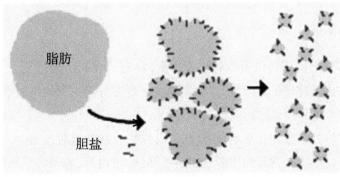

图2-4　脂肪乳化

（2）激活胰脂肪酶原，使其从无活性状态转为活性状态。

（3）促进脂肪吸收。胆盐可与脂肪的分解产物，如脂肪酸、甘油一酯、胆固醇等，形成混合微胶粒，将这些脂溶性物质运送至肠黏膜表面，从而促进脂肪消化产物的吸收。

（4）通过促进脂肪的吸收，间接促进脂溶性维生素（维生素A、D、E、K）的吸收。

（5）在小肠内被吸收的胆盐可直接刺激肝细胞分泌胆汁（利胆作用）。胆盐或胆汁酸进入十二指肠后，绝大部分从回肠黏膜吸收入血，通过门静脉回到肝脏，重新参与胆汁的合成，再次排入小肠，这过程被称为肠—肝循环。

胆汁中胆盐、胆固醇和卵磷脂的适当比例是维持胆固醇呈溶解状态的必要条件。胆固醇分泌过多，或胆盐、卵磷脂合成减少时，胆固醇就容易沉积下来，这是形成胆石的原因之一。胆石阻塞或肿瘤挤压胆管，可引起胆汁排放困难，从而导致脂肪消化吸收及脂溶性维生素吸收障碍，并因胆管内压力升高，部分胆汁入血而发生黄疸。

5. 小肠液

小肠液是由肠腺细胞分泌的一种弱碱性液体，pH约为7.6，分泌量变动范围较大，正常成人每日分泌量为1.0～3.0L。

小肠液的主要作用有：保护十二指肠黏膜免受胃酸的侵蚀；大量的小肠液可以稀释消化产物，使其渗透压下降，有利于吸收的进行；小肠液中的肠激酶可激活胰蛋白酶原。此外，小肠液中含有大量的氨基肽酶、糊精酶、麦芽糖酶、乳糖酶、蔗糖酶、磷酸酶等，可将营养素最终消化为可吸收的状态。

6. 大肠液

大肠液是由大肠黏膜表面的柱状上皮细胞及杯状细胞分泌的，pH为8.3～8.4，正常成人每日分泌量为0.6～0.8L。大肠的分泌物富含黏液和碳酸氢盐，还可能含有少量的二肽酶和淀粉酶，但它们对物质的分解作用不大。大肠液的主要作用在于其黏液蛋白可以保护肠黏膜，还可以润滑粪便，有利于粪便的排出。

二、食物的吸收

（一）吸收的部位

吸收可为多细胞机体提供所需的营养物质，具有重要的生理意义。但消化管不同部位的吸收能力和速度存在一定差异，这主要取决于各部分消化管的组织结构，以及食物在各部位被消化的程度和停留的时间。

营养物质在口腔和食管几乎不被吸收。在胃内，食物的吸收也很少，胃黏膜能吸收酒精和少量的水分。小肠是营养物质吸收的主要部位，蛋白质、糖类和脂肪的消化产物大部分在十二指肠和空肠中被吸收。食糜到达回肠时，营养物质基本已被吸收完毕，因此，回回肠只是吸收功能的储备部位,能主动吸收胆盐和维生素 B_{12}(见图 2-5)。小肠内容物在进入大肠后,可被吸收的物质已经很少,大肠主要吸收食物残渣中的水分和盐类,一般可吸收大肠内容物中 80%的水分和 90%的 Na^+、Cl^-。

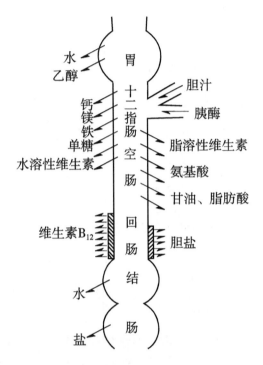

图2-5　各种物质在小肠的吸收部位

　　小肠之所以能成为营养物质吸收的主要部位,是由以下特性决定的:①吸收面积巨大。正常成年人的小肠长 4~5m。其黏膜具有环形皱襞,皱襞上有大量绒毛,绒毛长 0.5~1.5mm。每条绒毛的外面有一层柱状上皮细胞,每一柱状上皮细胞的顶端约有 1700 条微绒毛。环形皱襞、绒毛和微绒毛的存在使小肠的吸收面积比同样长短的简单圆筒的面积增加约 600 倍,可达 200~250 m^2(见图 2-6)。②小肠黏膜绒毛内有丰富的毛细血管和毛细淋巴管,是营养素吸收转运到人体血液的通道,有利于物质的吸收。③食物在小肠内已被消化成适于吸收的小分子物质。④食物在小肠内停留的时间较长 (3~8h),有利于营养物质被充分吸收。

(二) 吸收的途径

　　营养物质和水进入血液或淋巴的途径有两条:一是跨细胞途径,即通过柱状上皮细胞的腔面膜进入细胞,再通过细胞基底侧膜进入血液或淋巴;二是细胞旁途径,即通过相邻上皮细胞之间的紧密连接进入细胞间隙,然后转入血液或淋巴(见图 2-7)。

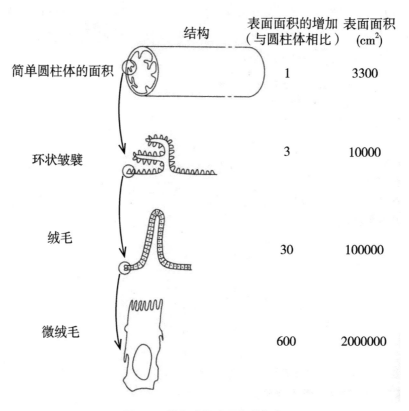

图2-6 增加小肠表面积的机制

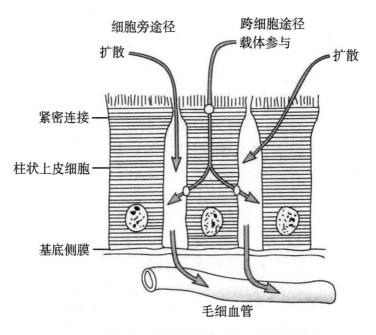

图2-7 小肠黏膜吸收水和小分子溶质途径

（三）吸收形式

1. 主动转运

营养素逆浓度梯度进入细胞,需要有细胞上的载体协助,同时消耗能量。载体对所转运的营养素在结构上具有特异性,一种载体只运载某些特定的营养物质。

2. 被动转运

（1）被动扩散。被动扩散是指不借助载体,不消耗能量,物质从高浓度向低浓度透过的转运形式。细胞膜是脂质双分子层,脂溶性物质更易进入细胞,进入的速度取决于它在脂质中的溶解度和分子大小,溶解度越大、分子越小,透过越快。脂溶性小分子物质（如 O_2、CO_2、N_2、乙醇、尿素等）能直接溶解在脂质中,通过脂质分子的间隙,从膜的高浓度一侧向低浓度一侧扩散。

（2）易化扩散。非脂溶性或亲水性物质（如 Na^+、K^+、葡萄糖和氨基酸等）不能透过脂质双分子层,需要在载体的帮助下,由高浓度向低浓度扩散或转运。载体与它们所转运的物质具有高度特异性,即一种载体只能转运某一类物质。易化扩散具有饱和现象,当溶质的跨膜浓度差达到一定程度时,扩散的速度不再提高。

3. 入胞、出胞转运

对于大分子物质的吸收,需要更复杂的细胞膜结构和功能改变,即入胞转运和出胞转运。大分子物质被小肠黏膜细胞识别,并和膜上的受体特异性结合,结合部位细胞膜内陷,并逐步将其包绕,最后与细胞膜发生融合,大分子物质和包绕的膜就进入肠黏膜细胞内,此过程称为入胞。囊泡包裹的大分子或团块物质通过出胞方式进入血液或淋巴。入胞和出胞过程都需要消耗能量。

三、主要营养物质的消化吸收

（一）糖的消化吸收

1. 糖的消化

糖又称为碳水化合物,其消化吸收形式主要有两种:小肠消化和结肠发酵。糖的消化从口腔开始,唾液中的淀粉酶可水解淀粉分子,从而形成葡萄糖、麦芽糖、糊精等淀粉水解产物。食物在口腔内停留时间很短,当食糜进入胃后,胃酸逐渐渗入食糜,pH迅速下降,使唾液淀粉酶失去活性,故唾液淀粉酶对糖的消化作用很小。食糜由胃进入十二指肠后,酸被胰液及胆汁中和,这时胰液中的胰淀粉酶开始发挥作用,将淀粉水解为糊精、麦芽三糖、麦芽糖及少量葡萄糖。小肠黏膜细胞刷状缘上存在淀粉酶、麦芽糖酶、乳糖酶和蔗糖酶,可水解糖为葡萄糖和半乳糖。糖的消化主要在小肠中完成,在小肠中不能消化的部分到结肠经细菌发酵后再吸收。

2. 糖的吸收

一般来说，食物中的糖只有分解为单糖后才能被小肠上皮细胞吸收入血液。肠腔中的单糖主要是葡萄糖，约占单糖总量的80%。各种单糖的吸收速率有较大差别，以半乳糖和葡萄糖的吸收为最快，果糖次之，甘露糖最慢。

葡萄糖的吸收途径有3条：主动吸收、被动吸收以及通过细胞间隙直接吸收。葡萄糖的主动吸收可使葡萄糖逆浓度差转运。转运过程如下：在肠黏膜上皮细胞膜上"钠－钾泵"作用下，形成了细胞膜外即肠腔液中Na^+的高势能，而在肠黏膜上皮细胞腔膜面上有可与Na^+和葡萄糖结合的转运体，当Na^+通过与转运体结合顺浓度差进入细胞时，由此释放的能量可用于葡萄糖分子逆浓度差进入细胞。进入上皮细胞的Na^+促使依赖腺苷三磷酸（ATP）的"钠－钾泵"启动，ATP分解，释放出的能量将Na^+驱出细胞，以恢复细胞内的钠浓度。由此可见，葡萄糖的吸收与"钠－钾泵"的转运是耦联进行的。吸收入肠黏膜细胞的葡萄糖再以易化扩散的方式扩散到细胞外，然后进入血液。

（二）蛋白质的消化吸收

1. 蛋白质的消化

（1）胃中的消化。唾液中因不含水解蛋白质的酶类，故食物中蛋白质消化是从胃开始的。胃蛋白酶原被盐酸激活后，形成胃蛋白酶，可将食物中的蛋白质分解为多肽及少量氨基酸。由于食物在胃中停留的时间较短，且胃中蛋白质水解酶种类单一，因此蛋白质在胃中消化不够完全。

（2）小肠中的消化。食糜从胃进入小肠后，蛋白质不完全水解产物经胰液及小肠液中的蛋白酶消化作用而进一步水解，得到产物仅有一部分为氨基酸，其余为寡肽，这些寡肽经小肠黏膜细胞进一步消化水解，最终生成氨基酸。由此可见，寡肽的水解主要在小肠黏膜细胞内进行。

2. 蛋白质的吸收

蛋白质消化产物一般是以氨基酸的形式被吸收，吸收部位主要在小肠上段，吸收形式为继发性主动转运，吸收入血。

氨基酸吸收过程与单糖相似，在小肠上皮细胞刷状缘上存在着不同种类的氨基酸转运系统，能选择性转运中性、酸性和碱性氨基酸。一般来说，小肠对中性氨基酸的吸收能力要强于对酸性或碱性氨基酸的吸收能力。小肠上皮细胞刷状缘上还存在着二肽和三肽转运系统，这类转运系统也是继发性主动转运，且其转运效率可能比氨基酸更高。进入小肠上皮细胞内的二肽和三肽可被细胞内的二肽酶和三肽酶进一步分解为氨基酸，再进入血液。

(三) 脂类的消化吸收

1. 脂类的消化

膳食中的脂类主要为脂肪，此外还有少量磷脂和胆固醇等。脂类的消化从口腔开始，舌背面分泌的舌脂肪酶，可水解部分食物脂肪。婴儿口腔中的脂肪酶可有效地分解奶中的短链和中链脂肪酸，但对于成人来说，这种消化能力很弱。与舌脂肪酶混合的食糜在胃中停留 2~4h 后，经舌脂肪酶和胃脂肪酶共同作用，约有 30% 的甘油三酯可被消化。脂类进入小肠经胆盐的乳化作用分解为细小的微团后才能被消化酶彻底消化。胰液中的胰脂肪酶原、磷脂酶原、胆固醇酯酶原等在小肠内被激活，分别作用于各自的底物，对其进行消化。

2. 脂类的吸收

在小肠内，脂类消化产物主要有脂肪酸、甘油一酯和胆固醇等，它们很快与胆汁中的胆盐形成混合微胶粒。具有亲水性的胆盐能携带脂肪的消化产物通过覆盖在小肠绒毛表面的静水层到达微绒毛，其中，甘油一酯、脂肪酸和胆固醇等从混合微胶粒中释放出来，并透过微绒毛的膜而进入黏膜细胞中，而胆盐则被遗留于肠腔内，在回肠被重吸收。

长链脂肪酸和甘油一酯被吸收后，在肠上皮细胞的内质网中大部分被重新合成为甘油三酯，并与细胞中的载脂蛋白结合成乳糜微粒，然后以出胞的方式释放至细胞外，再扩散入淋巴（见图 2-8）。甘油三酯水解产生的中、短链脂肪酸和甘油一酯是水溶性的，可直接吸收入血。由于膳食中动、植物油含有 15 个以上碳原子的长链脂肪酸较多，故脂肪吸收后主要进入淋巴，由淋巴系统进入血液循环。

由于脂类不溶于水或微溶于水，所以需形成溶解度较高的脂蛋白复合体，才能在血液循环中转运。血中的乳糜微粒是一种颗粒最大、密度最低的脂蛋白，是食物脂肪的主要运输形式，可满足机体对脂肪和能量的需要。

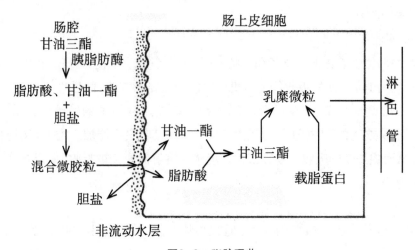

图2-8　脂肪吸收

进入肠道的胆固醇主要来自膳食和由肝脏分泌的胆汁。膳食中的胆固醇部分是酯化的，胆汁中的胆固醇以游离的形式存在。酯化的胆固醇须经胆固醇酯酶水解，变成游离胆固醇后才能被吸收，游离胆固醇通过形成混合微胶粒在小肠上段被吸收。被吸收的胆固醇大部分在小肠黏膜上皮细胞内重新酯化，生成胆固醇酯，然后与载脂蛋白一起组成乳糜微粒，经淋巴系统进入血液。

胆固醇的吸收受多种因素的影响。膳食中胆固醇含量越高，其吸收就越多。膳食中脂肪和脂肪酸能促进胆固醇的吸收，而植物固醇则可抑制其吸收。胆盐可与胆固醇形成混合微胶粒，有助于胆固醇的吸收。膳食中不能被人体吸收的纤维素、果胶等物质，可与胆盐结合形成复合物，以此来阻止微胶粒的形成，从而降低胆固醇的吸收。

（四）维生素的吸收

维生素可分为水溶性维生素和脂溶性维生素两类。水溶性维生素主要以扩散的方式在小肠上段被吸收，但维生素B_{12}必须与内因子结合形成水溶性复合物才能在回肠被吸收。脂溶性维生素的吸收机制与脂肪吸收相似，它们先与胆盐结合形成水溶性复合物，进入肠黏膜细胞后再透过细胞膜进入血液或淋巴。

（五）矿物质的吸收

各种矿物质吸收的情况不同，且不同矿物质之间会产生相互竞争，如铁补充剂可能会抑制铜的吸收，铜也会降低铁和钼的吸收。

1. 钠的吸收

Na^+的吸收属于主动转运，每日摄入和消化腺分泌的Na^+有95%～99%被吸收了。空肠、回肠和结肠均可吸收Na^+，但吸收量不同，单位面积吸收的Na^+量以空肠最多，回肠次之，结肠最少。Na^+的主动吸收为单糖和氨基酸的吸收提供动力，而单糖和氨基酸的存在又促进Na^+的吸收。

2. 铁的吸收

铁吸收的部位主要是十二指肠和空肠上段，是一个主动吸收的过程，正常成年人每日吸收铁的量约为1mg。铁的吸收能力与机体对铁的需要量有关，缺铁性贫血患者、急性失血者、孕妇、儿童等人群，其铁的吸收能力相对增强。食物中的铁绝大部分属于高价铁（Fe^{3+}），不易被吸收，当被还原为亚铁（Fe^{2+}）时，其吸收率增加。维生素C能将Fe^{3+}还原成Fe^{2+}，从而促进铁的吸收。铁在酸性环境中易溶解而便于被吸收，所以胃液中的盐酸能促进铁的吸收。

3. 钙的吸收

小肠各部位都有吸收Ca^{2+}的能力，但在小肠上段，特别是十二指肠吸收能力最强。Ca^{2+}的吸收也是一个主动吸收的过程。通常食物中的Ca^{2+}只有一小部分被吸收，大部分则随粪便排出。Ca^{2+}只有离子状态才能被吸收，任何使Ca^{2+}沉淀的因素均可阻止其被吸收，它们与Ca^{2+}结合形成沉淀的盐，如硫酸钙、磷酸钙、草酸钙等均会降低Ca^{2+}的吸收。

机体吸收Ca^{2+}的多少受多种因素影响：①酸性环境有利于Ca^{2+}的吸收，肠腔内pH约为3时，Ca^{2+}呈离子状态，最易被吸收；②维生素D能促进Ca^{2+}进入肠黏膜细胞，并协助Ca^{2+}从细胞进入血液；③脂肪酸与Ca^{2+}结合成钙皂，影响Ca^{2+}吸收，需与胆汁结合成水溶性复合物而被吸收；④儿童、孕妇和乳母由于对Ca^{2+}的需求量增加，所以其吸收量也相应增加。

4. 负离子的吸收

在小肠内吸收的负离子主要有Cl^-和HCO_3^-。肠腔内Na^+被吸收所造成的电位变化可促进负离子向细胞内移动；但也有证据表明，负离子可独立地跨膜移动。

（六）水的吸收

正常成人每日由胃肠吸收的水约8.0L，其中摄入水1.0～2.0L，消化腺分泌的液体6.0～8.0L，随粪便排出的水0.1～0.2L。水的吸收都是被动的，各种溶质尤其是NaCl主动吸收后所产生的渗透压梯度是水吸收的主要动力。在十二指肠和空肠上段，水的吸收量很大，但消化液的分泌量也很大，因此，肠腔内液体减少并不明显；在回肠，离开肠腔的液体比分泌的多，肠内容量大为减少；结肠吸收水的能力很强，是水被吸收的重要部位。严重呕吐、腹泻可使人体丢失大量的水分和电解质，从而导致人体脱水和电解质紊乱。

思考题：

1. 试述消化系统的组成。
2. 胆汁的组成和作用是什么？
3. 糖类、蛋白质和脂肪的消化产物是怎样被人体吸收的？
4. 矿物质和维生素各在什么部位被吸收？
5. 为什么说小肠是消化吸收的主要部位？
6. 胃液分泌过少，可能出现什么症状？

— 第3章 —

能 量

能量过去称为热能或热量，人体的一切活动都与能量代谢密切相关。自然界中的能量既不能创造也不会凭空消失，但可以遵循能量守恒定律从一种形式转变成另一种形式。人们通过摄取食物中的产能营养素（如糖类、脂肪、蛋白质等）来获取能量，以维持机体的各种生理功能和生命活动。在正常情况下，人体从食物中摄取的能量和消耗的能量保持平衡。当能量摄入不足，如长期处于饥饿状态时，机体会动用自身储备的能量，甚至消耗自身的组织，以满足生命活动的需要，这将会导致生长发育迟缓、消瘦、免疫力低下甚至死亡。若长期摄入过多的能量，则会发生脂肪堆积，体重增加，从而引起各种代谢性疾病，如高血压、高脂血症、糖尿病、心血管疾病等。能量不仅是维持机体正常生活的基础，也影响其他营养素的正常代谢，因此，能量代谢是营养学中应首先考虑的问题。

第一节　能量单位与能量系数

一、能量单位

在人体能量代谢研究中，传统应用的能量单位为大卡，也称千卡（kcal），即把1L水加热，温度从15℃上升到16℃所需的能（热）量称为1kcal。目前，国际上通用的能量单位是焦耳（J）、千焦耳（kJ）和兆焦耳（MJ）。1J是指用1N的力把1kg物体移动1m的距离所消耗的能量。两种能量单位的换算关系如下：

1kcal＝4.184kJ	1kJ＝0.239kcal
1000kcal＝4.184MJ	1MJ＝239kcal

二、能量系数

每克产能营养素（碳水化合物、脂肪和蛋白质）在体内氧化分解所产生的能量值称为能量系数或食物的热价。碳水化合物和脂肪在体内氧化分解与在体外燃烧产生的能量是相等的，最终产物均为CO_2和H_2O；因此，碳水化合物和脂肪的物理热价（体外燃烧产生的能量）和生物热价（体内氧化产生的能量）相等。蛋白质在体内不能完全氧化，除了CO_2和H_2O外，还产生一些不能继续被分解利用的含氮化合物（如尿素、尿酸、肌酐和氨），每克蛋白质产生的这些含氮物质在体外继续完全燃烧，还可产生5.44kJ的能量。在体外燃烧，1g碳水化合物、1g脂肪和1g蛋白质平均产生的能量分别为17.15kJ（4.10kcal）、39.54kJ（9.45kcal）和23.64kJ（5.65kcal）。

食物中的营养素在消化道内并非100%被吸收。一般混合膳食中碳水化合物的吸收率为98%、脂肪为95%、蛋白质为92%。所以，三种产能营养素在体内氧化实际产生能量（即能量折算系数，又称生理卡价）分别为：

1g碳水化合物：17.15kJ×98%＝16.81kJ（4.0kcal）

1g脂肪：39.54kJ×95%＝37.56kJ（9.0kcal）

1g蛋白质：（23.64－5.44）kJ×92%＝16.74kJ（4.0kcal）

机体产能营养素的能量折算系数见表3-1。以植物性食物为主的膳食结构，其消化吸收率低于上述估计值，即能量折算系数下降，尤其是蛋白质。

表 3-1 机体产能营养素的能量折算系数

成分	kJ/g	kcal/g	成分	kJ/g	kcal/g
蛋白质	17	4	乙醇(酒精)	29	7
脂肪	37	9	有机酸	13	3
碳水化合物	17	4	膳食纤维	8	2

第二节 能量平衡

一、能量来源

人体所需要的能量来源于食物中的碳水化合物、脂肪和蛋白质，因此，这三种营养素又称为产能营养素。

(一) 碳水化合物

碳水化合物是人体能量的主要来源。以植物性食物为主的膳食结构，一般所需能量的50%以上是由食物中的碳水化合物提供的。食物中的碳水化合物经消化产生葡萄糖、果糖等，被吸收后，一部分直接作为能源利用或参与构成机体组织，另一部分则以糖原的形式储存在肌肉和肝脏中，称为肌糖原和肝糖原。肌糖原是骨骼肌随时可动用的储备能源，用来满足骨骼肌活动的需要。肝糖原也是一种储备能源，储存量不大，主要用于维持血糖水平的相对稳定。

脑组织消耗的能量较多，通常情况下，脑组织消耗的能量均来自碳水化合物的有氧氧化，因而脑组织对缺氧非常敏感。另外，脑组织细胞储存的糖原又极少，代谢消耗的碳水化合物主要来自血糖，所以脑功能对血糖水平有很大的依赖性，血糖水平过低可引起头晕、头疼甚至低血糖昏迷。不吃早餐，容易引起低血糖，使脑组织能量来源不足，影响正常的工作和学习。

(二) 脂肪

机体内的脂类分为定脂和变脂。定脂主要包括胆固醇、磷脂等，是组织、细胞的组成成分，在人体饥饿时不会减少，也不能成为能源。变脂主要是脂肪，大部分分布在皮下、大网膜、肠系膜以及肾周围等脂肪组织中，可作为能量来源。在正常情况下，人体所消耗能量的40%～50%来自体内的脂肪，其中包括体内碳水化合物和氨基酸转化而成的脂肪。在短期饥饿的情况下，则主要由体内的脂肪供给能量。脂肪被水解成脂肪酸，进入血液被运送到肝脏和肌肉组织中，被氧化利用。因此，脂肪是重要的能源物质，但机体在缺氧条件下不能主要依靠脂肪供给能量。

(三) 蛋白质

人体在一般情况下主要是利用碳水化合物和脂肪氧化供能。但在某些特殊情况下，人体所需能源物质供能不足，如长期饥饿或患有消耗性疾病时，体内的糖原和储存脂肪已被大量消耗之后，将依靠组织蛋白质分解产生氨基酸来获得能量，以维持必要的生理功能。氨基酸既可用于构建机体、修复组织，也可以用于合成酶、激素等生理活性物质，因此，以氨基酸作为能源物质的代价是比较高的。

进食是周期性的，而能量消耗是连续不断的，因而储备的能源物质不断被利用，又不断得到补充。当机体处于饥饿状态时，碳水化合物的储备迅速减少，而脂肪和蛋白质则作为远期能量消耗的补充。

二、人体能量消耗

一般情况下,正常成人摄入的能量与消耗的能量保持着动态平衡。人体每日能量消耗主要由基础代谢、身体活动及食物特殊动力作用三方面构成。另外,处于生长期的婴幼儿、儿童、青少年需要额外的能量用于机体生长发育;孕妇的能量消耗还用于胎儿生长发育,母体子宫、胎盘及乳房等组织增长、体脂储备等;乳母的能量消耗还用于合成、分泌乳汁等。

(一)基础代谢

1. 概念

基础代谢又称基础能量消耗,是指人在恒温(一般为22～26℃)条件下,处于空腹(禁食10～12h)、静卧、放松及清醒状态下测定,人体用于维持体温、心跳、呼吸等机体最基本生命活动所需要的能量消耗,一般占人体总能量消耗的60%～70%。基础代谢水平用基础代谢率(basal metabolic rate, BMR)来表示,是指人体处于基础代谢状态下,每千克体重(或每平方米体表面积)每小时的能量消耗,其常用单位为$kJ/(kg \cdot h)$或$kcal/(kg \cdot h)$、$kJ/(m^2 \cdot h)$或$kcal/(m^2 \cdot h)$。在正常情况下,人体的基础代谢率比较稳定;在相同年龄、性别、体重的正常成年人中,85%的人其基础代谢率在正常平均值的±10%以内。人体每小时基础代谢率平均值见表3-2。

表3-2 人体每小时基础代谢率平均值

年龄（岁）	男		女		年龄（岁）	男		女	
	kJ/m^2	$kcal/m^2$	kJ/m^2	$kcal/m^2$		kJ/m^2	$kcal/m^2$	kJ/m^2	$kcal/m^2$
1～	221.8	53.0	221.8	53.0	30～	154.0	36.8	146.9	35.1
3～	214.6	51.3	214.2	51.2	35～	152.7	36.5	146.9	35.0
5～	206.3	49.3	202.5	48.4	40～	151.9	36.3	146.0	34.9
7～	197.9	47.3	190.0	45.4	45～	151.5	36.2	144.3	34.5
9～	189.1	45.2	179.1	42.8	50～	149.8	35.8	139.7	33.9
11～	179.9	43.0	175.7	42.0	55～	148.1	35.4	139.3	33.3
13～	177.0	42.3	168.6	40.3	60～	146.0	34.9	136.8	32.7
15～	174.9	41.8	158.8	37.9	65～	143.9	34.4	134.7	32.2
17～	170.7	40.8	151.9	36.3	70～	141.4	33.8	132.6	31.7
19～	164.0	39.2	148.5	35.5	75～	138.9	33.2	131.0	31.3
20～	161.5	38.6	147.7	35.3	80～	138.1	33.0	129.3	30.9
25～	156.9	37.5	147.3	35.2					

2. 基础代谢的测量

基础代谢的测量一般在清晨进餐前进行,距离前一天晚餐(不宜过饱,脂肪量不宜过多)12～14h,测量前静卧半小时以上,采取平卧位,使肌肉尽量松弛。人体一日的基础能量消耗（basal energy expenditure, BEE）可用以下几种方法测得和计算。

（1）用气体代谢法计算

能量代谢始终伴随着氧气的消耗和二氧化碳的产生，故可根据氧气的消耗量推算出能量消耗量。计算方法：测定基础状态下一定时间内的耗氧量，再乘以吃混合食物（呼吸商为0.82）时的氧热价20.195kJ（4.826kcal）。目前，临床常用的是一种特制的代谢车，通过使用代谢监测系统，测定能量的消耗量、二氧化碳的产生量、氧气的消耗量来计算三大营养物质在能量消耗中的构成，得出代谢情况与平衡情况，从而为患者提供科学有效、配比适当的营养支持。

（2）用体表面积计算

基础代谢＝体表面积（m^2）×基础代谢率[kJ/(m^2·h) 或 kcal/(m^2·h)]×24

体表面积 $S(m^2)$ ＝ 0.0061×身高（cm）＋0.0128×体重（kg）－0.1529

（3）直接用公式计算

在临床或实际应用中，可根据体重、身高、年龄直接计算基础代谢。

男BEE＝66.4730＋13.571×体重（kg）＋5.0033×身高（cm）－6.7550×年龄（岁）

女BEE＝65.5096＋9.463×体重（kg）＋1.8496×身高（cm）－4.67560×年龄（岁）

（4）临床粗略估算

基础代谢按每千克体重每小时男性为4.18kJ（1.00kcal），女性为3.97kJ（0.95kcal）计算。

操练：

按照方法（2）、（3）、（4）计算一名30岁，体重69kg，身高175cm男子的BEE。

3. 影响人体基础代谢的因素

（1）年龄和性别。基础代谢率随性别、年龄等的不同而有所变动（见表3-2）。男性的基础代谢率平均比女性高，幼年比成年高。

在人的一生中，婴儿阶段是生命活动最活跃的时期，因此，基础代谢率也最高。进入幼儿、学龄期基础代谢率有所下降，到青春期又出现一次高峰。成年后，随着年龄的增长，代谢缓慢地降低，基础代谢率也下降。进入老年期，由于体内激素变化和更年期的影响，去脂组织减少，代谢的活性组织也减少，因此，基础代谢率下降。但不同的老年个体，其衰老程度不一，个体差异较大，因此，基础代谢率的差异也较大。

在同一年龄、同一体表面积的情况下，女性基础代谢率低于男性。造成这一现象的原因是，女性体内的脂肪组织比例高于男性，脂肪组织占体重的比例越大，基础代谢率就越低。但对于孕妇和乳母来说，由于处于特殊的生理状态下，因此基础代谢率较高；此外，生育期女性因排卵而引起的基础体温波动，也会给基础代谢率造成一些影响。

（2）体表面积（身高和体重）。身高、体重与体表面积之间存在线性回归关系，根据身高和体重可以计算体表面积，从而计算出基础代谢率。由于脂肪组织的代谢活性很低，是相对惰性的组织，而去脂组织和肌肉是代谢活性比较高的组织，因此矮胖体型与瘦高体型相比，基础代谢率明显降低。

（3）内分泌。体内许多腺体所分泌的激素对细胞代谢具有重要的调节作用，如甲状腺激素，它对人体生理功能的调节主要是改变细胞内的氧化代谢水平。一般来说，基础代谢率的实际数值与正常的平均值相差10%～15%都属于正常范围，只有超过正常值的20%时才能算病理状态。甲状腺功能减退时，基础代谢率比正常标准低20%～40%；甲状腺功能亢进时，基础代谢率比正常标准高出25%～80%。其他的一些内分泌激素也能影响人体的基础代谢率，如去甲肾上腺素、垂体激素等都可以通过直接或间接作用提高或降低人体基础代谢率。

（4）气候。不同季节基础代谢率的差异，主要表现为人体在高温和低温的情况下，基础代谢率高于处于适宜温度下的基础代谢率。

其他的因素如营养状况、是否处于应激状态、疾病等，也能影响基础代谢率。体温升高时基础代谢率增加，尼古丁和咖啡因可刺激基础代谢水平升高，禁食、饥饿或少食时，基础代谢水平相应地降低。能量消耗还受情绪和精神状态的影响，大脑虽只占体重的2%，但脑组织的代谢水平很高，精神紧张可以使能量消耗增加3%～4%，但脑力劳动和体力劳动比，脑力劳动的能量消耗仍然相对较低。

4．静息代谢率

由于基础代谢的测定比较困难，所以有时用静息代谢率（resting metabolic rate, RMR）来代替BMR。RMR是测定人体接近休息状态时的能量消耗，要求全身处于休息状态，禁食4h，但此时仍有一定消化活动和交感神经活动。RMR值略高于BMR，两者差别在10%左右，RMR占总能量消耗的60%～75%。

（二）身体活动

1．概念

身体活动又称体力活动，是指任何由骨骼肌收缩引起能量消耗的身体活动，约占人体总能量消耗的15%～30%。除基础代谢外，身体活动是影响人体能量消耗的主要因素，同时也是个体耗能差别最大的影响因素。身体活动所消耗的能量与劳动强度、工作性质、劳动持续时间及工作熟练程度有关。

国际上身体活动强度的通用单位是代谢当量（metabolic equivalent，MET），1MET相当于能量消耗为1kcal/(kg·h)或消耗O_2 3.5mL/(kg·min)的活动强度。身体活动强度一般分三个等级，7～9MET为高强度的身体活动，3～6MET为中等强度的身体活动，＜3MET为低强度的身体活动。常见的身体活动强度和能量消耗见表3-3。

表 3-3 常见的身体活动强度和能量消耗

活动项目		代谢当量（MET）	千步当量数*	能量消耗(kcal/标准体重·10min)	
				男(66kg)	女(56kg)
家务活动	收拾餐桌(走动)、做饭	2.5	4.5	27.5	23.3
	手洗衣服	3.3	6.9	36.3	30.8
	扫地、拖地板、吸尘	3.5	7.5	38.5	32.7
步行	慢速(3km/h)	2.5	4.5	27.5	23.3
	中速(5km/h)	3.5	7.5	38.5	32.7
	快速(5.5~6km/h)	4.0	9.0	44.0	37.3
跑步	走跑结合(慢跑少于10min)	6.0	15.0	66.0	56.0
	慢跑(一般)	7.0	18.0	77.0	65.3
球类	乒乓球	4.0	9.0	44.0	37.3
	篮球(一般)	6.0	15.0	66.0	56.0
	排球(一般)	3.0	6.0	33.0	28.0
	羽毛球(一般)	4.5	10.5	49.5	42.0
	网球(一般)	5.0	12.0	55.0	46.7
	保龄球	3.0	6.0	33.0	28.0
游泳	爬泳(慢)、自由泳、仰泳	8.0	21.0	88.0	74.7
	蛙泳(一般速度)	10.0	27.0	110.0	93.3
其他	俯卧撑，舞蹈(中速)	4.5	10.5	49.5	42.0
	健身操(轻或中等强度)	5.0	12.0	55.0	46.7
	太极拳	3.5	7.5	38.5	32.7
	跳绳中速(一般)	10.0	27.0	110.0	93.3

*千步当量数：进行相应活动项目一小时相当的千步数。1MET＝1kal/(kg·h)；＜3MET为低强度，3～6MET为中等强度，7～9MET为高强度，10～11MET为极高强度。

目前可以用基础能量消耗（BEE）乘以体力活动水平（physical activity level, PAL）推算出成人的能量消耗量或需要量。中国营养学会在制定2013版DRIs时，将中国人群成人身体活动强度分为三级，即轻体力活动水平（PAL为1.50）、中体力活动水平（PAL为1.75）和重体力活动水平（PAL为2.00），如果有明显的体育运动或重体力活动者，PAL再增加0.30。中国营养学会建议的中国成年人身体活动水平分级见表3-4。

表 3-4 中国营养学会建议的中国成年人身体活动水平分级

活动水平	PAL	生活方式	从事的职业或人群
轻度	1.50	静态生活方式/坐位工作，很少或没有重体力活动；静态生活方式/坐位工作，有时需走动或站立，但很少有重体力的休闲活动	办公室职员、精密仪器机械师、实验室助理、司机、学生、装配线工人
中等	1.75	主要是站着或走着工作	家庭主妇、销售人员、服务员、机械师
重度	2.00 (＋0.30)	重体力职业工作或重体力休闲活动方式；体育运动量较大或重体力休闲活动次数多且持续时间长	建筑工人、农民(非机械化农业劳动)、林业工人、矿工、运动员、装卸工

2．影响身体活动能量消耗的因素

（1）肌肉越发达者，活动时能量消耗就越多；

（2）体重越重者，做相同运动时，能量消耗就越多；

（3）劳动强度越大、持续时间越长，能量消耗就越多；

（4）工作越不熟练者，能量消耗就越多。

其中，劳动强度和持续时间是主要影响因素，而劳动强度又涉及劳动时牵动的肌肉面积和负荷的大小。

（三）食物特殊动力作用

食物特殊动力作用又称为"食物热效应"（thermic effect of food, TEF），是指人体在摄取食物过程中引起的额外能量消耗，即机体在摄食后发生的消化、吸收、转运营养素及其代谢产物之间相互转化过程中所消耗的能量。食物特殊动力作用在餐后2h左右达最高，3～4h后消失。它的高低与进食量、进食速度和食物营养成分有关。摄食量越多，能量消耗也越多。进食快者比进食慢者食物热效应高，可能是由于进食快时，中枢神经系统较活跃，激素和酶的分泌速度快且数量多，吸收和储存速率较高，因此能量消耗相对较多。食物特殊动力作用因食物而异，其中，蛋白质的食物特殊动力作用最大，为其本身产生能量的20%～30%，碳水化合物为5%～6%，脂肪为4%～5%，混合性食物特殊动力作用为基础代谢的10%。

（四）特殊生理阶段

特殊生理阶段包括孕期、哺乳期和婴幼儿、儿童、青少年期。孕妇的子宫、乳房、胎盘、胎儿的生长发育及体脂的储备均需要能量，乳母产生乳汁及乳汁自身含有的能量也需要额外能量消耗。生长发育期的婴幼儿、儿童及青少年每增加1g体重约需20kJ（4.78kcal）能量。出生后1～3个月的婴幼儿，用于机体生长发育合成新组织所需要的能量约占总能量需要量的35%；3～6个月的婴幼儿，用于机体生长发育合成新组织所需要的能量约为总能量需要量的20%；2岁时的幼儿，用于机体生长发育合成新组织所需要的能量约为总能量需要量的3%；青少年，用于机体生长发育合成新组织所需要的能量约为总能量需要量的1%～2%。

类似的能量消耗也可见于长期患病引起机体大量消耗后，处于康复期的患者。

三、能量摄入调节

正常人的体重之所以能在一定的时间内保持恒定，是因为能量平衡的调节使能量摄入和消耗维持平衡状态。能量平衡的调节涉及生理、生化、内分泌、神经、体液、环境及行为水平等相互交错的复杂过程。

(一) 神经生理对摄食的调节

体内有摄食系统和饱食系统：当机体感受到食物的色香味时，摄食信号通过自主神经传递到大脑，引起饥饿感，表现为启动摄食；当食物进入消化系统后，食物作用于口腔、食管、胃肠壁上的机械性刺激感受器和化学感受器，通过激素和传入神经将信号传递给大脑，产生饱腹感，机体中止摄食。

(二) 营养素及其代谢产物对摄食的调节

当饥饿时，血糖低于某一阈值，会使机体的饥饿感和食欲增加，激发摄食行为；当摄入食物后，血糖升高又会产生饱腹信号，摄食停止。脂肪酸及代谢产物对食物的摄入，具有负反馈调节作用；当摄入脂肪时，过多的脂肪作为饱腹信号，反馈作用于中枢神经系统，使机体获得饱腹感而终止摄食。

(三) 中枢神经系统中肽类信号因子对摄食的调节

抑制食欲和能量代谢的信号因子有瘦素、饱腹因子、胆囊收缩素、铃蟾肽等。促进食欲和能量代谢的肽类信号因子有神经肽Y、增食因子A和B、脑肠肽、胰多肽等。

(四) 激素信号因子对摄食的长期调节

甲状腺素可增加基础代谢率，这与甲状腺素能促进细胞线粒体数量增加和体积增大、加速磷酸化过程相关。胰高血糖素能抑制食欲、增加产热和能量消耗，从而减轻体重。胰岛素能加快合成代谢、促进能量物质的摄取。

(五) 影响能量消耗的蛋白因子

解偶联蛋白，通过产热消耗能量来调节机体的能量平衡。β-肾上腺素受体，参与脂肪组织产热、脂肪分解、提高机体代谢率、调节体脂恒定等过程。

(六) 非生理和生物因素对能量摄入的影响

进食环境、食物特性（如品种、包装、体积等）、饮食习惯、对食物的信念和态度以及社会文化因素等都会影响能量摄入。

综上所述，维持机体能量平衡是通过调节一系列生理信号、环境、社会因素之间的相互作用，协调膳食摄取和能量消耗来实现的。

四、能量的食物来源和参考摄入量

人体能量主要来源于食物中的碳水化合物、脂肪和蛋白质,这三种蕴藏能量的物质普遍存在于各类食物中。谷薯类含有丰富的碳水化合物,是最经济、最廉价的膳食能量来源;油脂类富含脂肪;动物性食物则富含蛋白质和脂肪;果蔬类能量含量较少。中国营养学会建议中国居民膳食能量参考摄入量,成年男性轻、中体力劳动者每日需要的能量为2150～2550kcal,女性轻、中体力劳动者每日需要的能量为1700～2100kcal。婴儿、儿童和青少年、孕妇和乳母、老年人因各自的生理特点不同,能量需要也不尽相同(见附录1)。

根据我国的经济状况、饮食习惯和膳食健康调查资料,建议三大供能营养素占总能量的百分比分别为:碳水化合物50%～65%;脂肪20%～30%;蛋白质10%～20%。每日需要的能量也可通过基础能量消耗(BEE)乘以体力活动水平(PAL)计算得出,即:

能量需要量＝BEE×PAL

式中,BEE可由表3-2查得,也可根据表3-5的公式计算得出,PAL可由表3-4查知,代入上式即可得出能量需要量。

表 3-5　按体重计算 BEE 的公式

年龄(岁)	男		女	
	kcal/d	MJ/d	kcal/d	MJ/d
0～	$60.9\omega-54$	$0.2550\omega-0.23$	$61.0\omega-51$	$0.2550\omega-0.214$
3～	$22.7\omega+495$	$0.0949\omega+2.07$	$22.5\omega+499$	$0.9410\omega+2.090$
10～	$17.5\omega+651$	$0.0732\omega+2.72$	$12.2\omega+746$	$0.0510\omega+3.120$
18～	$15.3\omega+679$	$0.0640\omega+2.84$	$14.7\omega+496$	$0.0615\omega+2.080$
30～	$11.6\omega+879$	$0.0485\omega+3.67$	$8.7\omega+820$	$0.0364\omega+3.470$
60～	$11.7\omega+588$	$0.0490\omega+2.46$	$9.1\omega+659$	$0.0379\omega+2.751$

注:ω为体重(kg)。

知识链接:能量摄入不足或过多对人体健康的影响

　　一个人如果长期热量摄入不足,会使体内贮存的糖逐渐减少,到一定程度时,就开始动用脂肪,并消耗部分蛋白质,使肌肉和内脏萎缩,消瘦、乏力、体重减轻,变得"骨瘦如柴",各种生理功能受到严重影响,甚至危及生命。在日常生活中,有些学生经常少吃或不吃早餐,由于体内热能不足,血糖降低,在上第二节课时,往往产生饥饿感,自觉手足无力,上课时思想不集中,这就是吃的食物不够,能量不足所造成的,日子久了还会影响学习和身体健康。

　　有研究表明,正常营养状态的人体,当能量减少一半达6个月之后,能量由负平衡转为在低水平上的平衡,将出现基础代谢降低、体重下降、体力活动能力下降、生长发育停滞、健康状况恶化、工作能力降低等。

反之，人们摄入食物超量，如每天吃过多的甜食、油炸食品等，使食物的产热量超过需要量，那么多余能量就转化为脂肪，积聚在皮下组织，使皮下脂肪增厚，体重超过标准，出现肥胖现象。肥胖是长期能量摄入超过能量消耗，导致体内脂肪积聚过多，体重过度增加，达到危害健康程度的一种多因素引起的慢性代谢性疾病。

一般体重超过标准的10%，为轻度肥胖；超过20%，为中度肥胖；超过30%，为重度肥胖。

标准体重可按下面的公式计算：

标准体重（kg）＝[身高（cm）－100]×90%或身高（cm）－105

在当今世界，肥胖已成为一个全球性问题。肥胖不仅导致人体形态臃肿缺乏美感，在一定程度上也影响人的精神状态。医学界已经证明：肥胖与心脑血管疾病、糖尿病、高血压等有密切关系。因此，减肥瘦身有预防疾病和重塑人体形态的双重意义。科学的减肥方法应是控制膳食摄入量、坚持有氧运动、配合药物或针灸疗法。肥胖者除了需要加强体育锻炼、注意心理平衡外，做到平衡膳食乃是最有效的一种减肥手段。若一个人的体重超过了标准体重的10%以上，就应采取调整饮食结构等措施，如减少饭量，少吃或不吃肥肉、甜食等高热量食物，补充鱼、瘦肉、黄豆等高蛋白食品；同时还应积极参加体育锻炼，增加运动量，以促进热量的消耗，维持能量平衡。

思考题：

1. 人体能量来源于哪些物质？它们的能量系数分别是多少？
2. 人体的热能消耗用于哪些方面？怎样确定人体能量的需要量？
3. 何为基础代谢？影响因素有哪些？
4. 小明体重60kg，15天后为61.5kg，在此期间每天摄入的能量为3200kcal。问：

（1）按照小明的能量摄入量，每天应分别摄入多少碳水化合物、脂肪和蛋白质？

（2）小明实际每日能量消耗量（每增加1g体重相当于增加8kcal能量）是多少？

第4章

蛋白质

蛋白质（protein）一词来源于希腊文 "proteios"，意思是 "最重要的"，表明蛋白质是生命活动中最重要的物质之一。现代科学也证明，蛋白质是生命活动中第一重要的物质，生命的产生、存在和消亡都与蛋白质有关。

第一节 蛋白质的生理功能

一、构成和修复人体组织

蛋白质是构成机体组织和器官的重要成分。人体的每个组织，大到整个骨骼、皮肤、肌肉、内脏，小到指甲、毛发，无一不是由蛋白质组成的，蛋白质占人体干重的50%以上。蛋白质还是人体组织更新和修补的主要原料。机体的生长发育、衰老组织的更新、疾病和创伤后组织细胞的修复，都离不开蛋白质。所以，人体每天都必须从膳食中摄入一定量的蛋白质来维持组织细胞的生长、更新以及修复，尤其对于未成年人、孕妇、乳母、大失血者和疾病恢复期患者而言，显得尤为重要。若蛋白质长期摄入不足，儿童及青少年则表现为生长发育迟缓、消瘦，甚至影响智力发育；成人则出现体重减轻、贫血、抵抗力下降、创伤不易愈合、病后康复缓慢等。如果蛋白质严重缺乏，则可引起机体营养性水肿。

二、参与体内多种重要的生理活动

机体生命活动能够有条不紊地进行，有赖于多种生理活性物质的调节。而蛋白质是构成体内多种生理活性物质的成分，参与生理功能调节，例如，血红蛋白具有携带、运送氧气的作用，脂蛋白具有运送脂类的作用，白蛋白具有调节渗透压、维持体液平衡的作用，免疫球蛋白具有调节免疫功能的作用，酶蛋白具有促进食物消化、吸收和利用的作用，肌球蛋白具有调节肌肉收缩的作用，蛋白类激素具有调节机体新陈代谢、生长发育等作用。

可见，蛋白质参与了体内几乎所有的生理活动，它是生命活动的物质基础。

三、氧化供能

氨基酸可转变为葡萄糖（生糖氨基酸）和（或）乙酰辅酶A（生酮氨基酸），进而起到氧化供能的作用，每克蛋白质在体内氧化，可产生4kcal能量。氨基酸分解后可产生尿素、肌酐、尿酸、氨等小分子含氮物质，这些物质在体内蓄积对健康有害。因此，氧化供能是蛋白质的次要生理功能。如果机体中有足够的碳水化合物及脂肪来供给热量，那么蛋白质就不用被消耗用于供能了。

四、部分氨基酸及肽的特殊生理功能

谷氨酰胺是体内许多反应氨基的供体，它对正常细胞，特别是那些增殖快速的细胞（如淋巴细胞和肠黏膜细胞）的更新起重要作用。有研究表明，在创伤情况下给内脏组织提供足量的谷氨酰胺，有利于谷胱甘肽的正常合成。

谷胱甘肽是由谷氨酸、半胱氨酸和甘氨酸结合而成含有巯基的三肽，在生物体内有着重要作用。谷胱甘肽作为药物，具有抗氧化、解毒、维持正常的免疫功能等作用，其在肝炎、溶血性疾病以及角膜炎、白内障和视网膜疾病中作为治疗或辅助治疗的药物。

第二节　蛋白质的分子组成

一、蛋白质的元素组成

蛋白质种类繁多（自然界中蛋白质约有100亿种，人体内蛋白质约有10万种），其结构各异,但元素组成相似,主要由C、H、O、N等元素组成,有的还含有S、P。其中,N元素是蛋白质的特征性元素,碳水化合物和脂肪中仅含C、H、O,不含N,所以,蛋白质是人体氮的唯一来源,碳水化合物和脂肪均不能代替它。

大多数蛋白质的含氮量相当接近,平均约为16%(15%～18%),即每克氮相当于6.25g(100÷16)蛋白质,6.25被称为蛋白质的折算系数。因此,只要测出生物样品中的含氮量,就可算出其中蛋白质的大致含量:

样品中蛋白质的百分含量 (%) ＝每克样品中含氮量 (g)×6.25×100%

操练:

某一样品,经检测100 g样品中含氮量为2.4 g,求此样品的蛋白质百分含量。

二、蛋白质的基本组成单位——氨基酸

蛋白质的相对分子质量很大,通常从几万到几十万不等,其基本组成单位是氨基酸,各氨基酸按一定的排列顺序由肽键(酰胺键)连接。大多数的蛋白质是由20种氨基酸组成的,除脯氨酸外,都是L型的α-氨基酸,其结构通式见图4-1。

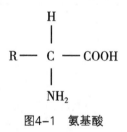

图4-1　氨基酸

(一) 氨基酸的分类

1. 按照化学结构的不同分类

氨基酸可分为脂肪族氨基酸、芳香族氨基酸(含苯环)和杂环氨基酸(含杂环)。

2. 按照氨基酸在营养学上的必需性分类

氨基酸可分为必需氨基酸、非必需氨基酸和条件必需氨基酸。

(1)必需氨基酸。有的氨基酸不能在体内合成或合成量很少,不能满足机体需要,必须从食物中获得,称为必需氨基酸。成人的必需氨基酸有8种,分别是缬氨酸、异亮氨酸、亮氨酸、苯丙氨酸、蛋氨酸、色氨酸、苏氨酸、赖氨酸。因组氨酸在婴幼儿体内的合成量不能满足其需要,所以婴幼儿(4岁以下)所需的必需氨基酸有9种,除成人的8种

外, 还包括组氨酸。

（2）非必需氨基酸。有的氨基酸也是人体所需要的, 但能在体内合成或可由其他氨基酸转化得到, 不一定非要从食物中直接摄取, 这类氨基酸称为非必需氨基酸。如精氨酸、丙氨酸、甘氨酸、脯氨酸、丝氨酸、胱氨酸、谷氨酸、谷氨酰胺、天门冬氨酸、天门冬酰胺等。

（3）条件必需氨基酸。半胱氨酸和酪氨酸在体内分别由蛋氨酸和苯丙氨酸这两种必需氨基酸转变而来, 如果膳食中能直接提供这两种氨基酸, 则人体对蛋氨酸和苯丙氨酸的需要可分别减少30%和50%。所以, 这种可减少人体对某些必需氨基酸的需要量的氨基酸被称为条件必需氨基酸, 或称为半必需氨基酸。我们在计算食物中必需氨基酸组成时, 往往将半胱氨酸和蛋氨酸、苯丙氨酸和酪氨酸合并计算。

3. 按照氨基酸的酸碱性分类

氨基酸可分为酸性氨基酸、碱性氨基酸和中性氨基酸。

三、氨基酸模式

氨基酸模式是指某种蛋白质中各种必需氨基酸的构成比例。其计算方法是将该种蛋白质中含量最少的色氨酸含量作为1, 分别计算出其他必需氨基酸的相应比值, 这一系列比值就是该种蛋白质的氨基酸模式, 见表4-1。

表4-1　几种食物蛋白质和人体蛋白质氨基酸模式

氨基酸	人体	全鸡蛋	牛奶	牛肉	大豆	面粉	大米
异亮氨酸	4.0	3.2	3.4	4.4	4.3	3.8	4.0
亮氨酸	7.0	5.1	6.8	6.8	5.7	6.4	6.3
赖氨酸	5.5	4.1	5.6	7.2	4.9	1.8	2.3
蛋氨酸＋半胱氨酸	3.5	3.4	2.4	3.2	1.2	2.8	2.3
苯丙氨酸＋酪氨酸	6.0	5.5	7.3	6.2	3.2	7.2	3.8
苏氨酸	4.0	2.8	3.1	3.6	2.8	2.5	2.9
缬氨酸	5.0	3.9	4.6	4.6	3.2	3.8	4.8
色氨酸	1.0	1.0	1.0	1.0	1.0	1.0	1.0

人体所需蛋白质来源于多种食物, 凡蛋白质氨基酸模式与人体蛋白质的氨基酸模式接近的食物, 其必需氨基酸在体内的利用率就高, 反之则低。例如, 动物蛋白质中的肉、奶、蛋、鱼以及植物蛋白质中的大豆蛋白氨基酸模式与人体蛋白质的氨基酸模式较为接近, 从而所含的必需氨基酸在体内的利用率就较高, 被称为优质蛋白质。其中, 鸡蛋蛋白质与人体蛋白质的氨基酸模式最为接近, 因此, 在比较食物蛋白质营养价值时常被作为参考蛋白质。

食物蛋白质中的必需氨基酸组成与参考蛋白质相比, 含量低者, 将导致其他必需氨基酸在体内不能被充分利用而使蛋白质的营养价值降低, 这些含量相对较低的氨基酸称为限制氨基酸,其中含量最低的氨基酸称为第一限制氨基酸。在植物蛋白质中,赖氨酸、蛋氨酸、苏氨酸和色氨酸含量相对较低,所以营养价值也相对较低。

第三节　蛋白质的分类

蛋白质种类繁多,分类方法也较多。目前多根据其化学组成、形状、功能和营养价值分类。

一、按化学组成分类

按化学组成分类,蛋白质可分为单纯蛋白质和结合蛋白质。

单纯蛋白质仅由氨基酸组成,如清蛋白、球蛋白、谷蛋白、醇溶蛋白、鱼精蛋白、组蛋白和硬蛋白等。结合蛋白质除氨基酸外,还含有非蛋白质的辅基,如脂蛋白、核蛋白、糖蛋白、磷蛋白和色蛋白等。

二、按分子形状分类

按分子形状分类,蛋白质可分为纤维状蛋白和球状蛋白。

纤维状蛋白多为结构蛋白,是各种组织的支柱,如皮肤、肌腱、软骨中的胶原蛋白。球状蛋白似球形或椭圆形,许多具有生理活性的蛋白质属于球状蛋白,如酶、免疫球蛋白、补体、蛋白类激素等。

三、按功能分类

按功能分类,蛋白质可分为酶蛋白、调节蛋白、运输蛋白、受体蛋白、凝血蛋白等。

四、按营养价值分类

按营养价值分类,蛋白质可分为完全蛋白质、半完全蛋白质和不完全蛋白质。

完全蛋白质又称优质蛋白质,所含必需氨基酸种类齐全、数量充足、比例适当,能维持成人的健康、促进儿童的生长发育。例如,乳类中的酪蛋白、乳白蛋白,蛋类中的卵白蛋白、卵磷蛋白,肉类中的白蛋白、肌蛋白,大豆中的大豆蛋白,小麦中的麦谷蛋白,玉米中的谷蛋白等都属于完全蛋白质。

半完全蛋白质又称普通蛋白质,所含必需氨基酸种类齐全,但有的数量不足、比例不适当,可以维持生命,但不能促进生长发育,如小麦中的麦胶蛋白。

不完全蛋白质所含必需氨基酸种类不齐全,既不能维持生命,也不能促进生长发育,如玉米中的玉米胶蛋白、豌豆中的豆球蛋白、动物结缔组织中的胶原蛋白等。

知识链接:吃猪皮能美容吗?

猪皮蛋白质含量是猪肉的2.5倍,碳水化合物的含量比猪肉高4倍,而脂肪含量却只有猪肉的1/2。作为皮肤组织,猪皮蛋白质的主要成分是胶原蛋白,约占85%,其次为弹性蛋白。胶原蛋白具有保水能力(可作为保湿化妆品成分),但是氨基酸组成极不均衡(含有较多的甘氨酸、脯氨酸和羟脯氨酸,缺乏色氨酸),属于不完全蛋白质,被消化吸收后的氨基酸并不能定向合成人体皮肤。因此,从这点意义上讲,吃猪皮或服用胶原蛋白及其氨基酸能否美容、润肤、抗衰老,目前在医学上并无确凿的理论依据。

第四节　蛋白质的消化、吸收和代谢

一、蛋白质的消化与吸收

食物中的蛋白质遇热变性后,使内部某些氨基酸残基暴露于表面,有利于酶的分解,同时也使多种天然蛋白酶抑制剂变性,从而提高蛋白质的消化吸收率。

外源蛋白具有抗原性,需降解为氨基酸才能被机体吸收利用。由于唾液中不含水解蛋白质的酶,所以食物蛋白质的消化是从胃开始的,主要在小肠中进行。胃分泌的盐酸可使蛋白质变性,同时激活胃蛋白酶原,使其容易被消化。由于食物在胃内停留时间较短,所以蛋白质在胃内消化不完全。蛋白质在胃蛋白酶的作用下,只有一小部分被分解成多肽和少量氨基酸。进入小肠后,蛋白质初步降解产物在胰蛋白酶、糜蛋白酶、羧肽酶、氨肽酶等的作用下,多肽被分解为游离氨基酸、二肽、寡肽;二肽、寡肽在二肽酶、寡肽酶的催化下,最终被水解成氨基酸(见图4-2);游离氨基酸被小肠黏膜吸收。氨基酸的吸收与葡萄糖类似,是需要载体的主动转运(人的小肠上皮细胞表面至少存在4种类型的载体,分别参与不同氨基酸的吸收),需要与Na^+-K^+-ATP酶系统(钠-钾泵)相偶联。

　　食物中未被消化和吸收的蛋白质及氨基酸，在肠道细菌的作用下，发生腐败现象。腐败产物除少数（如少量的脂肪酸及维生素等）可被机体利用外，大多数（如胺、氨、苯酚、吲哚等）都对人体有害。

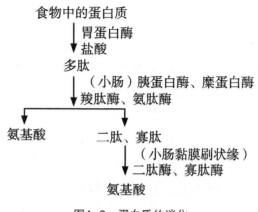

图4-2　蛋白质的消化

二、蛋白质的代谢

　　储存于人体各组织、器官和体液中的游离氨基酸称为氨基酸池。氨基酸池中的氨基酸除了来自食物外，大部分来自体内蛋白质的水解。进入细胞的氨基酸主要用于重新合成人体所需的各种蛋白质，构成和修补人体的组织，以及调节各种生理活动，大约30%用于合成肌肉，50%用于体液、器官蛋白质的合成，其余20%用于合成白蛋白、血红蛋白等蛋白质；少部分氨基酸则发生氧化分解释放出能量，供人体活动所需，或经脱羧作用生成胺类物质，或代谢转变生成其他含氮化合物。

　　正常进食的健康人每日从尿中排出的氮约为12g；若摄入的膳食蛋白质增多，随尿排出的氮也增多；若减少，则随尿排出的氮也减少；完全不摄食蛋白质或禁食时，每日仍随尿排出氮2~4g；尿氮占总排出氮的80%以上。这说明，蛋白质在体内不断分解成含氮废物，并随尿液排出体外。

　　机体每天由于皮肤、毛发和黏膜的脱落，女性月经血及肠道菌群的死亡，排出约20g蛋白质，这种氮的排出是机体不可避免的，所以称之为必要氮损失。理论上，当膳食中的碳水化合物和脂肪能够满足机体能量需求时，从膳食中获得相当于必要氮损失的蛋白质就可以满足人体对蛋白质的需要。

三、氮平衡

　　机体的蛋白质处于不断合成和分解的动态平衡状态，摄入氮和排出氮亦处于动态平衡状态，这种摄入氮和排出氮的平衡关系称为氮平衡。通过氮平衡实验，可了解体内蛋白质代谢概况,进而可评价人体蛋白质营养状况。食物中的含氮物质主要是蛋白质,所以通过测定食物中的含氮量即可代表食物中蛋白质的含量。蛋白质在体内代谢产生的含氮化合物主要通过尿、粪和皮肤排出。氮平衡一般由蛋白质摄入量与代谢后含氮废物的排出量来决定,用公式表示为:

$$B=I-(U+F+S+M)$$

式中,B为氮平衡,I为摄入量,U为尿氮,F为粪氮,S为皮肤氮,M为其他氮排出量。

$B=0$,表示零氮平衡,即摄入氮量等于排出氮量,此种情况多见于健康成年人。为防不时之需,一般健康成年人建议维持零氮平衡并富余5%。$B>0$,表示正氮平衡,即摄入氮量大于排出氮量,此种情况多见于婴幼儿、儿童、青少年、孕妇、乳母、康复期的患者,以及需要增加肌肉的运动员等。机体吸收的蛋白质,有相当一部分是用于机体的生长发育,合成新的组织蛋白质。因此,处在生长发育阶段的婴幼儿、儿童、青少年,应给予充足的蛋白质。$B<0$,表示负氮平衡,即摄入氮量小于排出氮量,此种情况多见于疾病、饥饿状态的人或老年人,应注意尽可能减轻或改变负氮平衡,以促进疾病康复,维持机体健康。

第五节　蛋白质的营养价值评价

蛋白质对于人体来说,具有非常重要的生理功能。我们每天都要从食物中摄入充足的蛋白质来满足人体的需要,但是不同的蛋白质食物,其营养价值也不完全相同。食物蛋白质的营养价值主要取决于蛋白质的含量、蛋白质的消化率、蛋白质的利用率、必需氨基酸的含量及其相互比值。

一、蛋白质的含量

食物中蛋白质的含量测定常用凯氏定氮法,将测得的含氮量乘以蛋白质折算系数(6.25),即可得到食物的蛋白质含量(粗蛋白含量)。用公式表示为:

蛋白质含量=含氮量×蛋白质折算系数(6.25)

蛋白质含量也可以通过查询《中国食物成分表》得到。常见食物的蛋白质含量见表4-2。

表4-2　常见食物的蛋白质含量

食物名称	蛋白质含量(g/100g)	食物名称	蛋白质含量(g/100g)	食物名称	蛋白质含量(g/100g)
牛肉干	41.8	海参(水浸)	6.0	腐竹	44.6
酱牛肉	31.4	墨鱼(鲜)	15.2	豆腐	8.1

食物名称	蛋白质含量(g/100g)	食物名称	蛋白质含量(g/100g)	食物名称	蛋白质含量(g/100g)
猪肉(瘦)	20.3	海蟹	13.8	豆浆(甜)	2.4
鸡胸脯肉	24.6	基围虾	18.2	黄豆	35.0
奶酪	25.7	黄鳝	18.0	葵花籽	23.9
牛奶	3.0	稻米	7.9	紫菜(干)	26.7
酸奶	2.5	米饭(蒸)	2.6	核桃(鲜)	12.8
鸡蛋	13.3	玉米(鲜)	4.0	苹果	0.2
鹌鹑蛋	12.8	花卷	6.4	香蕉	1.4
鲫鱼	17.1	红薯	0.7	梨	0.4

二、蛋白质消化率

蛋白质消化率是反映食物蛋白质被人或动物消化的程度，是指在消化道内被吸收的蛋白质占摄入蛋白质的百分比。蛋白质消化率受人体自身（机体的消化功能、精神状态、饮食习惯等）和食物（食物的属性、加工方式等）两方面的影响。根据是否考虑粪代谢氮，蛋白质消化率可分为表观消化率（apparent digestibility, AD）和真消化率（ture digestibility, TD）。粪代谢氮是指肠道内源性氮，在实验对象完全不摄入蛋白质时，随粪便排出的氮量，这部分氮来自肠道微生物、脱落的肠黏膜上皮细胞以及肠道分泌物等。正常成人 24h 排出的粪代谢氮一般为 0.9～1.2g。

表观消化率：不计内源粪代谢氮的消化率。用公式表示为：

$$表观消化率 = \frac{I-F}{I} \times 100\%$$

真消化率：考虑内源粪代谢氮的消化率。用公式表示为：

$$真消化率 = \frac{I-(F-FK)}{I} \times 100\%$$

式中，I 为摄入氮，F 为粪氮，FK 为粪代谢氮。

由于粪代谢氮测定烦琐，且较难准确测定，所以实际工作中常不考虑粪代谢氮，特别是当膳食中的膳食纤维含量很少时，可不必计算粪代谢氮；但当膳食中含有大量膳食纤维时，成年男子粪代谢氮可按每天 12mg/kg 体重计算。

食物蛋白质消化率受蛋白质性质、膳食纤维、多酚类物质和酶反应等多种因素的影响。一般来说，动物性食物蛋白质消化率高于植物性食物。当大量摄入膳食纤维时，食物蛋白质消化率下降 10%。如大豆整粒食用时，消化率仅为 60%，而加工成豆腐后，消化率可提高到 90% 以上。常见食物的蛋白质消化率见表 4-3。

表 4-3 常见食物的蛋白质消化率

食物	消化率(%)	食物	消化率(%)	食物	消化率(%)
鸡蛋	97	玉米	85	大豆粉	86
牛奶	95	面粉(精制)	96	花生酱	95
肉、鱼	94	燕麦	86	豌豆	78
大米	87	小米	79	中国混合膳食	96

三、蛋白质的利用率

蛋白质的利用率指蛋白质被消化吸收后在体内被利用的程度。评价食物蛋白质利用率的方法很多,常用的有以下四种。

(一) 生物价

生物价 (biological value, BV) 是指食物蛋白质被吸收后储留氮量 (被利用的氮) 占吸收氮量的百分比。生物价是评价食物蛋白质营养价值较常用的方法,生物价越高,说明蛋白质被利用的程度越高,其营养价值也就越高。用公式表示为:

$$生物价 = \frac{氮储留量(g)}{氮吸收量(g)} \times 100$$

$$吸收氮 = 摄入氮 - (粪氮 - 粪代谢氮)$$

$$储留氮 = 吸收氮 - (尿氮 - 尿内源氮)$$

常见食物的蛋白质生物价见表4-4。

表 4-4 常见食物的蛋白质生物价

蛋白质	生物价	蛋白质	生物价
全鸡蛋	94	小麦	67
鸡蛋黄	96	豆腐	65
鸡蛋白	83	熟黄豆	64
牛奶	85	玉米	60
鱼肉	83	小米	57
牛肉	76	花生	59
猪肉	74	绿豆	58
大米	77	白菜	76

由表4-4可知,各种食物蛋白质生物价不同,一般动物性食物的生物价比植物性食物

要高。生物价高，表明食物蛋白质的氨基酸主要用来合成人体蛋白，避免过多的氨基酸经肝肾代谢而释放能量或由尿排出多余的氮，从而大大减少肝肾的负担。生物价可用于指导肝、肾疾病患者的膳食。

（二）蛋白质净利用率

蛋白质净利用率（net protein utilization，NPU）是反映蛋白质在体内被利用的程度，即将蛋白质生物价与消化率结合起来评定蛋白质的营养价值。用公式表示为：

$$蛋白质净利用率（\%）＝生物价×消化率＝\frac{氮储留量}{氮摄入量}×100\%$$

（三）蛋白质功效比值

蛋白质功效比值（protein efficiency ratio，PER）是一种以体重增加为基础的方法，指实验期内，幼小动物平均每摄入 1g 蛋白质后所增加体重的克数，可反映蛋白质满足机体生长发育需要的程度。用公式表示为：

$$蛋白质功效比值＝\frac{动物体重增加数（g）}{蛋白质摄入量（g）}$$

由于同一种食物蛋白质在不同实验室所测得的 PER 有差异，所以为了增加各种蛋白质的可比性，常以酪蛋白为参考蛋白进行对照。在标准情况下，酪蛋白的 PER 为 2.5，用公式表示为：

$$被测蛋白质功效比值＝\frac{实验组蛋白质功效比值}{对照组（酪蛋白）蛋白质功效比值}×2.5$$

几种常见食物的 PER：全鸡蛋 3.92，牛奶 3.09，鱼 4.55，牛肉 2.30，大豆 2.32，精制面粉 0.60，大米 2.16。

（四）必需氨基酸组成（氨基酸评分）

通过分析食物蛋白质的必需氨基酸组成来评价食物蛋白质营养价值。在正常情况下，人体需要的各种必需氨基酸之间存在着一个相对固定的比值，若膳食蛋白质的必需氨基酸含量或比例接近人体需要，则此蛋白质的氨基酸能被充分利用，营养价值就高。氨基酸评分（amino acid score，AAS）是目前应用较广的食物蛋白质营养价值评价方法，不仅适用于单一食物蛋白质的评价，还可用于混合食物蛋白质的评价。

氨基酸评分分值为食物蛋白质中的必需氨基酸和参考蛋白或理想模式中相应必需氨基酸的比值,用公式表示为:

$$氨基酸评分 = \frac{待评食物蛋白质第一限制氨基酸含量（mg/g）}{参考蛋白质中同种氨基酸含量（mg/g）} \times 100$$

参考蛋白质采用WHO人体氨基酸模式。例如:小麦粉蛋白质必需氨基酸与参考蛋白质相比（见表4-5）,比值最低的为46.7,对应氨基酸是赖氨酸,所以小麦粉的赖氨酸为第一限制氨基酸,其氨基酸评分为46.7。

表4-5　小麦粉氨基酸评分计算举例

氨基酸	小麦粉(mg/g)	参考蛋白质(mg/g)	比值×100
异亮氨酸	37.0	40	92.5
亮氨酸	70.5	70	100.7
赖氨酸	25.7	55	46.7
蛋氨酸＋半胱氨酸	36.1	35	103.1
苯丙氨酸＋酪氨酸	78.3	60	130.5
苏氨酸	28.3	40	70.8
色氨酸	12.4	10	124.0
缬氨酸	47.2	50	94.4

氨基酸评分的方法比较简单,缺点是没有考虑食物蛋白质的消化率。为此,美国食品和药物管理局（FDA）通过了一种新的方法——蛋白质消化率校正的氨基酸评分（protein digestibility corrected amino acid score, PDCAAS）,用公式表示为:

PDCAAS＝氨基酸评分×真消化率

常见几种食物蛋白质质量指标见表4-6。

表4-6　常见几种食物蛋白质质量指标

食物	BV	NPU(%)	PER	AAS
全鸡蛋	94	84	3.92	106
全牛奶	87	82	3.09	98
鱼	83	81	4.55	100
牛肉	74	73	2.30	100
大豆	73	66	2.32	63
精制面粉	52	51	0.60	34
大米	63	63	2.16	59

实训:试比较鸡蛋和大豆的蛋白质营养价值的高低。

根据《中国食物成分表》，鸡蛋的蛋白质含量为12.7g/100g，大豆的蛋白质含量为35.0g/100g。表4-7为每100g鸡蛋和大豆中的氨基酸含量。

表 4-7　鸡蛋、大豆中的氨基酸含量

氨基酸	鸡蛋氨基酸含量 (mg/100g)	大豆氨基酸含量 (mg/100g)	FAO/WHO的人体氨基酸模式 (1973年版)(mg/g蛋白质)
异亮氨酸	619	1853	40
亮氨酸	1030	2819	70
赖氨酸	837	2237	55
蛋氨酸＋半胱氨酸	598	902	35
苯丙氨酸＋酪氨酸	1096	3013	60
苏氨酸	568	1435	40
色氨酸	219	455	10
缬氨酸	688	1726	50

已知每100g食物中氨基酸的含量，应该先折算成每克蛋白质中氨基酸的含量见表4-8。

表 4-8　鸡蛋和大豆蛋白质中氨基酸的含量

氨基酸	鸡蛋的氨基酸含量		大豆的氨基酸含量	
	(mg/100g)	(mg/g蛋白)	(mg/100g)	(mg/g蛋白)
异亮氨酸	619	619/12.7＝49	1853	1853/35＝53
亮氨酸	1030	1030/12.7＝81	2819	2819/35＝81
赖氨酸	837	837/12.7＝66	2237	2237/35＝64
蛋氨酸＋半胱氨酸	598	598/12.7＝47	902	902/35＝26
苯丙氨酸＋酪氨酸	1096	1096/12.7＝86	3013	3013/35＝86
苏氨酸	568	568/12.7＝45	1435	1435/35＝41
色氨酸	219	219/12.7＝17	455	455/35＝13
缬氨酸	688	688/12.7＝54	1726	1726/35＝49

鸡蛋和大豆的氨基酸评分见表4-9。

表 4-9　鸡蛋和大豆的氨基酸评分

氨基酸	人体氨基 酸模式	鸡蛋蛋白		大豆蛋白	
		氨基酸含量(mg/g蛋白)	AAS	氨基酸含量(mg/g蛋白)	AAS
异亮氨酸	40	49	122	53	132
亮氨酸	70	81	116	81	116
赖氨酸	55	66	120	64	116
蛋氨酸+半胱氨酸	35	47	134	26	74

续表

氨基酸	人体氨基酸模式	鸡蛋蛋白		大豆蛋白	
		氨基酸含量(mg/g蛋白)	AAS	氨基酸含量(mg/g蛋白)	AAS
苯丙氨酸+酪氨酸	60	86	143	86	143
苏氨酸	40	45	113	41	103
色氨酸	10	17	170	13	130
缬氨酸	50	54	108	49	98

鸡蛋和大豆的蛋白质营养价值评价：①从量上看，大豆的蛋白质含量远大于鸡蛋，是鸡蛋的2倍多。②从质上看，鸡蛋蛋白的AAS为108，大豆蛋白质的AAS为74，鸡蛋蛋白的AAS高于大豆蛋白，说明大豆的蛋白质氨基酸组成和人体氨基酸模式相差较远，不如鸡蛋。含硫氨基酸是大豆蛋白的第一限制氨基酸，建议与其他含硫氨基酸含量高的食物混合食用，以达到互补作用。

操练：

张某，23岁，早餐为燕麦片30g，牛奶250mL，面包100g，其他参数见表4-10和表4-11。请评价这一餐的蛋白质营养价值（混合食物的氨基酸评分）。

表4-10　食物氨基酸含量

食物	蛋白质含量(g/100g食物)	氨基酸含量(mg/100g)			
		赖氨酸	含硫氨基酸	苏氨酸	色氨酸
燕麦片	15.0	523.5	649.5	481.5	243.5
牛奶	3.0	213.9	96.0	104.1	39.0
面包	7.9	150.9	335.0	202.2	83.0

表4-11　人体氨基酸模式

氨基酸	异亮氨酸	亮氨酸	赖氨酸	蛋氨酸+半胱氨酸	苯丙氨酸+酪氨酸	苏氨酸	色氨酸	缬氨酸
人体氨基酸模式	40	70	55	35	60	40	10	50

第六节　蛋白质互补作用

食物蛋白质中限制氨基酸的种类和数量各不相同，将富含某种必需氨基酸的食物与缺乏该种必需氨基酸的食物互相搭配、混合食用，使其必需氨基酸取长补短，相互补充，从而提高蛋白质在体内的利用率，称为蛋白质互补作用。例如：谷类缺乏赖氨酸，但含硫氨基酸含量并不低；豆类虽然缺乏含硫氨基酸，但是富含赖氨酸，根据氨基酸之间的互补作用，可将它们混合食用来提高蛋白质的利用率。如表 4-12 所示，将大米、小米、豆类以一定的比例混合，蛋白质的生物价得到提高。粮、豆混吃可明显增加其（必需）氨基酸评分，若在粮豆基础上再补充适量的奶、蛋、肉类食物，则效果更加显著。

表 4-12　几种食物混合后蛋白质的生物价

食物	生物价	混合比例①	混合比例②	混合比例③
小米	67	37%	—	31%
大米	57	32%	40%	46%
大豆	64	16%	20%	8%
豌豆	48	15%	—	—
玉米	60	—	40%	—
牛肉(干)	76	—	—	15%

注：以比例①混合后，生物价为74；以比例②混合后，生物价为72；以比例③混合后，生物价为89。

为充分发挥食物蛋白质的互补作用，在调配膳食时，应遵循以下原则：

食物的生物学种属越远越好。食物生物学种属越远，其蛋白质所含的必需氨基酸的种类和数量差异越大，如动物性与植物性食物混合时，蛋白质生物价值超过单纯的植物性食物之间的混合。

搭配的种类越多越好。只有各种食物同时食用，才能发挥必需氨基酸的互补作用，合成组织器官所需的蛋白质。

食用时间越近越好（4h内），同时食用最好。合成蛋白质所需的各种氨基酸只有同时到达组织器官，才能发挥组装的效果。从食物中消化吸收的氨基酸在体内储存的时间通常只有4~5h，时间间隔越长，发挥互补作用效果越差。

第七节　蛋白质的参考摄入量和食物来源

一、蛋白质的需要量

中国营养学会在2023年颁布我国蛋白质推荐摄入量（RNI），规定了不同年龄和性别，不同体力活动和特殊人群的蛋白质推荐摄入量，见附录2。

理论上，成人每天摄入约30g蛋白质就可达到零氮平衡，但从安全性角度考虑，成人按照每千克体重每天0.8g蛋白质为宜。我国以植物性食物为主，所以供给量在

1.0～1.2g/(kg·d)。若按能量计算，成人蛋白质摄入量应占总能量摄入量的10%～12%，儿童、青少年则为12%～15%。在供给足够蛋白质的同时，必须充分供给能量，若能量供给不足，则食物蛋白质不能被有效利用，甚至不能维持平衡状态。

蛋白质的摄入除了对"量"有要求外，对"质"也有要求，优质蛋白质摄入量应占总摄入量的30%～50%。

二、蛋白质摄入不足或过量

蛋白质是人体必需的营养成分，若食物中长期缺乏蛋白质或长期过量摄入蛋白质，都会对机体带来不利影响。当蛋白质摄入正常时，人体内有关反映蛋白质营养水平的指标也应正常。血浆蛋白质水平降低以血浆白蛋白减少最为明显，正常值为40～55g/L；若低于21g/L，则表示蛋白质已严重缺乏；若低于15g/L以下，则表示蛋白质缺乏严重甚至危及生命。评价蛋白质营养状况的主要指标见表4-13。

表4-13　评价蛋白质营养状况的主要指标

评价方法	参考范围	优点	缺点
白蛋白	40～55g/L	群体调查时常用的指标，样品易采集，方法简单	白蛋白体积大，生物半衰期长，早期缺乏时不易测出
运铁蛋白	2.3～4.1g/L	能及时地反映脏器蛋白质急剧的变化	受铁的影响，当蛋白质和铁的摄取量都低时，其血浆浓度出现代偿性升高
前白蛋白	250～400mg/L	体内储存很少，生物半衰期仅1.9d，较敏感	在任何急需合成蛋白质的情况下，如创伤、急性感染，血清前蛋白都迅速下降
视黄醇结合蛋白	25～70mg/L	高度敏感	在很小的应激情况下也有变化，肾脏有病变时浓度升高
血清总蛋白	65～85g/L	样品易采集，方法简单	特异性差

（一）蛋白质摄入不足

由于食物缺乏，蛋白质和能量营养不良往往会同时存在，称为蛋白质—能量营养不良（protein-energy malnutrition，PEM）。处于生长发育期的儿童比成年人更容易发生PEM。PEM分为干瘦型营养不良、水肿型营养不良及混合型营养不良。

干瘦型营养不良（marasmus）：蛋白质和能量同时缺乏，也存在维生素和矿物质缺乏。其主要表现是肌肉和皮下脂肪极端减少，皮包骨头，皮肤皱褶，生长发育停止。患儿体温偏低、怕冷，抵抗力低下，消化吸收功能障碍，智力发育受损、精神冷淡，行为能力发育迟缓。

水肿型营养不良（Kwashiorkor）：能量摄入基本满足，但蛋白质严重不足。蛋白质缺乏，大量组织蛋白被分解，血浆蛋白减少，尤其是白蛋白降低，可使血浆渗透压下降，毛细血管网末端水分不能正常回流入血，导致全身水肿。儿童因腹部水肿明显，可致腹部胀大。由于缺乏形成黑色素的酪氨酸，患儿毛发和皮肤颜色变浅，头发干枯和脱落，皮肤损害难以愈合，铁吸收和储运不良，因此免疫力低下。

混合型营养不良（mixed malnutrition）：兼具干瘦型和水肿型两种症状，抵抗力低下，易患感染性疾病，如痢疾、麻疹、肺炎等，是贫困国家儿童死亡的一大原因。

对于成人来说，蛋白质摄入不足，同样可引起体力下降、水肿、抗病力减弱等症状。

案例分析：患者女，10月龄，体重不增已有两个月，近一个月来反复腹泻，每天10多次。母乳喂养至5月龄，开始逐渐添加牛奶、米粉和蔬菜泥。家人怀疑是牛奶引起的腹泻，近一个月牛奶喂养减少而未添加其他的膳食。

该患者，出生体重3.2kg，目前体重6.5kg，身长72cm，头围42cm。

体格检查：精神欠佳，消瘦，皮下脂肪少，皮肤松弛弹性差，无水肿；前囟1cm×1cm，稍凹陷；头发稀少干枯；肠鸣音亢进。

辅助检查：大便黄色稀便；血红蛋白88g/L（偏低，正常值为110~160g/L）；血生化检查总蛋白48g/L，血浆白蛋白27g/L，较正常值低；肝肾功能正常；电解质钾、钠均在正常范围内偏低。

鉴别诊断：该患儿10月龄，标准体重为$3.2+6×0.6+4×0.5=8.8$kg。目前，该患儿只有6.5kg，明显消瘦。结合主述，体重不增，腹泻，提示营养不良。血常规和血生化提示有贫血及低蛋白血症，血电解质钾、钠比正常值低，可能与反复腹泻有关。结合牛奶喂养减少及反复腹泻，该患者可初步诊断为蛋白质—能量营养不良，以消瘦为主，伴有低蛋白血症，无明显水肿。

治疗方案：采取综合措施，控制腹泻并及时给予饮食调整，供给足量的优质蛋白质和能量，继续配方乳粉喂养（可考虑羊奶粉），添加蛋黄、肝脏等副食，蛋白质达到3~4g/kg体重，优先考虑优质蛋白质。但要注意，短时间内不宜大量补充蛋白质。

（二）蛋白质摄入过量

蛋白质摄入过量，尤其是动物性蛋白质，往往伴有较多的脂肪和胆固醇，这类食物摄入过量会导致肥胖和心血管疾病发病风险增加。动物蛋白质摄入量提高，结肠癌、乳腺癌、肾癌、胰腺癌和前列腺癌等发病风险上升；钙排泄量增加，会加剧骨质疏松的程度；另外，蛋白质摄入过多会加重肝、肾负担，对肾脏受损患者来说，控制食物蛋白质摄入量并提高蛋白质质量，可延缓其病情的发展。

三、蛋白质的食物来源

蛋白质广泛存在于动植物食物中，按来源不同可分为动物性蛋白质和植物性蛋白质两大类。动物性蛋白质主要为畜肉、禽肉、鱼肉、蛋和奶等；植物性蛋白质主要为豆类、谷类、坚果、菌菇类等，蔬菜中蛋白质含量一般很低。

动物性蛋白质含量高、质量好，大多属于完全蛋白，如蛋、奶、肉类等蛋白质中氨基酸组成能充分满足机体需要。植物性蛋白质由于存在限制性氨基酸，因此，人体对其利用率较低。我国传统的膳食模式以粮谷类为主食，因此，膳食中来自粮谷类的非优质蛋白质占相当大的比例。豆类中蛋白质含量丰富，氨基酸组成比较合理，属于完全蛋白质，是植物蛋白中优质蛋白质的来源，与粮食混合食用能很好地发挥蛋白质互补作用。我国是大豆生产大国，我们应多吃大豆制品，不仅可以为机体提供丰富的优质蛋白质，也有许多保健功效。

为改善膳食蛋白质的质量，我们在膳食中要保证一定量的优质蛋白质。一般要求动物性蛋白质和大豆蛋白质应占膳食蛋白质总量的30%～50%。

思考题：

1. 蛋白质有几种分类方法，应如何分类？

2. 什么叫必需氨基酸？它由哪些氨基酸组成？

3. 蛋白质有何生理功能？

4. 粮谷类蛋白质生物学价值为什么低，如何解决？请说明原理。

5. 如何评价蛋白质的营养价值？

6. 某健康成年男性，轻体力活动，对其某日膳食进行调查，他摄入猪肉100g，鲫鱼80g，大米300g，白菜300g，豆腐100g，芹菜100g。请评价该男子膳食蛋白质摄入水平及蛋白质食物来源是否合理。

7. 试述蛋白质营养不良的表现。

第5章

脂 类

第一节 概 述

脂类是脂肪和类脂的总称。

脂肪是由一分子甘油和三分子脂肪酸脱水缩合而成的酯（见图5-1），又称甘油三酯、中性脂肪、三酰甘油。食物中的脂类95%是甘油三酯，日常的食用油（如猪油、牛油、羊油、菜籽油、豆油、芝麻油等）都是脂肪。在动物体内，脂肪大多分布在皮下、大网膜、肠系膜以及肾周围等组织中，常以大块脂肪组织形式存在。这部分脂肪常受营养状况和体力活动等因素的影响而变动较大，故有"可变脂"或"动脂"之称。

脂肪有油和脂之分。室温下呈液态的统称为油，通常来源于植物性食物，其脂肪酸不饱和程度高、熔点低；室温下呈固态的统称为脂，通常来源于动物性食物，其脂肪酸饱和程度高、熔点高。

类脂包括磷脂（甘油磷脂、鞘磷脂）、固醇（胆固醇、植物固醇）、糖脂、脂蛋白等。类脂在体内的含量较恒定，即使肥胖者其含量也不会增多，反之，在饥饿状态也不会减少，故有"固定脂"或"不动脂"之称。

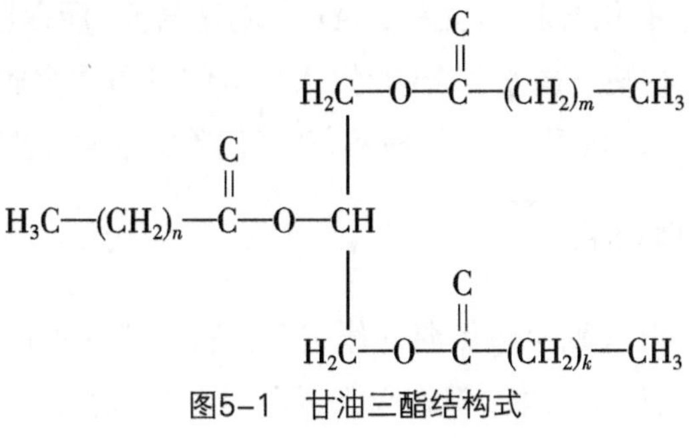

$$
\begin{array}{c}
\mathrm{H_2C-O-C-(CH_2)_m-CH_3} \\
\mathrm{H_3C-(CH_2)_n-C-O-CH} \\
\mathrm{H_2C-O-C-(CH_2)_k-CH_3}
\end{array}
$$

图5-1 甘油三酯结构式

> **知识链接：白色脂肪和棕色脂肪**
>
> 白色脂肪组织广泛分布在体内皮下组织和内脏周围，主要功能是将体内过剩的能量以中性脂肪的形式储存起来，供机体需要时使用。它是体内脂肪的主要储存形式。
>
> 棕色脂肪组织主要分布在人体肩胛骨间、颈背部、腋窝、纵隔及肾脏周围，细胞内含有大量的脂肪小滴及高浓度的线粒体，细胞间含有丰富的毛细血管和大量的交感神经纤维末梢，外观呈褐色。棕色脂肪组织的功能类似一个"产热器"，它主要通过细胞内脂肪酸的非耦联氧化磷酸化分解产热，当机体进食或遇寒冷刺激时大量产热。体内白色脂肪组织的量明显高于棕色脂肪组织。

第二节　脂肪的生理功能

一、体内脂肪的生理功能

（一）储能与供能

这是脂肪最重要的生理功能，当人体能量摄入超过能量需求时，多余的能量就转变为脂肪储存起来。当机体能量不足时，脂肪可分解供能。每克脂肪在体内氧化可产生9kcal的能量，而每克葡萄糖彻底氧化仅能提供4kcal的能量，并且体内脂肪的储量大（一般成年人体内脂肪的储量约占体重的10%～20%），是体内最主要的储能物质。在正常情况下，人体每日所需能量的20%～30%由脂肪分解提供。

体内脂肪细胞储能和供能有两个特点：一是脂肪细胞至今还未发现其吸收脂肪的上限，人体可因不断摄入过多能量而不断积累脂肪，最后导致越来越胖；二是机体不能利用脂肪酸分解的含两个碳的化合物（乙酰–CoA）合成葡萄糖，所以脂肪不能给脑和神经细胞及血细胞提供能量。在缺乏碳水化合物时，人体分解蛋白质合成葡萄糖，同时脂肪不完全降解为酮体，供大脑神经利用，故饥饿时不仅消耗脂肪，也会大量消耗身体中的蛋白质。

（二）保温和保护内脏器官

皮下脂肪组织还可以起到隔热保温的作用。脂肪是热的不良导体，在冬天可以防止体温过多地向外散失，有助于御寒；但在夏天，脂肪层会妨碍体温发散。内脏器官周围的脂肪对内脏有支撑和衬垫作用,可保护内脏免受外力伤害,减少器官间的摩擦和移位。例如,手掌、足底、臀部的脂肪能使这些部位更好地承受压力。皮脂腺分泌脂肪对皮肤也能起到润滑作用。

(三) 某些内分泌功能

近年来,脂肪的内分泌功能逐渐被人们发现。现已发现脂肪可分泌瘦素、肿瘤坏死因子、纤维蛋白酶原激活因子抑制物、血管紧张素原、雌激素、胰岛素样生长因子等内分泌因子。这些脂肪组织来源的因子参与机体的代谢、免疫、生长发育等生理过程。

二、食物中脂肪的作用

(一) 增加饱腹感

食物脂肪进入消化管时,可刺激十二指肠产生肠抑胃素,胃蠕动受到抑制,造成食物由胃进入十二指肠的速度减慢,胃排空时间延长。因此,食物中脂肪含量越高,饱腹感越强。

(二) 供给必需脂肪酸

必需脂肪酸是人体不可缺少而自身又不能合成,必须由食物供给的脂肪酸,有亚油酸(C18:2, n-6) 和 α-亚麻酸 (C18:3, n-3)。亚油酸作为 n-6 系脂肪酸的前体,在体内可转变生成 γ-亚麻酸、花生四烯酸等 n-6 系的长链多不饱和脂肪酸。α-亚麻酸则作为 n-3 系脂肪酸的前体,可转变生成二十碳五烯酸 (eicosapentaenoic acid, EPA)、二十二碳六烯酸 (docosahexenoic acid, DHA) 等 n-3 系脂肪酸。必需脂肪酸有多种功能。

1. 构成磷脂的组成成分

必需脂肪酸参与磷脂的合成,并以磷脂的形式存在于线粒体和细胞膜中,是膜磷脂具有流动性的物质基础,对膜的生物学功能有着重要意义。人体缺乏必需脂肪酸时,毛细血管的脆性和通透性增高,皮肤水代谢紊乱,出现皮疹样病变。

2. 合成活性物质的原料

必需脂肪酸是合成前列腺素、白三烯等体内活性物质的原料。这些活性物质参与炎症发生、平滑肌收缩、血小板凝聚、免疫反应等多种过程。

3. 参与胆固醇代谢

胆固醇需要和亚油酸结合形成胆固醇亚油酸酯后,才能在体内转运和代谢。如果必需脂肪酸缺乏,那么胆固醇会与一些饱和脂肪酸结合,因其不能进行正常转运代谢而在大动脉沉积,形成动脉粥样硬化。

4. 参与动物精子的形成

膳食中长期缺乏必需脂肪酸,动物可出现不孕症,授乳过程也可发生障碍。动物实验证明,必需脂肪酸缺乏会导致动物生长发育受阻。

5. 衍生出一系列具有重要生理功能的多不饱和脂肪酸

例如,α-亚麻酸的衍生物DHA、EPA,对于大脑神经系统发育和视力发育是必要的,同时也被认为具有降血脂的作用。

6. 防护辐射损害

必需脂肪酸对X射线引起的皮肤损害有修护作用。必需脂肪酸的摄入量每天应不少于总能量的3%,若缺乏可引起一系列的疾病,如出现皮疹样的皮肤损伤、生长迟缓、生殖障碍,以及肝、肾、神经系统和视觉疾病。此外,必需脂肪酸对于心血管疾病、炎症、肿瘤等方面也有诸多影响,是营养学研究的热门课题。但摄入过量的多不饱和脂肪酸,可使体内积累过多的氧化物、过氧化物,对机体产生多种慢性危害。

(三) 增加膳食的味道,促进食欲

脂肪作为食品烹调加工的重要原料,可以改善食物的色、香、味、形,促进食欲。

(四) 促进脂溶性维生素的吸收

膳食脂肪能促进食物中多种脂溶性物质在肠道的吸收,如脂溶性维生素A、D、E、K,胡萝卜素、番茄红素、玉米黄素等。

第三节　脂肪酸

一、脂肪酸的分类

脂肪酸是构成甘油三酯的基本成分,一分子甘油三酯完全水解后可得到一分子甘油和三分子脂肪酸。动、植物中脂肪酸的种类有很多,常见的分类如下。

(一) 按碳原子数分类

脂肪酸可分为长链脂肪酸 (含14~24碳)、中链脂肪酸 (含8~12碳) 和短链脂肪酸 (含6碳以下),大多数脂肪酸含有偶数个碳原子。另外,还有一些极长链脂肪酸,主要分布在大脑和一些特殊的组织中,如视网膜和精子。脂肪组织中含有各种长度的脂肪酸,食物中

以18个碳原子的脂肪酸为主。

(二) 按饱和程度分类

脂肪酸可分为饱和脂肪酸 (saturated fatty acid, SFA) 和不饱和脂肪酸 (unsaturated fatty acid, UFA), 其中, 不饱和脂肪酸又可分为碳链中只含一个不饱和键的单不饱和脂肪酸 (monounsaturated fatty acid, MUFA) 和碳链中含两个及以上不饱和键的多不饱和脂肪酸 (polyunsaturated fatty acid, PUFA)(见图5-2)。饱和脂肪酸性质比较稳定, 双键越多, 化学性质就越不稳定。食用油中脂肪酸的组成比例见表5-1。

表 5-1　食用油中脂肪酸组成比例

名称	饱和脂肪酸(%)	单不饱和脂肪酸(%)	多不饱和脂肪酸(%)	
		油酸	亚油酸(n-6)	α-亚麻酸(n-3)
亚麻籽油	13	22	14	49
紫苏油	6.0	17	16	61
胡麻油	9.5	18	37	36
茶油	10	79	10	1.1
豆油	16	22	52	6.7
玉米油	15	27	56	0.6
花生油	19	40	38	0.4
菜籽油	13	20	16	8.4
棉籽油	24	25	44	0.4
猪油	43	44	8.9	0

饱和脂肪酸能抑制低密度脂蛋白受体活性, 摄入过多可使血浆胆固醇升高。单不饱和脂肪酸能降低血总胆固醇和低密度脂蛋白含量, 但大量摄入时会使高密度脂蛋白也降低; 此外, 单不饱和脂肪酸由于双键较少, 所以对氧化作用的敏感性低于多不饱和脂肪酸。多不饱和脂肪酸虽有降血脂的作用, 但其不饱和键易氧化而产生过氧化物, 对健康不利, 故也不宜过量摄入。因此, 在考虑脂肪需要量时, 我们必须同时考虑饱和脂肪酸、单不饱和脂肪酸和多不饱和脂肪酸的合适比例。

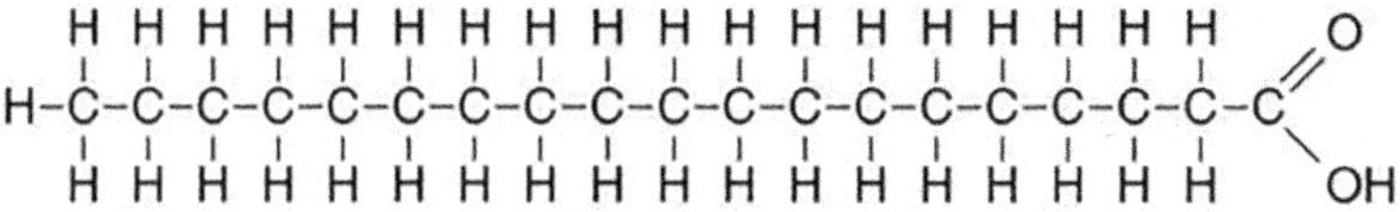

饱和脂肪酸

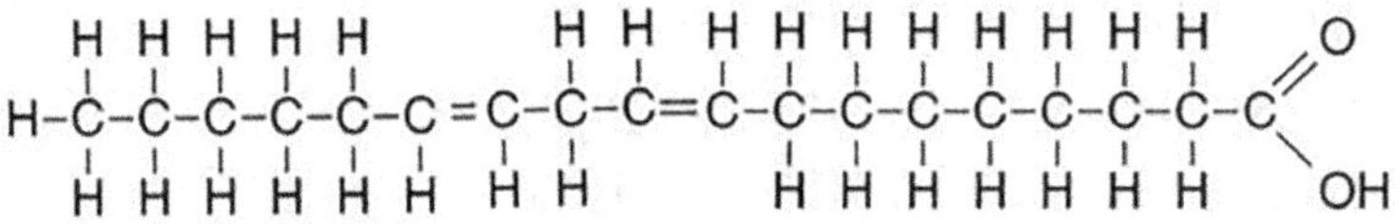

多不饱和脂肪酸

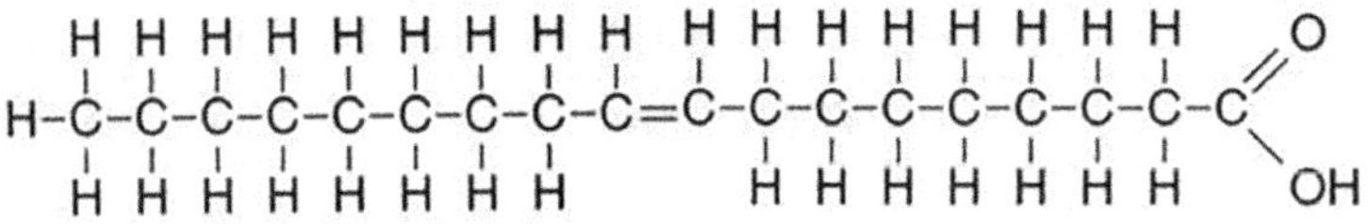

单不饱和脂肪酸

图5-2 脂肪酸饱和度

膳食中最常见的单不饱和脂肪酸是油酸,多不饱和脂肪酸是亚油酸和α-亚麻酸,主要存在于植物油中。可可籽油、椰子油和棕榈油含有较多的饱和脂肪酸,且碳链较短(碳原子数为10~12个),所以其熔点低于大多数动物脂肪。

(三) 按空间结构分类

脂肪酸可分为顺式脂肪酸和反式脂肪酸 (见图5-3)。在自然状态下,大多数不饱和脂肪酸为顺式脂肪酸,大多数反式脂肪酸是氢化脂肪产生的。反式脂肪酸不具有必需脂肪酸的生物活性和对脂蛋白的作用,摄入过多可升高血浆低密度脂蛋白胆固醇 (low-density lipoprotein cholesterol, LDL-C) 的含量,降低血浆高密度脂蛋白胆固醇 (high-density lipoprotein cholesterol, HDL-C) 的含量,不仅有促进动脉粥样硬化的危险,还可能

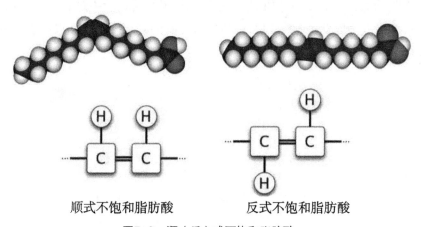

顺式不饱和脂肪酸   反式不饱和脂肪酸

图5-3 顺 (反) 式不饱和脂肪酸

诱发肿瘤、2型糖尿病等,被称为"餐桌上的定时炸弹"。人造奶油、黄油、植脂末、代可可脂、蛋糕、饼干、油炸食品等都是反式脂肪酸的主要来源。

反式脂肪酸因对健康的不利影响而越来越引起人们的重视。各个国家都采取了一定的提醒或告知措施,以提高消费者对反式脂肪酸的认识,减少其消费量。2013年,美国FDA宣布,初步决定禁用对人体健康不利的人造反式脂肪酸。《中国居民膳食营养素参考摄入量》(2013年版)将我国2岁以上人群反式脂肪酸的UL定为小于总能量的1%,相当于2g。

知识链接: 氢化脂肪

将不饱和脂肪酸的不饱和双键与氢结合变成饱和键,随着饱和程度的增加,油类可由液态变为固态,这一过程被称为氢化。由于减少了碳链的双键,所以氢化作用提高了脂肪的抗氧化性能,但同时也会改变脂肪酸的空间结构,如植物油氢化过程中,其中一些未被饱和的不饱和脂肪酸的空间结构由顺式转化为反式。反式脂肪酸的含量一般随植物油氢化程度的增加而增加,如人造奶油中可能含7%~18%的反式脂肪酸。

(四) 按不饱和脂肪酸第一个双键的位置分类

脂肪酸分子上的碳原子用阿拉伯数字编号定位通常有从羧基端开始定位编号和从甲基端开始定位编号两种方法。Δ 编号系统是从羧基端碳原子算起,n 或 ω 编号系统则从甲基端碳原子算起(见图5-4)。根据第一个双键出现的位置,脂肪酸可分为 n-3、n-6、n-9 系列脂肪酸或 ω-3、ω-6、ω-9 系列脂肪酸。如果第一个不饱和键所在的碳原子序号是3,则为 n-3 或 ω-3 系脂肪,依次类推。

$$CH_3-CH_2-CH_2-CH_2-CH_2-CH_2-CH_2-COOH$$

Δ编号系统	8	7	6	5	4	3	2	1
ω或n编号系统	1	2	3	4	5	6	7	8

图5-4　脂肪酸编号系统

知识链接: n-6 系列不饱和脂肪酸和 n-3 系列不饱和脂肪酸

由于哺乳动物缺乏某种去饱和酶,所以 n-3 系列和 n-6 系列脂肪酸不能相互转换。机体可利用母体脂肪酸合成更长链的脂肪酸,如 α-亚麻酸是 n-3 系列脂肪酸的母体,人体可利用 α-亚麻酸合成DHA和EPA,只是这一过程的速度较为缓慢。因此,从食物中直接获得长链多不饱和脂肪酸是最有效的途径。

$n-6$ 的代表性油脂是亚油酸（C18:2, $n-6$）和花生四烯酸（C20:4, $n-6$）。对于哺乳动物来说，亚油酸是必需脂肪酸。这类脂肪酸完全来自植物，主要是植物油。

植物油中的 $\alpha-$亚麻酸（C18:3, $n-3$），鱼油中的 DHA（C22:6, $n-3$）、EPA（C20:5, $n-3$）是 $n-3$ 系列多不饱和脂肪酸的主要来源。

在哺乳动物组织中，$n-3$ 系列脂肪酸水平比 $n-6$ 系列脂肪酸低，且在体内代谢和组织分布是不同的，$n-6$ 系列脂肪酸主要分布在肝脏和血小板中，$n-3$ 系列脂肪酸在视网膜、睾丸和中枢神经系统中分布较多。

（五）按营养价值分类

脂肪酸可分为必需脂肪酸和非必需脂肪酸。一般来说，植物油和海洋鱼类脂肪中必需脂肪酸的含量较高。

第四节　类　脂

一、类脂分类

类脂主要有磷脂、糖脂、固醇类、血浆脂蛋白等。

（一）磷脂

磷脂按其组成结构可分为两类，一类是磷酸甘油酯，另一类是鞘磷脂。

磷酸甘油酯包括磷脂酸、磷脂酰胆碱（卵磷脂）、磷脂酰乙醇胺（脑磷脂）、磷脂酰丝氨酸和磷脂酰肌醇。它们是构成细胞膜的物质，并和脂肪酸的吸收、转运及储存有关。卵磷脂使胆固醇酯化形成胆固醇酯，胆固醇不易在血管壁沉积，或使血管壁的胆固醇转入血浆而排出体外；大豆磷脂可有效降低血胆固醇水平，具有预防动脉硬化的作用。磷脂的缺乏会造成细胞膜结构受损，出现毛细管脆性和通透性增加，皮肤对水的通透性增高可引起水盐代谢紊乱，产生皮疹。

鞘磷脂的分子结构中不含甘油，但含有脂肪酰基、磷酸胆碱和神经鞘氨醇，是膜结构中的重要磷脂，它与卵磷脂并存于细胞膜外侧。

（二）糖脂

糖脂是含有碳水化合物、脂肪酸和氨基乙醇的化合物，包括脑苷脂类和神经苷脂。糖脂也是细胞膜的组成成分。

(三) 固醇类

固醇类在天然食物中广泛存在,动物性食物中普遍存在胆固醇,植物性食物中普遍含有植物固醇 (如谷固醇、豆固醇、麦角固醇等)。

人体内主要固醇类化合物是胆固醇,其虽不能分解提供能量,但也发挥着重要的生理功能,是细胞膜的重要组成成分。人体90%的胆固醇存在于细胞中,是许多重要活性物质的合成材料,如胆汁、睾酮、肾上腺激素和维生素D等。胆固醇虽然具有重要的生理功能,但其与高脂血症、动脉粥样硬化、冠心病等相关,人们常关注体内过多的胆固醇带来的危险性。人体内胆固醇来源于人体肝脏合成的内源性胆固醇和动物性食物摄入的外源性胆固醇。研究表明,人体内胆固醇升高的主要原因是内源性的,因此,注意能量平衡摄入比单纯注意胆固醇摄入量更为重要。影响胆固醇吸收的因素如下:

(1) 植物固醇因其结构与胆固醇相似而具有干扰肠道胆固醇吸收的作用。

(2) 长期过多摄入动物性食品 (饱和脂肪酸) 有导致血浆胆固醇升高的可能。摄取一定量不饱和脂肪酸 (如亚油酸),会降低血浆胆固醇含量。

(3) 胆汁酸促进胆固醇吸收。

(4) 随着年龄的增加,血浆胆固醇增加。50岁以前,性别差异不大;50~60岁女性绝经,血浆胆固醇显著升高,超过男性,在65岁左右达到高峰。这说明,脂代谢受性激素的影响。

过去一直认为胆固醇与高脂血症、动脉粥样硬化、冠心病等相关,但近几年陆续有研究发现,胆固醇摄入量与冠心病的发病和死亡不存在必然的关联。因此,目前对健康人群胆固醇摄入量不再进行严格限制,而且适量的胆固醇被认为是人体必需的,可以帮助修复受损的血管壁。但对于膳食胆固醇敏感的人群和代谢障碍的人群,如已经患有糖尿病、高脂血症、动脉粥样硬化、冠心病等人群,必须强调严格控制膳食胆固醇和饱和脂肪酸的摄入量。

(四) 血浆脂蛋白

根据血浆脂蛋白的密度,可分为乳糜微粒 (chylomicron, CM)、极低密度脂蛋白 (very low density lipoprotein, VLDL)、低密度脂蛋白 (LDL) 和高密度脂蛋白 (HDL) 四种,合成部位是肝脏。血浆脂蛋白的分类和组成见表5-2。

表 5-2　血浆脂蛋白的分类和组成

组成	CM(%)	VLDL(%)	LDL(%)	HDL(%)
蛋白质	0.5~2.0	5~10	20~25	50
三酰甘油	80~95	50~70	10	5
游离胆固醇	1~3	5~7	8	5
酯化胆固醇	3	10~12	40~42	15~17
磷脂	5~7	15	20	25

1. 乳糜微粒（CM）

甘油三酯占CM干重的95%，把膳食中吸收的脂肪运输到全身各处。在运输过程中，机体可从中取出脂肪供自己利用，所以在运输途中，乳糜微粒会变得越来越小，最后只剩下蛋白质、胆固醇和磷脂。

2. 极低密度脂蛋白（VLDL）

血液把肝脏合成的内源性三酰甘油运输到全身各处需要它们的细胞中。在运输过程中，三酰甘油的比例降低，胆固醇和蛋白质的比例升高，密度上升，变成低密度脂蛋白。

3. 低密度脂蛋白（LDL）

低密度脂蛋白大部分由血浆中VLDL分解产生，组成中胆固醇占1/2，还有部分磷脂和三酰甘油。LDL运转肝合成的内源性胆固醇，可被细胞中LDL受体结合进入细胞，借此可调节血中胆固醇浓度，但当LDL浓度过高时，胆固醇沉积于血管的危险可能加大，引起动脉粥样硬化等疾病。

4. 高密度脂蛋白（HDL）

高密度脂蛋白由脂肪组织制造，含有蛋白质、磷脂、三酰甘油和胆固醇等，颗粒最小，相对密度最大。它的主要作用是参与胆固醇逆向转运，将肝外组织的胆固醇运输到肝，在肝内转化为胆汁酸后排出体外，减少胆固醇在动脉壁的沉积。因此血浆中HDL高的人，患动脉粥样硬化和冠心病的可能性低一些。

二、类脂的生理功能

类脂的主要功能除了构成身体组织外，还参与构成一些重要的生理活性物质。例如：脂蛋白是细胞膜和亚细胞器膜的重要成分，对维持膜的通透性有重要作用；神经鞘磷脂可保持神经鞘的绝缘性；脑磷脂大量存在于脑白质，参与神经冲动的传导；胆固醇是所有体细胞的构成成分，并大量存在于神经组织中，胆固醇还是胆酸、7-脱氢胆固醇、维生素D_3、性激素、黄体酮、前列腺素、肾上腺皮质激素等生物活性物质的前体，是机体不可缺少的营养物质。

第五节　脂类代谢

一、脂类的消化吸收

食物中的脂类分子大且难溶于水，不能直接被吸收，只有水解成小分子后才能被吸收。小肠上段是脂类消化的主要场所。胆汁含有丰富的胆汁酸盐,能将脂类乳化成细小微团,便于消化酶的消化。胰液中含有消化脂类的多种酶,可将脂类进一步消化成小分子。例如:胰脂肪酶能将甘油三酯水解成甘油一酯及脂肪酸;磷脂酶催化甘油磷脂生成溶血磷脂及脂肪酸;胆固醇酯酶将胆固醇酯水解成胆固醇及脂肪酸。

脂类消化的产物有甘油一酯、脂肪酸、溶血磷脂、胆固醇等。这些物质在胆汁酸盐的作用下形成更小的混合微团,被小肠黏膜细胞吸收,吸收的场所主要在十二指肠下段及空肠上段。在肠黏膜细胞内,被吸收的甘油一酯、脂肪酸、溶血磷脂、胆固醇再次被酯化为甘油三酯、磷脂、胆固醇酯,并与载脂蛋白结合成乳糜微粒。乳糜微粒经淋巴进入血液循环。

二、脂类的代谢

吸收后的脂肪酸可重新酯化生成脂肪储存于脂肪组织中,也可彻底氧化分解生成水和二氧化碳,同时产生大量能量。必需脂肪酸除可氧化分解外,还可转变成花生四烯酸、EPA、DHA 等生理活性物质。

吸收进入体内的甘油则迅速氧化分解供能。

固醇类化合物为一些类固醇激素的前体。胆固醇是人体中主要的固醇类化合物,人体每千克体重含 2g 左右的胆固醇。体内的胆固醇有两个来源,即外源性胆固醇(食物胆固醇)及自身合成的胆固醇,每人每天从膳食中摄入 0.3~0.5g 外源性胆固醇,自身合成 1~1.2g 胆固醇。胆固醇合成的器官主要是肝脏和小肠,其中以肝脏合成为主,占合成量的 70%~80%。此外,肾上腺皮质、睾丸、卵巢等内分泌腺体也能合成少量的胆固醇。胆固醇在体内不能氧化分解,只能转变成胆汁酸、类固醇激素、维生素 D_3 等生理活性物质或直接从粪便排泄。

磷脂经代谢可转变为人体细胞膜结构的成分,也可经磷脂酶水解为甘油、脂肪酸和胆碱。胆碱可被人体再利用或排泄,甘油、脂肪酸可彻底氧化分解成水和二氧化碳,同时释放能量供人体利用。

第六节　脂类食物来源和参考摄入量

一、脂类的食物来源

膳食脂肪主要来源于动物脂肪及植物种子。

动物脂肪含饱和脂肪酸较多,摄入过多会引起高脂血症。饱和脂肪酸因不易被氧化而产生有害的氧化物、过氧化物等,且一定量的饱和脂肪酸有助于HDL的形成,因此,人体不应该完全限制饱和脂肪酸的摄入。

植物油(除可可油、椰子油、棕榈油外)富含不饱和脂肪酸,特别是亚油酸和α-亚麻酸等多不饱和脂肪酸,茶油和橄榄油中富含单不饱和脂肪酸,如油酸。大多数研究报道表明,单不饱和脂肪酸降低血胆固醇、甘油三酯和LDL-C的作用与多不饱和脂肪酸相近。但大量摄入多不饱和脂肪酸亚油酸,在降低LDL-C的同时,HDL-C也会降低,而大量摄入单不饱和脂肪酸油酸则无此情况。同时单不饱和脂肪酸不具有多不饱和脂肪酸潜在的不良作用,如促进机体脂质的过氧化、促进化学致癌作用和抑制机体免疫功能等,所以可用单不饱和脂肪酸取代膳食中的部分饱和脂肪酸。

鱼、贝类含EPA和DHA较多,具有降低血液胆固醇和甘油三酯的作用,同时还有抗血小板凝集和扩张血管的作用,有利于防治冠心病。

胆固醇只存在于动物性食物中,植物性食物不含胆固醇。胆固醇含量较高的食物有动物脑、内脏(如肝、肾等)、虾米、蛋黄,肉类也含有一定量的胆固醇,其中,肥肉胆固醇含量高于瘦肉,而海参、海蜇的胆固醇含量很少。

磷脂是细胞膜的重要构成成分,存在于所有动植物中,富含磷脂的食物有蛋黄、大豆、麦胚、花生、动物肝脏等。

二、脂类的供给量

膳食中脂肪的摄入量受饮食习惯、生活条件、气候、季节等多种因素的影响。中国营养学会建议每日膳食中由脂类供给的能量占总能量的比例为:儿童和青少年脂肪摄入应占总能量的25%～30%;成人和老人脂肪摄入应占总能量的20%～25%,不超过30%,即成人每日摄入约50g脂肪,其中每天烹调油摄入量不宜超过25g。

脂肪摄入过多,易导致肥胖、心血管疾病、高血压、癌症(如乳腺癌、大肠癌等)发病率增高。最新开发的具有脂肪感官性状,但不进入人体代谢的脂肪代用品,或产热减少的脂肪模拟品,可用以减少脂肪的摄入量。

知识链接：脂肪替代品

脂肪替代品是一类加入低脂或无脂食品中，使得它们具有与同类全脂食品相同或相近的感官效果，但供能大幅降低的物质。脂肪替代品包括脂肪代用品和脂肪模拟品。脂肪代用品是以脂肪酸为基础酯化得到，酯键能抵抗人体内脂肪酶的催化水解而不易被人体吸收，如蔗糖聚酯、构造油脂、蔗糖脂肪酸酯等。此类产品在使用的安全性方面存在某些问题。以蛋白质或碳水化合物为基质做成脂肪模拟品，产热低于脂肪，为4kcal/g，乳清蛋白和鸡蛋蛋白是常用的两种脂肪模拟品原料。此类产品在高温下结构不稳定，不适于用在需长时间高温加热处理的食品中，更多应用于高水分含量的食品中，使用量不超过50%。

总脂肪供能在20%～30%的前提下，膳食中饱和脂肪酸（SFA）、单不饱和脂肪酸（MUFA）、多不饱和脂肪酸（PUFA）供能分别为小于10%、10%、10%。n-6：n-3系列脂肪酸的适宜比值为（4～6）：1，必需脂肪酸的摄入应不少于总能量的3%（见表5-3）。

表5-3 中国成人膳食脂肪适宜摄入量（AI）

脂肪占总能量百分比(%)	SFA(%)	MUFA(%)	PUFA(%)	n-6：n-3	胆固醇(mg)
20～30	<10	10	10	(4～6)：1	<300

为了保证必需脂肪酸及其他重要脂肪酸在膳食中的比例，推荐儿童、成年人、孕妇和乳母的亚油酸适宜摄入量为总能量的4%，可接受范围是总能量的2.5%～9.0%；α-亚麻酸适宜摄入量为总能量的0.5%，可接受范围是占总能量的0.5%～2.0%；DHA和EPA也是膳食中营养学价值较高的脂肪酸，我国推荐1岁以内婴儿DHA的适宜摄入量为0.1g，孕妇和乳母DHA的适宜摄入量为0.2g，成年人及老年人EPA＋DHA的可接受范围为0.25～2.00g。

成人每天不超过0.3g胆固醇，胆固醇只存在于动物性食物中，畜肉中胆固醇含量大致相近，肥肉比瘦肉高，内脏比肥肉高，动物脑中含量最高，鱼类和瘦肉相近。常见食物胆固醇含量见表5-4。植物性来源的食物不含胆固醇，如大豆含有豆固醇、磷脂、多不饱和脂肪酸，丰富的铁、钙以及B族维生素等。近年有研究表明，大豆摄入量大的人群，其乳腺癌、结肠癌、前列腺癌以及心脏病的发病率平均低于对照组，提示大豆有防癌和保护心血管的作用，并认为上述作用主要与大豆中的异黄酮有关。因此，大豆是富含脂类的营养食品。

反式脂肪酸是引发冠心病的危险因素，因此，从膳食摄入的反式脂肪酸不应超过总能量的1%。

表 5-4　常见食物中胆固醇含量

食物名称	含量 (mg/100g)	食物名称	含量 (mg/100g)	食物名称	含量 (mg/100g)	食物名称	含量 (mg/100g)
猪脑	2571	黄油	296	鲫鱼	130	香肠	82
鸡蛋黄	2850	猪肝	288	海蟹	125	瘦猪肉	81
羊脑	2004	河蟹	267	肥猪肉	109	肥瘦猪肉	80
鸭蛋黄(咸)	1576	对虾	193	鸡	106	鲳鱼	77
鸡蛋黄(咸)	1510	猪蹄	192	甲鱼	101	带鱼	76
松花蛋黄	1132	基围虾	181	金华火腿	98	鹅	74
鲳鱼子	1070	猪大排	165	鸭	94	红肠	72
松花蛋	608	猪肚	290	猪油	93	海鳗	71
鸡蛋	585	蛤蜊	156	肥瘦羊肉	92	海参	62
虾皮	428	肥羊肉	148	草鱼	86	瘦羊肉	60
鸡肝	356	蚌肉	148	鲈鱼	86	兔肉	59
羊肝	349	猪大肠	137	螺蛳	86	瘦牛肉	58
干贝	348	熟腊肉	135	马肉	84	火腿肠	57
牛肝	297	肥牛肉	133	肥瘦牛肉	84	鲜牛乳	15
墨鱼	226	鲜贝	140	豆奶粉	90	酸奶	15

第七节　膳食脂肪的营养价值评价

一、脂肪的消化率

脂肪的消化率与熔点有关,含不饱和脂肪酸越多熔点越低,越容易被消化,通常植物油的消化率高于动物脂肪。

二、脂肪中必需脂肪酸的含量

必需脂肪酸的含量与组成是衡量食用油脂营养价值的重要因素。一般植物油含有较多的必需脂肪酸,是人体必需脂肪酸的主要来源,故其营养价值高于动物脂肪。但植物中的可可油、椰子油、棕榈油除外,其主要含饱和脂肪酸。

三、脂溶性维生素的含量

一般脂溶性维生素含量越高的脂肪,其营养价值也越高。动物脂库中储存的脂肪一般不含维生素,但肝脏脂肪中富含维生素A和维生素D;奶和蛋的脂肪中也含有较多的维生素A和维生素D;植物油中富含维生素E,特别是谷类种子的胚芽油中维生素E含量更高。这些脂溶性维生素是维持人体健康所必需的。

四、脂肪酸的种类、含量和平衡性

脂肪的营养价值与其所含脂肪酸的种类、含量及比例有关。除考虑脂肪酸的饱和度外,还要考虑$n-6$与$n-3$系列脂肪酸的比例。一般来说,单一油脂很难达到脂肪酸的平衡,可通过油脂的调和,以提高油脂的营养价值。

操练:

清炒里脊肉,用里脊肉100g,菜籽油20g,请分析油脂的摄入。

里脊肉脂肪含量:7.9g/100g,饱和脂肪酸、单不饱和脂肪酸、多不饱和脂肪酸的比例为2:1:1。

菜籽油脂肪含量:99.9g/100g,饱和脂肪酸、单不饱和脂肪酸、多不饱和脂肪酸的比例为1:2:2。

思考题:

1. 简述脂类的分类。
2. 简述脂肪的生理功能。
3. 简述脂肪酸的分类。
4. 必需脂肪酸有哪些? 生理功能是什么?
5. 某大学教师,男,30岁,身高175cm,体重60kg,该教师每天应摄入多少脂肪?
6. 胆固醇对人体一无是处吗? 鸡蛋黄该不该吃?

第 6 章

碳水化合物

碳水化合物是一类由碳、氢、氧三种元素构成的有机化合物。分子中含有碳原子，且氢和氧的比例为 2∶1，与水相同，故称碳水化合物。但一些不属于碳水化合物的分子也有同样的元素组成比例，如甲醛（CH_2O）、乙酸（$C_2H_4O_2$）等，而有些碳水化合物并不符合这种比例，如脱氧核糖（$C_5H_{10}O_4$）、鼠李糖（$C_6H_{12}O_5$）等。因此，国际化学名词委员会在 1927 年曾建议用"糖"一词来代替碳水化合物，但由于人们的习惯和接受率，"碳水化合物"一词仍沿用至今。碳水化合物是人类膳食能量的主要来源，对人类营养有着重要作用。

第一节　碳水化合物的生理功能

碳水化合物是人体必需的营养素之一，也是三大产能有机化合物之一。机体中碳水化合物存在形式主要有三种，即葡萄糖、糖原和含糖的复合物。碳水化合物的生理功能与其摄入食物中碳水化合物的种类和在机体内存在的形式有关。

一、提供能量

食物中的碳水化合物是世界上大部分人群取得能量的最经济和最主要来源，含碳水化合物的食物一般价格便宜，容易获得，且这种物质在人体内氧化较快，能及时供给能量满足机体需要。尤其是脑组织及其周围神经组织，大多依靠葡萄糖作为能量来源，故碳水化合物对维持神经组织功能有重要意义。每克碳水化合物可提供 16.7kJ（4kcal）的能量。

在我国，以米面为主食，人体能量的60%来自碳水化合物，这种饮食结构不仅经济，而且科学，利于人体健康。

糖原是糖的储存形式，主要储存在肝脏和肌肉中。肝糖原用于维持血糖浓度，可维持正常血糖约12h，24h后肝糖原全部耗竭。肌糖原只能为肌肉活动提供能量。

二、构成组织结构及生理活性物质

如同蛋白质和脂类一样，碳水化合物也是机体的重要组成物质。它往往与蛋白质或脂类形成复合结构，参与机体构成，如构成细胞膜的糖蛋白、构成结缔组织的黏蛋白、构成神经组织的糖脂，以及构成DNA的脱氧核糖和RNA的核糖等。一些重要生理活性物质，如抗体、酶、激素、核酸的合成，也需要碳水化合物的参与。

三、节约蛋白质的作用

当膳食中的碳水化合物供应不足时，机体为了满足自身对葡萄糖的需要，会动用蛋白质进行糖异生，产生葡萄糖用于能量供给，这对机体来说既不合理又有害。如果碳水化合物供应充足，就可以节约这部分蛋白质的消耗，这种作用被称为碳水化合物对蛋白质的节约作用。因此，有些人通过节食来减肥，通常会使肌肉量减少。

四、抗生酮作用

脂肪在体内代谢需要碳水化合物参与。脂肪在体内代谢产生的乙酰辅酶A，必须与草酰乙酸结合进入三羧酸循环，才能被机体彻底氧化产生能量，而草酰乙酸是由葡萄糖代谢产生的。如果碳水化合物摄取不足，脂肪氧化不全而产生过量酮体（如丙酮、乙酰乙酸、β-羟丁酸等），当血中酮体浓度超过人体正常代谢能力时，可使血液酸化，发生代谢性酮症酸中毒。人体每天至少需要50～100g碳水化合物，才可防止代谢性酮症酸中毒的发生，称为碳水化合物的抗生酮作用。

五、保肝解毒

碳水化合物经糖醛酸途径生成的葡萄糖醛酸，是体内一种重要的结合解毒剂，在肝脏中能与许多有害物质，如细菌毒素、酒精、砷等结合，以消除或减轻这些物质的毒性或生物活性。实验证明，肝脏内肝糖原不足时，对四氯化碳、酒精、砷等有害物质的解毒作用明显下降，因此，保证身体糖的供给，在一定程度上能保护肝脏。

六、增加食物感官性状

利用糖的各种性质，可以加工出许多色、香、味、形各异的食品，如糖的甜味增加了食物的口感等。

第二节 碳水化合物的分类

在营养学中，碳水化合物一般被分为三类：糖、寡糖和多糖（见表6-1）。

表 6-1 碳水化合物的分类

分类	亚组	组成
糖（1～2个单糖）	单糖	葡萄糖、半乳糖、果糖、核糖
	双糖	蔗糖、乳糖、麦芽糖、海藻糖
	糖醇	山梨醇、甘露糖醇
寡糖（3～9个单糖）	异麦芽低聚寡糖	麦芽糊精
	其他寡糖	棉籽糖、水苏糖、低聚果糖
多糖（≥10个单糖）	淀粉	直链淀粉、支链淀粉、变性淀粉
	非淀粉多糖	纤维素、半纤维素、果胶、亲水胶质物

一、糖

（一）单糖

单糖是所有碳水化合物的基本结构单位，可以不经过消化，直接被人体吸收利用。食物中的单糖主要是葡萄糖、果糖和半乳糖。

1. 葡萄糖

葡萄糖是构成食物中各种糖的最基本单位，既可直接食用，也可通过静脉注射进入体内。在人体禁食的情况下，它是体内唯一游离存在的单糖，是机体吸收利用最好的糖。若蔗糖的甜度为100，则葡萄糖的甜度约为65～75。

2. 果糖

果糖的分子式虽与葡萄糖相同，但结构不同。果糖是所有糖类中最甜的，约为蔗糖甜度的1.7倍，主要存在于蜂蜜和水果中。由于口味好、有特殊香味、吸湿性强，因此果糖是加工饮料、蜜饯、冷冻食品和一些需保湿的糕点、糖果等的重要原料。

果糖吸收后经肝脏转变成葡萄糖而被人体利用,有一部分可转变成糖原、乳酸和脂肪。果糖在体内的代谢过程不受胰岛素控制,对血糖影响较小。果糖一次不宜食用过多,否则容易导致肠内渗透压升高而引起腹泻,因而有人认为果糖有防治便秘的作用。

3. 半乳糖

半乳糖是乳糖的组成成分,自然界很少以单糖的形式存在于天然食品中,半乳糖在人体中需转化成葡萄糖才能被利用。神经组织中含有D-半乳糖苷,可促进脑苷脂类和多糖类的合成,是婴幼儿脑发育的重要物质。

4. 其他单糖

其他单糖,如核糖、糖醇都属于单糖。糖醇包括木糖醇、乳糖醇、麦芽糖醇、甘露醇等,它的甜度小于蔗糖,热量低于蔗糖,且不受胰岛素制约,不会引起血糖值升高,常用作糖尿病患者及肥胖症患者的甜味剂。

(二) 双糖

双糖由两个单糖分子聚合而成。天然食物中的双糖主要有蔗糖、乳糖和麦芽糖等。另外在真菌、细菌和食用菌中存在的海藻糖,由两分子葡萄糖组成。

1. 蔗糖

蔗糖俗称食糖,是由一分子葡萄糖和一分子果糖构成,主要来源于甘蔗和甜菜,有白糖、红糖和冰糖三种形式。红糖是从甘蔗和甜菜中提取出来的,经过压榨、过滤、浓缩、冷却等工序制作而成;白糖是红糖经过除色等工艺进一步制作而成;冰糖是白糖在一定条件下通过重新结晶形成的。红糖制作工艺简单,含有的葡萄糖、纤维素、矿物质较多,且利用率高,其所含糖分及热量与白糖接近。

2. 乳糖

乳糖是由一分子葡萄糖和一分子半乳糖构成,只存在于哺乳动物的乳汁中,在鲜奶中约占5%。乳糖进入体内后在乳糖酶的作用下,分解成葡萄糖和半乳糖。葡萄糖能直接被人体吸收,半乳糖在体内转化为葡萄糖后再被人体吸收。乳糖是婴儿食用的主要糖类,有助于乳酸菌的生长繁殖,对预防婴幼儿肠道疾病有益。随着年龄增长,乳糖酶的活性急剧降低,甚至缺乏,因此,成年人食用牛奶容易引起乳糖不耐症,出现恶心、腹胀、腹泻及其他消化不良的症状。我国成年人中乳糖酶缺失比例达60%以上,这部分人群更适合饮用酸奶。

3. 麦芽糖

麦芽糖是由两分子葡萄糖构成,在自然界中极少独立存在。谷类种子发芽或储存过程中被麦芽淀粉酶水解时才大量产生麦芽糖。利用麦芽淀粉酶将淀粉水解为糊精和麦芽糖的混合物叫作饴糖,其中,麦芽糖约占1/3。麦芽糖提纯出来,经过食品加工就会变成一种软糖。

> **知识链接：乳糖不耐症**
>
> 　　乳糖不耐症是指人体内乳糖酶缺乏，不能吸收或只能消化吸收少量乳糖，大量乳糖因未被消化吸收而进入大肠，在肠道细菌作用下产酸、产气，引起胃肠不适、胀气、痉挛的现象。乳糖不耐症在白色人种以外的人中很常见，当乳糖摄入量超过一定量后出现腹泻、腹胀症状，这可能与年龄增长，乳糖酶水平降低有关。应对方法有：少量多次饮用牛奶，帮助肠道逐步适应；和面包、饼干、馒头等固体食物搭配食用；选择低乳糖奶，如酸奶经过发酵后，把部分乳糖发酵成了乳酸，如市面上的舒化奶等。

二、寡糖

寡糖又称低聚糖，是由3～9个单糖构成的一类小分子多糖。大豆中棉籽糖和水苏糖就属于寡糖。棉籽糖是由葡萄糖、果糖和半乳糖构成的三糖；水苏糖是由葡萄糖、果糖和两个半乳糖构成的四糖。大豆中的寡糖虽然不能被人体直接消化吸收，但可在大肠中被细菌分解，引起胀气，故在食用豆制品时应进行适当加工，以减少其不良影响。另外，寡糖可被肠道有益菌（如双歧杆菌）所利用，促进这类菌群的增加，抑制有害菌生长，并可产生短链脂肪酸及气体，降低肠道pH值，减少蛋白质腐败产物，促进结肠蠕动，有利于排便，从而改善肠道的健康状况。因此，寡糖还有另外一个名字叫"益生元"。

三、多糖

多糖是由10个及以上单糖分子脱水缩合而成的大分子化合物。多糖在理化性质上与前三类不同，一般不溶于水，无甜味、无还原性、有旋光性，可在酶或酸的作用下水解成单糖。营养学上具有重要意义的多糖有三种，即糖原、淀粉和纤维素。糖原、淀粉可被人体消化，而纤维素不能被人体消化吸收，故分别被称为可消化多糖和不可被消化多糖。

（一）糖原

糖原又称动物淀粉，是动物体内葡萄糖的储存形式，由肝脏和肌肉合成并储存。肝脏中的糖原称为肝糖原，主要发挥平衡血糖和解毒的作用；肌肉中的糖原称为肌糖原，主要提供人体运动时所需能量，特别是高强度和持久运动时的能量需要。食物中糖原含量很少。

（二）淀粉

淀粉是由大量葡萄糖分子聚合而成，广泛存在于植物中，粮谷类（如稻米、麦子、玉米、小米、高粱等）种子、植物的块状根茎（如马铃薯、红薯等）以及豆类（如红小豆、豌豆等）和坚果类（如板栗等）的果实中含量丰富。

1. 直链淀粉和支链淀粉

按结构的不同，淀粉可分为直链淀粉和支链淀粉（见图6-1）。

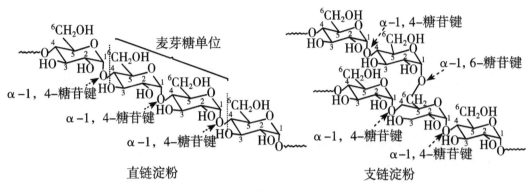

图6-1　直链淀粉和支链淀粉

直链淀粉是200～980个葡萄糖以 α-1，4-糖苷键连接而成的线性结构，相对分子质量较小，可溶于热水，遇碘显蓝色；支链淀粉是600～6000个葡萄糖以 α-1，4-糖苷键连接为主链，分支点以 α-1，6-糖苷键连接侧链形成的树杈状结构，相对分子质量较大，难溶于水，遇碘显棕色。

天然食品中，直链淀粉含量较少，一般仅占淀粉成分的19%～35%，支链淀粉含量较高，一般占65%～81%。小麦、玉米、马铃薯中一般含20%～27%的直链淀粉，其余为支链淀粉；糯性食品（糯米）则全是支链淀粉。

2. 淀粉的糊化和老化

淀粉遇到53℃以上的热水，吸水膨胀，呈半透明均匀糊状溶液的特性，称为淀粉糊化，糊化的淀粉更容易被人体消化。糊化淀粉在室温或低于室温的条件下冷却，原来半透明的糊状液体变硬、干缩，变得不透明，甚至凝结沉淀，叫作淀粉老化，又叫淀粉返生。直链淀粉易老化，不易糊化；支链淀粉易糊化，不易老化。玉米淀粉、小麦淀粉因直链淀粉含量稍高，所以易老化；糯米淀粉的支链淀粉含量高，老化速度缓慢。食物中淀粉含水量在30%～60%时易老化，含水量小于10%时不易老化。食物的储存温度也与淀粉的老化速度有关，一般淀粉变性老化的适合温度是2～10℃，储存温度高于60℃或低于-20℃时，都不会发生淀粉的老化现象。我们可根据淀粉的老化特性来制作和保存食品。

（三）纤维素

纤维素又叫膳食纤维，是指存在于食物中不能被人体消化酶消化吸收的多糖。由于其生理意义与其他碳水化合物有较大的区别，随着对其认识的不断深入，近年来，膳食纤维越来越受到人们的关注。本书其他章节会专门介绍,此处不再赘述。

(四) 其他多糖

动植物中含有多种类型的多糖,有些多糖具有调节生理功能的活性,如香菇多糖、茶多糖、银耳多糖、壳聚糖等。

第三节　碳水化合物的消化、吸收和代谢

碳水化合物的消化主要有两种形式:小肠消化和结肠发酵。吸收主要在小肠中完成,在小肠不能消化的部分到结肠经细菌发酵后再吸收。

一、碳水化合物的消化

碳水化合物的消化从口腔开始。口腔分泌的唾液中含有 α-淀粉酶可部分分解碳水化合物,由于食物在口腔中停留时间很短,故淀粉在口腔内的消化较少。当唾液淀粉酶进入胃后,在胃酸的作用下,酶迅速失活。胃液不含任何能水解碳水化合物的酶,其所含的胃酸只能水解少量碳水化合物。因此,碳水化合物的消化主要在小肠中进行。小肠内消化分为肠腔消化和小肠黏膜上皮细胞表面的消化。肠腔中的 α-淀粉酶即胰淀粉酶,通过水解 α-1,4-糖苷键使淀粉变成麦芽糖、麦芽三糖、异麦芽糖、α-临界糊精及少量葡萄糖等。小肠黏膜上皮细胞刷状缘上含有丰富的 α-糊精酶、麦芽糖酶、异麦芽糖酶、蔗糖酶及乳糖酶,这些酶分工协作,将可消化的多糖及寡糖完全分解为葡萄糖及少量果糖和半乳糖,从而被小肠黏膜上皮细胞吸收。小肠内不被消化的碳水化合物到达结肠后,被结肠菌群分解,产生氢气、甲烷、二氧化碳和短链脂肪酸等,该过程称为发酵。发酵也是消化的一种方式,可促进肠道一些特定菌群,如双歧杆菌、乳酸杆菌等的生长繁殖。

二、碳水化合物的吸收

碳水化合物只有消化成单糖后才能被机体吸收。吸收主要有3条途径:主动吸收、被动吸收以及通过细胞间隙直接吸收。其中,主动吸收是主要的吸收途径。消化后的葡萄糖、果糖和半乳糖由小肠绒毛上皮细胞或细胞间隙直接吸收。单糖首先进入小肠黏膜上皮细胞,再进入小肠壁门静脉毛细血管,并汇合于门静脉后进入肝脏,最后进入体循环,运送到全身各个器官。各种单糖的吸收速度有很大差别,以半乳糖和葡萄糖的吸收最快,果糖

次之,甘露醇最慢。戊糖靠被动扩散吸收为主,吸收速度慢于己糖。

三、碳水化合物的代谢

人体内的碳水化合物代谢主要为葡萄糖的代谢。血液中的葡萄糖（血糖）一方面来源于食物中的碳水化合物,另一方面来源于非糖化合物（如乳酸、甘油、升糖氨基酸等）通过糖异生作用合成。血中的葡萄糖有多个去向:第一,分解供能,一分子葡萄糖彻底氧化净生成36～38个ATP,为组织细胞提供能量,特别是神经组织。第二,糖原合成和分解,游离的葡萄糖在肝脏和肌肉细胞中分别合成肝糖原和肌糖原,糖原对于维持血糖相对恒定有重要意义。第三,多余的葡萄糖则转变为脂肪储存起来。

第四节　碳水化合物的参考摄入量和食物来源

膳食中的蛋白质、脂肪和碳水化合物三者都是提供能量的营养素,但以蛋白质作为供能物质对机体而言极不经济,而且还会增加肝脏和肾脏的负担,故机体能量来源主要依靠脂肪和碳水化合物。由于脂肪摄取过量会因氧化不全而产生过量酮体,不利于机体健康,因此,膳食中碳水化合物供能比例远大于其他两种供能营养素。

一、参考摄入量

碳水化合物是人体最容易获得的能源物质,其摄入量应根据人体的能量需要,结合经济水平和饮食习惯来确定。为满足脑部以及葡萄糖依赖组织的能量需要量,避免体内蛋白质分解,预防慢性病,并考虑人体内源性的产生和能量消耗,中国营养学会DRIs修订专家组在2013年对碳水化合物的DRIs进行了修订,确定了我国成人的平均需要量为120g(见表6-2),可接受范围为总能量的50%～65%;膳食纤维的适宜摄入量为25～30g/d;对精制糖(单糖和双糖)摄入量进行限制,每日不超过50g,最好控制在25g以内。碳水化合物来源应含有多种不同种类的谷物,特别是全谷物,以保障人体能量充足和营养素的需要。

表 6-2　中国居民膳食碳水化合物、脂肪酸参考摄入量（2013 年）

年龄(岁)或生理阶段	总碳水化合物(g/d)	亚油酸(%E)	α-亚麻酸(%E)	EPA＋DHA(g/d)
	EAR	AI	AI	AI
0～	65(AI)	7.30(0.15g[a])	0.87	0.10[b]
0.5～	80(AI)	6.00	0.66	0.10[b]
1～	120	4.00	0.60	0.10[b]
4～	120	4.00	0.60	—
7～	120	4.00	0.60	—
11～	150	4.00	0.60	—
14～	150	4.00	0.60	—
18～	120	4.00	0.60	—
50～	120	4.00	0.60	—
65～	—	4.00	0.60	—
80～	—	4.00	0.60	—
孕妇(早)	130	4.00	0.60	0.25(0.20[b])
孕妇(中)	130	4.00	0.60	0.25(0.20[b])
孕妇(晚)	130	4.00	0.60	0.25(0.20[b])
乳母	160	4.00	0.60	0.25(0.20[b])

注："—"为未制定参考值者用，"%E"为占能量的百分比，"[a]"为花生四烯酸，"[b]"为DHA。

二、食物来源

碳水化合物的食物来源较为丰富，主要来源于植物性食物，如粮谷类（碳水化合物含量为60%～80%）、根茎类蔬菜、薯类（碳水化合物含量为15%～29%）、豆类（碳水化合物含量为40%～60%）。单糖和双糖的来源主要是白糖、糖果、甜食、糕点、甜味水果、含糖饮料和蜂蜜等。常见食物碳水化合物含量见表6-3。

表 6-3　常见食物碳水化合物含量

食物名称	含量(g/100g)	食物名称	含量(g/100g)	食物名称	含量(g/100g)	食物名称	含量(g/100g)
粉条	84.2	水发木耳	6.0	葡萄	10.3	番茄	3.3
粳米(标二)	77.7	鲜枣	30.5	西瓜	6.8	牛乳	4.9
籼米(标一)	77.9	甘薯	25.2	杏	9.1	芹菜茎	3.1
挂面(标准粉)	76.0	香蕉	20.8	梨	13.1	带鱼	3.1
小米	75.1	黄豆	34.2	生花生仁	21.7	白菜	3.4
小麦粉(标粉)	75.2	柿	18.5	南瓜	5.3	鲜贝	2.6
莜麦面	67.7	马铃薯	17.8	萝卜	4.0	猪肉	0.0
玉米(黄)	73.0	苹果	13.7	鲫鱼	3.8	黄瓜	2.9
方便面	60.9	辣椒	8.9	北豆腐	3.0	冬瓜	2.4
小豆	63.4	桃	10.1	茄子	4.9	鸡蛋	1.5

食物名称	含量(g/100g)	食物名称	含量(g/100g)	食物名称	含量(g/100g)	食物名称	含量(g/100g)
绿豆	62.0	橙	11.1	酸奶	12.9	鸡肉	0.6

研究表明，人体摄入含复杂碳水化合物的天然食物，如粗粮（全谷类）、豆类、薯类等，对于预防多种疾病有帮助，它们富含B族维生素、多种矿物质及丰富的膳食纤维，脂肪含量低。因此，我们日常推荐碳水化合物的膳食来源是要含复杂碳水化合物的天然食物。

第五节　碳水化合物与血糖生成指数

一、血糖生成指数

（一）血糖

血糖是指血液中的葡萄糖，正常人体血糖水平保持稳定，空腹血糖维持在 $3.89\sim6.11mmol/L$。胰岛素是体内唯一一种能降低血糖的激素。它能促进糖原、脂肪、蛋白质合成。胰高血糖素、糖皮质激素、肾上腺素是升高血糖的激素。

（二）血糖生成指数概念

血糖生成指数（glycemic index，GI）简称血糖指数。根据世界卫生组织（WHO）和世界粮农组织（Food and Agriculture Organization，FAO）的定义，食物GI是指人体进食含50g碳水化合物的待测食物后2h血糖应答曲线下的面积与食用含等量碳水化合物的标准参考物（葡萄糖）后2h血糖应答曲线下的面积之比。GI是一个比糖的化学分类更有用的营养学概念，揭示了食物和健康的关系，在糖尿病饮食疗法和肥胖控制的临床实践中发挥重要作用。用公式表示为：

$$GI = \frac{某食物在食后2h血糖应答曲线下面积}{相当含量葡萄糖在食后2h血糖应答曲线下面积} \times 100$$

GI被用来衡量食物中碳水化合物对血糖波动的影响，反映食物引起人体血糖升高的程度，是人体进食后机体血糖生成的应答状况。通常把葡萄糖的血糖生成指数定为100，当血糖生成指数在55及以下时，可认为该食物为低GI食物；当血糖生成指数在55～70时，该食物为中等GI食物；当血糖生成指数在70及以上时，该食物为高GI食物。

一般而言，高GI食物进入胃肠后消化快、吸收率高，葡萄糖释放快，葡萄糖进入血液后峰值高，也就是血糖升得快；低GI食物，在胃肠中停留时间长，吸收率低，葡萄糖释放缓慢，葡萄糖进入血液后峰值低，也就是血糖升得慢。因此，根据食物血糖生成指数，合理安排膳食，对于调节和控制人体血糖大有好处。一般来说，只要把一半的食物从高血糖生成指数替换成低血糖生成指数，就能获得显著改善血糖的效果。常见糖类的GI见表6-4，常见食物的GI见表6-5。

表 6-4　常见糖类的 GI

糖类	GI	糖类	GI
葡萄糖	100	果糖	23.0±4.6
麦芽糖	105.0±5.7	蜂蜜	73.5±13.3
蔗糖	65.0±6.3	乳糖	46.0±3.2
绵白糖	83.8±12.1	巧克力	49.0±8.0

表 6-5　常见食物的 GI
五谷根茎类

食品名称	GI	食品名称	GI	食品名称	GI
法国面包	93	吐司	91	麻糬	85
白米饭	83	乌龙面	80	红豆饭	77
贝果	75	面包粉	70	胚芽米	70
牛角面包	68	面线	68	意大利面	65
糙米片	65	白米加糙米	65	太白粉	65
麦片	64	中华面	61	低筋面粉	60
荞麦面	59	黑麦面包	58	稀饭(白米)	57
糙米饭	56	燕麦	55	全麦面	50
全麦面包	50	稀饭(糙米)	57	全麦面粉	45

乳类

食品名称	GI	食品名称	GI	食品名称	GI
炼乳(有糖)	82	冰激凌	51	布丁	52
鲜奶油	39	酸乳酪	36	加糖酸奶	48
脱脂牛奶	32	低脂奶粉	12	全脂鲜奶	27

蔬菜类

食品名称	GI	食品名称	GI	食品名称	GI
马铃薯	62	红萝卜	39	山药	51
煮红薯	77	玉米	55	南瓜	65
芋头	48	栗子	60	毛豆	30

续表

食品名称	GI	食品名称	GI	食品名称	GI
韭菜	52	豌豆	45	香菇	28
莲藕	38	洋葱	30	四季豆	27
番茄	30	竹笋	26	白萝卜	26
木耳	26	青椒	26	苦瓜	24
花椰菜	25	茄子	25	莴苣	23
芹菜	15	蘑菇	24	豆芽菜	22
香菇	28	花生	14	小黄瓜	23
黄豆	20	海带	17	菠菜	15

水果类

食品名称	GI	食品名称	GI	食品名称	GI
草莓果酱	82	西瓜	72	菠萝	66
葡萄干	64	杏桃	27	熟香蕉	52
葡萄	43	杧果	49	哈密瓜	64
桃	28	樱桃	22	柿子	37
苹果	36	奇异果	35	柠檬	34
梨	36	橙子	31	葡萄柚	31
橘子	31	木瓜	30	草莓	29

饮料类

食品名称	GI	食品名称	GI	食品名称	GI
可乐	40	橙汁	50	咖啡	16
巧克力奶	47	法式牛奶咖啡	39	啤酒	66

(三) 血糖生成指数的影响因素

1. 食物中碳水化合物的类型

单糖可直接被吸收,GI值高于多糖。直链淀粉分子更趋向于形成二级结构,酶作用位点少,消化吸收慢而不完全,而支链淀粉容易糊化,糊化后分子结构疏松,吸收迅速,因此支链淀粉比直链淀粉消化快,GI值高。

2. 食物中其他成分的含量

脂肪和蛋白质含量能延缓食物的吸收速度,从而降低GI。但脂肪比例的增高可增加热量摄入,增加动脉粥样硬化风险;蛋白质比例的增高则增加肾脏负担,因此应按比例进行限制。在淀粉类主食中,如果富含膳食纤维,血糖的上升速度就会比较慢,如摄入黑米、糙米等未经精磨的谷类,血糖上升速度比摄入精白米要慢得多。

3．食物的形状和特征

淀粉类食物的颗粒越小、质地越柔软，越容易消化吸收，血糖上升速度越快。较大颗粒的食物需经咀嚼和胃的机械磨碎过程，延长了消化和吸收的时间，血糖反应缓慢、温和。

4．食物的加工烹饪方法

不同加工烹饪流程、方法会影响食物的消化率。一般来说，加工越细的食物越容易被吸收，升糖作用也越快。另外，同样的原料烹调时间越长，食物的GI也越高。

(四) 血糖生成指数的应用

1．指导糖尿病患者选择食物

低GI食物有助于改善糖代谢，能有效降低糖尿病患者的血糖水平，因此，糖尿病患者的饮食应多选择低GI食物。

2．可适当控制体重

低GI食物可以较长时间地维持饱腹感，减轻饥饿感，使能量持续而缓慢地释放，对肥胖者膳食管理有重要指导意义。

3．可控制慢性病发病率

低GI食物已应用于防治某些慢性疾病，包括动脉粥样硬化、高脂血症、高血压等。低GI食物可能会维持高密度脂蛋白水平，长期摄入低GI食物，对控制心血管疾病、调节血脂等诸多方面都有积极意义。

4．指导运动员饮食

运动员在运动量大的训练和比赛中，尤其需要较强爆发力，需要身体快速释放能量供肌肉所需时（如短跑运动员），应选择高GI食物；而运动时间长，需要运动员持续释放能量时，适合选择低GI食物。

二、血糖负荷

GI评价食物引起餐后血糖反应，只能反映食物中碳水化合物吸收速度及对血糖影响的幅度，不能反映一定量食物中碳水化合物的总量，因而不能简易直观地反映食物的血糖应答效应。为了弥补上述缺陷，引入血糖负荷（glycemic load, GL）的概念。

(一) 定义

GL是GI和100g食物中可利用碳水化合物的乘积。即：

$$GL = \frac{GI}{100} \times 可利用碳水化合物量（g/100）$$

西瓜和苏打饼干的GI虽然相同,但是两者的血糖负荷相差几十倍(见表6-6)。西瓜的GI虽然较高,但是少量食用,对血糖的影响并不显著。因此,GI反映食物中碳水化合物的性质,而GL则是食物中碳水化合物的性质和摄入量的综合反映。

表 6-6　西瓜和苏打饼干 GI 和 GL 比较

食物	GI	碳水化合物含量(g/100g)	GL
西瓜	72	7.5	5.4
苏打饼干	72	76	54.7

(二) 分级

GL≥20,为高GL食物,提示相应重量食物对血糖的影响大。

10<GL<20,为中等GL食物,提示相应重量食物对血糖的影响一般。

GL≤10,为低GL食物,提示相应重量食物对血糖的影响小。

GL和GI结合使用,可反映特定食物的一般摄入量中所含可消化碳水化合物的数量和质量,因此更接近实际需要。

实训:混合食物血糖生成指数

一顿早餐食物如下:牛奶250mL,燕麦30g,面包100g。

牛奶、燕麦、面包可用碳水化合物分别为3.4g/100g,61.6g/100g,47g/100g,GI分别为27.6,55,88。

这一餐的混合食物的GI是多少?并给予评价。

思考题:

1. 列表说明碳水化合物的分类及其组成。

2. 碳水化合物的营养学意义是什么?

3. 为什么说碳水化合物有"节约蛋白质作用"和"抗生酮作用"?

4. 碳水化合物的膳食参考摄入量是多少? 主要来源于哪些食物?

5. 什么是血糖生成指数? 它有何意义?

6. 某公司职员,女,38岁,身高160cm,体重55kg,该职员每天应摄入多少克碳水化合物?

第7章
矿物质

第一节 概 述

一、矿物质分类

人不断地与环境进行物质交换，人体内几乎含有自然界中存在的所有元素。其中，除了碳、氢、氧、氮主要以蛋白质、脂肪、碳水化合物等有机化合物形式存在外，其余各种元素统称为矿物质，又叫无机盐或灰分。人体内无机盐的总量仅占体重的4%左右（碳、氢、氧、氮等元素约占体重的96%），凡体内含量大于体重的0.01%的矿物质，称为常量元素或宏量元素，如钙、镁、钾、钠、磷、硫、氯7种为常量元素；而含量小于体重的0.01%为微量元素。人体必需微量元素种类很多，归类如下：

（1）人体必需微量元素：铁、锌、碘、硒、铜、钼、铬、钴等。

（2）人体可能必需微量元素：锰、硅、镍、钒、硼等。

（3）人体具有潜在毒性、低剂量可能必需微量元素：氟、铅、镉、汞、砷、铝、锡等。

把元素定义为必需或者有毒并不恰当，任何一种物质都具有潜在毒性，它的毒性关键在于人群所暴露的剂量。

二、矿物质特点

第一，不能在体内合成，必须从外界摄取，且每天都有一定量的矿物质随着尿、粪便、汗液、毛发、指甲、上皮细胞脱落及月经、哺乳过程排出体外，因此，矿物质必须不断地从膳食中得以补充。

第二，矿物质是唯一可以通过天然水途径获得补充的营养素。但长期饮用矿物质超标的水，易导致毒副作用。

第三，矿物质在体内分布不均，如钙、磷主要分布在骨骼和牙齿，铁主要分布在血红蛋白，碘集中在甲状腺，锌分布在肌肉组织，钴分布在造血系统等。

第四，矿物质之间存在协同或拮抗作用。一种矿物质可影响另一种矿物质的吸收，如过量铁可抑制锌的吸收，促进氟的吸收，反之过量的锌也可抑制铁的吸收。

第五，一些微量元素在体内的生理剂量和中毒剂量范围较窄，摄入过多易产生毒性。如氟的适宜摄入量是1.5mg/d，可耐受最高摄入量为3.0mg/d，它们之间仅相差一倍。

三、矿物质生理功能

无机盐虽不是供能的材料，但在机体的正常生命活动中起重要作用。

1. 构成机体组织的重要材料

钙、磷、镁是骨骼和牙齿的重要组成成分；铁参与血红蛋白、肌红蛋白和细胞色素的组成；磷是核酸的基本成分。

2. 维持机体的酸碱平衡和渗透压

Na^+、Cl^-是维持细胞外液渗透压的主要离子；K^+、HPO_4^{2-}是维持细胞内液渗透压的主要离子。细胞内外液之间的渗透压平衡要由以上离子的浓度决定。这些离子同时也是体液中各种缓冲对的主要成分，在维持体液的酸碱平衡上起重要作用。

3. 维持组织的正常兴奋性

各种无机离子对神经肌肉的兴奋性有不同的影响，有些可增强其兴奋性，有些则抑制其兴奋性。实验证明，神经肌肉的兴奋性与下列离子浓度和比例有关，Na^+、K^+浓度升高，可提高神经肌肉的兴奋性，Ca^{2+}、Mg^{2+}浓度升高则降低神经肌肉的兴奋性。心肌细胞的兴奋性则不同，Na^+、Ca^{2+}浓度升高，可提高心肌细胞的兴奋性，K^+、Mg^{2+}浓度升高则降低心肌细胞的兴奋性。

4. 酶的组成成分和激活剂

不少无机离子是酶的组成成分，如过氧化物酶含铁、碳酸酐酶含锌、酚氧化酶含铜等。某些无机离子可提高酶的活性，是酶的激活剂，如Cl^-是淀粉酶的激活剂，可提高酶对淀粉的消化能力。

四、矿物质合理摄入

地球上矿物元素分布不平衡，一些地区土壤中的某种矿物质含量过高或过低，长期食用在这种环境下生长的食物或饮用当地的水,将导致矿物质过量或缺乏,从而引起疾病。如我国东北部、中部和西部地区,土壤中硒含量仅为0.25~0.95mg/kg,为缺硒地区,当地居民克山病高发;而我国的湖北恩施地区硒含量高达50~7150mg/kg,此地区的居民长期摄入富含硒的食物而导致慢性硒中毒。此外还有食物成分、加工因素、人体自身因素等,都会造成人体矿物质的缺乏或过量。

矿物质在人体新陈代谢过程中,会随着汗液、尿、粪便、头发、指甲、黏膜细胞脱落等排出体外,因此需要通过食物摄入来补充。一般来讲,摄入的数量应在推荐摄入量(RNI)或适宜摄入量(AI)与可耐受最高摄入量(UL)之间,超过UL时,产生毒副作用的可能性加大,危害人体健康。正常不挑食的人,可从食物中获得充足的矿物质。

第二节　钙

一、含量与分布

钙(calcium)是人体中含量最多的一种无机元素,成年时总量可达1000~1200g,约为体重的1.5%~2.0%。其中约99%以羟磷灰石的形式存在于骨骼和牙齿中,其余分布在体液和软组织中,统称为混溶钙池。正常成人血清钙浓度为2.25~2.75mmol/L(90~110mg/L),主要通过甲状旁腺激素(parathyroid hormone, PTH)、降钙素(calcitonin, CT)及具有类固醇激素作用的$1, 25\text{-}(OH)_2\text{-}D_3$调节,混溶钙池的钙与骨骼钙保持着动态平衡。血钙浓度降低时,PTH促进骨骼释放出可交换的钙,刺激维生素D转变成有活性的$1, 25\text{-}(OH)_2\text{-}D_3$,促进肠黏膜和肾小管对钙的吸收,使血钙恢复正常水平。CT可拮抗PTH对骨骼的溶解作用,抑制破骨细胞的生成,促进成骨细胞的增加,从而抑制骨基质分解和骨盐溶解,促进骨盐沉积,降低血钙水平,使血清钙浓度保持恒定。这种维持钙内环境的稳定,称为钙稳态。钙稳态的维持是机体各种生理功能正常活动的基础。

二、生理功能和缺乏与过量

(一)生理功能

1. 构成骨骼和牙齿

钙为骨骼、牙齿的主要成分。儿童期充足钙摄入和适量负重运动是骨形成和矿化的保障。骨骼是一个巨大的钙储存库,钙在骨和血液中不断交换,随时调节血钙浓度维持体内钙稳定。骨钙的更新速率随着年龄而变化,年纪越小,更新速率越快(见表7-1)。由于骨骼不断更新,所以每日必须补充相当量的钙才能保证骨骼健康生长和功能维持。

表7-1　骨骼中钙的更新速率

年龄(岁)	每年更新速率(%)	全部更新耗时(年)
0～1	100	1
2～6	50	2
7～18	10	10
19～39	5	20
40～	0.7	—

2. 维持神经肌肉的正常兴奋性

神经肌肉的兴奋、神经冲动传导和心脏正常搏动都需要钙。当血浆钙离子明显下降时(低于45～55mg/L),神经肌肉兴奋性增强,可引起手足抽搐,甚至惊厥;反之,若血清钙量增高,可抑制神经肌肉的兴奋性,引起心脏和呼吸衰竭。

3. 维持细胞膜和毛细血管的正常功能

细胞介质中的Ca^{2+}与磷脂的阴离子基团结合,膜结构构象发生变化,使细胞膜疏水性增加,以维持毛细血管和细胞膜正常通透性和功能。

4. 凝血因子之一

Ca^{2+}作为凝血因子,参与血液凝固过程,使可溶性纤维蛋白原转变成纤维蛋白,促进血液凝固,若去除Ca^{2+}后血液即不能凝固。

5. 作为第二信使

细胞受到刺激后,胞质内Ca^{2+}浓度升高,引起细胞内一系列反应,从而调节机体各种生理活动,如基因的表达和调控,腺体的分泌,细胞的增殖、分化和骨架的形成,中间代谢反应,视觉形成过程,神经末梢递质的释放等。

6. 其他功能

膳食钙的摄入可能是高血压的保护因素。钙可降低粪便中游离胆酸和游离脂肪酸的浓度,降低细胞毒性,从而降低结肠癌的危险性。钙还参与激素的分泌,维持体液的酸碱平衡等。

(二) 缺乏症与过量

1. 缺乏症

我国居民钙摄入量普遍偏低,仅达到推荐摄入量的50%左右。钙缺乏症是我国常见的营养性疾病,主要有以下几种。

（1）佝偻病。婴幼儿及儿童长期缺钙会引起佝偻病，骨骼不能正常钙化，引起骨骼变软、弯曲变形，表现为方颅、鸡胸、肋骨串珠、O型腿和X型腿、囟门闭合延迟、骨盆变窄、脊柱弯曲等；由于腹部肌肉发育不良，因此易使腹部膨出；出牙推迟、恒齿稀疏、凹陷，易发生龋齿；儿童出现生长发育迟缓。

（2）骨质软化症。成年人（尤其是孕妇、乳母）缺钙会引起骨质软化症，出现骨骼变软、弯曲，导致四肢、脊柱、胸廓和盆腔的畸形。孕妇骨盆变形，容易导致难产。

（3）骨质疏松症。人在20岁前主要为骨生长阶段，其后10余年骨质继续增加，在35～40岁骨质达到顶峰，称为峰值骨密度，此后骨质逐渐丢失。妇女绝经后因雌激素分泌减少，骨质丢失速度加快，降低到一定程度时，不能保持骨骼结构的完整（见图7-1），甚至压缩变形，以至于在很小外力下即可发生骨折，称为骨质疏松。骨质疏松常见于50岁以上的老年人，患者出现腰背酸痛，伴随身高缩短和驼背，影响心肺功能。然而骨质疏松是一种复杂的退行性疾病，除与钙摄入有关外，还受其他因素的影响。绝经期妇女单纯靠增加钙摄入，对预防和控制中老年期骨质疏松和骨折的发生作用较小。骨骼成熟时所达到的骨骼峰值，是防止骨质疏松危险性的主要因素。因此，对青春发育期到40岁前后的妇女来说，应特别关注膳食钙营养。

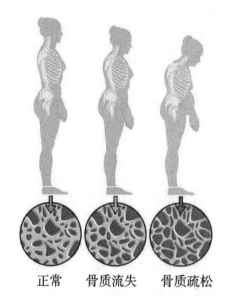

正常　　骨质流失　　骨质疏松

图7-1　骨质疏松症

（4）手足抽搐症、腹痛。当血清中的钙异常下降时，神经肌肉兴奋性增加，可导致手足抽搐，表现为间歇性、痉挛性肌肉收缩和肌肉痛，肠壁平滑肌强烈收缩而引起腹痛。

钙在体循环中受到体内钙稳态的调节，目前缺乏评价人体钙营养水平的理想方法，一般通过膳食调查，结合生化指标、临床体征、骨骼密度和骨强度等去了解机体的钙水平。

2. 过量

人体从食物中摄取钙一般不会过量,但随着钙强化食品越来越普遍,钙补充剂越来越多,钙过量的不良影响也逐渐表现出来。钙过量致高钙血症、高钙尿、血管和软组织钙化、肾结石等相对危险性增加;钙还能干扰其他矿物质的吸收利用,如抑制铁、锌、镁的吸收。

三、钙的吸收及影响钙吸收的因素

(一) 钙的吸收

钙主要在小肠吸收,分为主动吸收和被动吸收。主动吸收,主要发生在十二指肠和空肠上部,吸收率较高,是个逆浓度梯度、消耗能量、并需要钙结合蛋白和 $1, 25\text{-}(OH)_2D_3$ 参与的过程。当钙的摄入量较低时,肠道对钙的主动吸收活跃;当钙摄入量较高时,大部分以不需要消耗能量的被动离子扩散方式吸收。

(二) 影响钙吸收的因素

影响钙吸收的因素很多,主要有以下几方面:

1. 膳食中钙的水平

在对儿童的实验观察中发现,随着钙摄入量的增多,其吸收率则相对下降。

2. 维生素 D_3 的活性形式 $1, 25\text{-}(OH)_2D_3$

维生素 D_3 能促进钙吸收,减少钙排泄,促进钙磷在骨骼中沉积,故在补充钙时,也要相应补充维生素 D_3。经常晒太阳有助于钙的吸收,因为紫外线可将人体皮肤内的7-脱氢胆固醇转变成有活性的维生素 D_3。

3. 钙的溶解性和消化管的酸碱度

凡能增加钙溶解度的物质都可以促进钙吸收。如乳糖和钙螯合,形成低分子可溶性钙络合物,又如膳食中的蛋白质在肠道分解为氨基酸,如赖氨酸、精氨酸、色氨酸,都可与钙在肠道结合成可溶性络合物,这些可溶性络合物的形成增加了肠道对钙的吸收能力。钙在酸性条件下易于溶解,也有利于吸收。而草酸、植酸、磷酸盐、长链脂肪酸能与钙形成不溶性复合物 (钙皂),从而妨碍钙的吸收。

4. 钙、磷比

食物中钙、磷的比例为2∶1时,有利于钙的吸收。根据DRIs要求,膳食中钙磷比值在 (1~2)∶1时,钙吸收率较好,0~6月龄婴儿钙磷比以2∶1为宜。

5. 年龄及生理状态

年龄也是影响钙吸收的重要因素。婴儿钙需要量大,吸收率可高达60%,儿童40%,年轻人25%,中年人20%,年龄每增加10岁,钙的吸收率减少5%~10%。40岁以后,钙吸收率明显下降,这是中老年人出现骨质疏松的主要原因。在特殊生理期,钙的主动和被动吸收均增加,如孕妇和乳母对钙的吸收率为30%～60%。体力活动、运动等能提高骨骼强度,增加机体对钙的需要量,可间接促进钙在肠道的吸收。

6. 其他

一些抗生素,如青霉素、氯霉素、新霉素等也有促进钙吸收的作用。

四、参考摄入量与食物来源

(一) 参考摄入量

我国人群中钙缺乏发生率较高,这与膳食中钙量不足、质量差以及钙吸收率受众多因素影响有关。如我国居民膳食以谷类食物为主,蔬菜摄入较多,植物性食物中的草酸、植酸及膳食纤维等都能影响钙的吸收。我国营养学会推荐成人每日膳食中钙的RNI为800mg/d;儿童、青少年、孕妇、乳母和老年人的供给量较成人高;大量出汗使体内钙的排出增加,故运动员的钙供给量也要相应提高。钙的UL是2000mg/d。

(二) 食物来源

膳食钙摄入应按食物钙含量和生物利用率进行综合评价。钙最理想的来源是奶及奶制品,如牛奶、酸奶、奶酪等,不仅含钙丰富,而且吸收率高。中国居民膳食指南(2016)推荐一般人群每天饮用液态奶300g。此外,以石膏和卤水凝固的各种豆制品、芝麻酱和各种坚果、绿叶蔬菜、连骨食用的小鱼和小虾等都是钙的良好来源。钙含量较高的食物见表7-2,钙的利用率见表7-3。但有的蔬菜,如苋菜、菠菜等含草酸较多,会影响钙的吸收,所以在食用前用沸水焯一下,可除去大部分草酸,提高钙的吸收率。谷类里含一定量的钙,但同时又含较多的植酸和磷酸盐,故不是钙的良好来源,面粉发酵可减少植酸含量。

表 7-2 Ca^{2+} 含量较高的食物

名称	含量 (mg/100g)	名称	含量 (mg/100g)	名称	含量 (mg/100g)	名称	含量 (mg/100g)
海参	285	黑芝麻	780	荠菜	294	素鸡	319
牛乳粉	676	乳酪	720	大豆	191	豆腐	78
虾皮	991	虾米	555	黑木耳	247	腐竹	77
鸡蛋粉	954	海带	348	花生仁(炒)	284	酸奶	118
纯牛奶	107	紫菜	264	海蜇皮	150	带鱼	431

表 7-3 几种食物 Ca^{2+} 利用率

食物	利用率(%)	食物	利用率(%)
牛奶	87	白菜	73
蛋壳	85	胡萝卜	63
生菜	84	苋菜	46
甘蓝	76	菠菜	14

知识链接：钙补充剂

钙的摄入量和骨密度之间存在正相关，因此鼓励足够量钙的摄入或服用钙补充剂已经成为治疗或预防骨质疏松症的基本策略。目前，钙的补充剂大部分添加了维生素D$_3$，这对于保证钙的吸收十分重要。钙补充剂中，碳酸钙的价格最便宜，并且需要服用片剂数量最少，但是碳酸钙可能会引起便秘和腹胀，在胃酸分泌缺乏的人群中，须进食后立即服用才能充分吸收。柠檬酸钙价格比碳酸钙贵，且需要服用片剂数量大，好处是吸收不依赖胃酸，很少引起胃肠道不适。

人们在服用钙剂的同时，应多摄入富含钾、镁的食物（如豆类、薯类、绿叶蔬菜等），可预防钙排出过多；摄入富含维生素K的深绿色叶菜和大豆，可以帮助钙充分沉积入骨骼，预防骨质疏松的效果更好。

但也有研究表明，骨质疏松是一种复杂的退行性疾病，它除了与钙摄入量有关外，还受到其他因素的影响。绝经期妇女单纯增加钙的摄入，对预防和控制中老年骨质疏松和骨折发生作用有限，且绝经期妇女大量补充钙剂后，导致细胞外钙水平升高，因雌激素水平降低，对心脑血管的保护性下降，从而增加了绝经期妇女心脑血管疾病的发生风险。

因此，对钙有特殊需求的人群，在无法通过正常膳食获得足够的钙时，可采用强化食品和钙补充剂，但建议在营养师或医生的指导下进行，以免补充不足或存在过量风险。

第三节　磷

一、含量和分布

除钙以外，磷是人体内含量最多的无机元素，成年人体内约有600～900g，其中约有

87.6%存在于骨骼和牙齿中,其余与蛋白质、脂肪、糖及其他有机物结合,分布于几乎所有的组织细胞中。

二、生理功能

磷的生理功能如下:

(1)构成骨骼和牙齿的主要物质,其中钙磷比为2:1,主要成分为羟磷灰石。

(2)核酸、磷脂、磷蛋白及某些辅酶的组成成分,参与和调节体内生理功能。

(3)磷酸盐组成缓冲体系,可调节体内的酸碱平衡。

(4)以磷酸高能键形式参与物质代谢和能量代谢。

由于磷与能量代谢和神经系统的活动关系密切,因此在运动员营养中有重要意义。

三、参考摄入量与食物来源

成人磷的RNI为720mg/d,UL为3500mg/d。因为磷广泛存在于各种食物中,且吸收率比钙高,故不易出现缺乏。只有在一些特殊情况下才会出现磷缺乏,如早产儿仅喂以母乳,乳汁含磷量较低,不能满足早产儿骨磷沉积需要,出现佝偻病样骨骼异常。磷的供给量与钙有关,我国建议成人钙磷比为(1~2):1,不宜低于0.5;牛奶的钙磷比为1:1,母乳的钙磷比比牛奶好,成熟的母乳为1.5:1;当磷摄入远多于钙时,会影响钙的吸收。膳食中容易出现磷摄入量明显超过钙摄入量的钙磷摄入不平衡问题,主要原因首先是食物中磷分布广泛而钙分布有限,其次是高度加工食品中含有磷酸盐添加剂。

动物性食物中瘦肉、蛋、鱼、虾、奶中含磷丰富,植物性食物中豆类、杏仁、核桃、南瓜子、蔬菜也是磷的良好来源。谷类食物中的磷主要以植酸盐形式存在,吸收利用率低。

第四节 钾、钠和氯

一、含量与分布

正常成人体内的钾含量约为45mmol/kg体重,钾总量的98%存在于细胞内,只有2%在细胞外。正常成人体内的钠含量为45~50mmol/kg,其中约45%分布于细胞外液,

40%～45%分布于骨组织中,其余分布于细胞内液。氯主要分布于细胞外液,是细胞外液的主要阴离子。

二、生理功能

(一) 钾的生理功能

钾既是细胞内液中的主要阳离子,也是血液的重要成分。钾不仅维持着细胞内液的渗透压和酸碱平衡,维持神经、肌肉的兴奋性,还参与蛋白质、糖以及能量代谢的过程。研究表明,血压与钾离子浓度呈负相关,补钾对高血压患者有降压作用。

(二) 钠的生理功能

钠是细胞外液的主要阳离子,在细胞外液渗透压调节与维持体内水量恒定中起重要作用。钠离子总量影响着缓冲系统中碳酸氢盐的增减,因而对体液的酸碱平衡也起重要作用。膳食钠摄入与血压呈正相关,体内充足的钠可增强神经肌肉的兴奋性。

(三) 氯的生理功能

氯对维持细胞外液渗透压和酸碱平衡起重要作用,它既是合成胃酸的原料,也是唾液淀粉酶的激活剂,能促进唾液分泌,增进食欲。

三、参考摄入量与食物来源

正常成人每日需钾约2.5g。所需的钾来自蔬菜、水果、谷类、肉类、豆类、薯类等食物。日常膳食基本能满足人体对钾的需要。

人体每日摄入的钠和氯主要来自食盐。成年人每日对氯化钠的需要量为4.5～9.0g。在天热、运动等大量出汗的情况下,机体从汗中失钠较多,盐水补充为宜,排汗1L约需补氯化钠3g。食盐含钠量充足（40%）。肾功能正常者摄入过多钠并不在体内蓄积,而一般食物或烹调中的钠也不会过量致中毒。成人钠的RNI为1500mg/d,每日食盐摄入量以不超过6g为宜。

尽管引起高血压的原因有很多,但高钠摄入是其中非常重要的因素之一（见表7-4）。长期膳食钠摄入过多可使血压升高,血浆胆固醇水平升高,脂肪清除率降低,小血管脂质沉着等。

表 7-4 食盐摄入量与高血压发病率的关系

食盐摄入量(g/d)	地区	高血压发病率(%)
4	爱斯基摩	0
7	马绍尔群岛	6.9
10	非洲部分地区	8.6
26	日本东北部地区	29.0

第五节 镁

一、含量与分布

成年人体内含镁量约20~30g,其中60%~75%分布于骨骼、牙齿中,约27%储存于骨骼肌、心肌、肝、肾、脑等组织的细胞内,只有2%分布于细胞外液。骨组织的镁分布在羟基磷灰石的表面,可以与周围交换,是巨大的镁库,对维持血镁水平有一定作用。

二、生理功能

(一) 以磷酸盐和碳酸盐形式组成骨骼和牙齿

镁与钙、磷一起构成骨骼和牙齿成分,当钙摄入不足时,适量的镁代替钙,但当镁摄入过多时,会阻止骨骼的正常钙化。

(二) 镁是某些酶的辅助因子或激活剂

参与体内300多种酶促反应,如羧化酶、己糖激酶、ATP酶等,需要ATP参与的酶促反应以及氧化磷酸化有关的酶均需镁。如果细胞内游离镁浓度降低,可使Na^+-K^+-ATP酶活性降低,心肌兴奋性增高,甚至产生动作电位,最终可导致心律失常。因此,胞质游离镁具有调节心肌细胞的重要功能,被称为心血管系统的保护因子。

(三) 维持神经肌肉正常兴奋性

血中镁过低或钙过低,神经肌肉兴奋性均增高,镁耗尽可引起肌肉痉挛、高血压、冠状血管和脑血管痉挛、高血压。

（四）影响胃肠道功能

硫酸镁溶液经过十二指肠，可使奥狄括约肌松弛，促使胆囊排空，具有利胆作用。碱性镁盐可以中和胃酸。镁在肠道中吸收缓慢，促使水分滞留，有导泻的作用。低浓度的镁还可以减少肠壁张力和蠕动，有解痉的作用。

（五）调节激素作用

血浆镁的变化，可直接影响甲状旁腺激素的分泌。当血浆镁水平上升时，可抑制甲状旁腺激素分泌；当血浆镁水平下降时，可促进甲状旁腺激素分泌。

另外，流行病学调查发现，镁的摄入量和高血压呈负相关，镁能使血管张力和血管紧张性下降。镁还能降低血清胆固醇、TG浓度，使HDL-C升高、LDL-C降低，具有扩张血管、抑制血小板聚集、预防动脉粥样硬化等作用。

三、参考摄入量与食物来源

成年人每日镁的RNI为330mg/d。镁广泛存在于动植物组织中，但含量差别较大。叶绿素结构中有镁，因此，绿色蔬菜富含镁；糙米、坚果也富含镁；肉类、牛奶中的镁含量中等；从饮水中可获得少量的镁。精加工食物中镁含量最低，随着精制和加工食品消费量的不断增加，膳食镁的摄入量呈下降趋势。镁是常量元素中体内含量最少的，一般不会缺乏。镁可从汗中丢失，运动员及高温环境下的工作人员出汗较多，或用利尿剂从尿中失镁较多时，供给量应增加。

第六节　铁

一、含量与分布

铁是人体内含量最多的一种必需微量元素，正常成年人体内含铁总量为4～5g，女性较男性略低。体内铁总量的60%～75%存在于血红蛋白中，约3%分布于肌红蛋白中，约1%分布于含铁卟啉的酶类（如细胞色素、过氧化物酶等），这部分具备代谢功能和酶功能的铁被称为功能性铁，另有25%～30%以运铁蛋白或储存铁（铁蛋白和含铁血黄素）的形式存在于肝、脾和骨髓中，称为储备铁。人体中铁含量以肝、脾最高，其次为肾、心、骨骼肌和脑。

铁含量随年龄、性别、营养和健康状况的不同存在较大的个体差异。

铁是世界性缺乏率较高的营养素之一,据世界卫生组织2021年报道,全球范围内约42%低于5岁的儿童和40%的孕妇缺铁。

二、生理功能和缺乏与过量

(一) 生理功能

铁对人体的功能和健康有很大影响,在营养中十分重要。

1. 参与体内氧的转运和组织呼吸过程

铁是血红蛋白、肌红蛋白、细胞色素、细胞色素氧化酶等的组成成分。血红蛋白里有4个铁卟啉,可与氧进行可逆性结合,参与机体内氧的交换及组织呼吸。肌红蛋白主要存在于肌肉组织中,起转运和储存氧的作用。含铁的细胞色素和一些酶类,参与体内一些物质的氧化降解和能量释放,在氧化过程中产生的有害物质,可被含铁的触媒和过氧化物所破坏而解毒。

2. 维持机体造血功能

铁与红细胞的形成和成熟有关,缺铁可影响红细胞中血红蛋白的合成,甚至影响DNA的合成及幼红细胞的分裂增殖,引起缺铁性贫血。缺铁性贫血是世界性医学和公共卫生学的重要问题之一。

3. 其他功能

维持机体正常免疫,缺铁影响T淋巴细胞、吞噬细胞的增殖分化,细胞因子产量下降,自然杀伤细胞活性降低,易致感染发生。但铁也是细菌和真菌生长所必需的,当感染时,过量铁往往会促进细菌的生长,不利于抗感染。此外,铁能催化 β-胡萝卜素转化为维生素A,参与胶原的合成,参与脂类在血液中转运以及药物在肝脏中解毒。铁能抗脂质过氧化,铁缺乏使具有抗脂质过氧化作用的卵磷脂胆固醇酰基转移酶活性下降,随着铁缺乏程度增加,脂质过氧化损伤加重。

(二) 缺乏症

长期膳食铁摄入不足,或特殊的生理病理改变,均可导致缺铁性贫血。在我国,缺铁性贫血主要发生于婴幼儿、孕妇、乳母和老年人中。孕妇除满足胚胎和自身的铁需要外,还要为新生儿储备出生后6个月的铁供应,自身也需要储备产后失血的铁,因此,孕期铁的需要量远高于孕前。铁是唯一一种女性需求量超过男性的营养素。

体内铁缺乏发展到贫血可经历三个阶段:第一阶段为铁减少期,这时体内的储存铁减少,血清铁蛋白浓度下降,无临床症状;第二阶段为红细胞生成缺铁期,此时除血清铁蛋白下降外,血清铁浓度降低,铁结合力上升,游离原卟啉浓度升高,处于亚临床症状;第三阶段为缺铁性贫血期,此阶段血红蛋白和血细胞比容下降,体内细胞呼吸障碍,出现缺铁性贫血的症状,影响组织器官功能。

缺铁性贫血临床表现比较广泛。个体皮肤黏膜苍白,以指甲、嘴唇、眼结膜表现最为直观,症状常与贫血的严重程度相关。成年人出现疲劳、倦怠、工作效率低、头晕、指甲薄脆、反甲、毛发干枯脱落;儿童出现生长发育缓慢,体力下降,注意力和记忆力障碍导致学习能力下降,易烦躁,1/4多动症患者血清铁浓度降低,补铁后症状消失;缺铁可使人在低温下的体温调节能力不足,出现怕冷等症状;缺铁还可导致免疫功能障碍,嗜中性白细胞对细菌的杀伤能力降低,淋巴细胞转化能力下降。

(三) 过量

正常人体极少出现铁过量,遗传性血色素沉积或因误服铁剂会造成铁中毒。铁过量主要损伤肝脏,可引起肝纤维化和肝细胞肿瘤。铁过量可使活性氧基团和自由基产生过量,这种过氧化能够引起线粒体DNA损伤,诱发突变,与肝脏、结肠、直肠、肺、食管、膀胱等多种器官的肿瘤有关。铁过量还会增加心血管疾病和动脉粥样硬化的风险。急性铁中毒会引起呕吐、腹泻、黑便,病死率可高达20%。

三、实验室铁营养状况评价

血清铁蛋白 (serum ferritin, SF):反映人体铁储存,对其测定是诊断隐形缺铁性贫血最好、最可靠的方法。SF<12μg/L为缺铁,SF<20μg/L为铁储存衰竭,SF>300μg/L为铁负荷过度。若机体感染或出现炎症时,则不能用此指标评估。

血清运铁蛋白受体 (serum transferrin receptor, sTfR):反映红细胞生成水平,不受感染或炎症影响,能判定早期缺铁,正常值为0.9~2.3mg/L,缺铁性贫血时比正常值高3~4倍。该指标灵敏度高,早期缺铁即可诊断,成为精确反映铁营养状态的指标。

红细胞游离原卟啉 (free erythrocyte protoporphyrin, FEP):是未能与铁结合的非血红素原卟啉,铁缺乏时,FEP浓度增加。FEP>0.9μmol/L或FEP/Hb>4.5μg/gHb可诊断为贫血。世界卫生组织推荐其浓度用于评估人群铁缺乏的患病率。

血红蛋白 (hemoglobin, Hb):最常见、最熟悉的指标,正常范围男性为120~160g/L,女性110~150g/L。血红蛋白是缺铁的晚期指标,若低于正常参考值,可诊断为贫血,但在正常的范围内,也不能排除缺铁的可能性。

平均红细胞容量 (mean corpuscular volume, MCV) 和血细胞分布宽度 (red cell volume distribution width, RDW):这两项指标在缺铁性贫血的筛查及鉴别诊断上具有实用价值。MCV反映整体红细胞体积大小,RDW反映周围红细胞大小异质性的参数,缺铁性贫血的特征性改变为低MCV和高RDW，所以缺铁性贫血又叫小细胞性贫血。一般当MCV＜80fL，RDW＞15%时，提示铁缺乏。

以上5个指标是世界卫生组织推荐的评价指标，另外还有两个指标也可以评价铁营养状况。

血清铁：血清中游离的铁，变异比较大，易受进食状况、生理情况、溶血及环境中铁的影响，较难全面反映体内铁储存与代谢的情况，临床价值有限。

运铁蛋白饱和度（transferrin saturation，TS）：结合了两个铁的运铁蛋白占全部运铁蛋白的比例。成年人运铁蛋白饱和度小于16%认为铁缺乏，婴儿和儿童判断铁缺乏的界值分别为12%和14%。

四、铁的吸收及影响吸收的因素

铁在小肠任何一段都可以被吸收，但吸收主要发生在十二指肠和空肠上端。食物中的铁分为血红素铁和非血红素铁两种。血红素铁主要存在于动物性食物中，Fe^{2+}与血红蛋白和肌红蛋白的卟啉环结合，以金属卟啉的整体形式吸收进入肠黏膜上皮细胞，在酶的作用下，胞质内血红素卟啉环打开，释放出游离Fe^{2+}。非血红素铁主要存在于植物性食物中，以Fe^{3+}形式存在，与蛋白质、氨基酸、有机酸等结合，吸收前需与有机物分离并转化成Fe^{2+}，才能被吸收，吸收过程受膳食因素影响大，吸收率较低。

吸收进入肠黏膜细胞的铁不能以离子形式通过细胞，以防自由基的生成。自由基会破坏膜结构，导致组织损伤。运铁蛋白是主要在肝脏合成的一类能可逆结合铁的糖蛋白，能从小肠、肝脏和网状细胞等处，运转铁到需铁组织。结合铁的运铁蛋白与细胞表面运铁蛋白受体结合进入细胞后，铁从运铁蛋白中释放出来，参与细胞内物质的合成，过量的铁则储存在铁蛋白中。失去铁的运铁蛋白从受体上解离下来进入再循环。

铁吸收的影响因素如下：

1. 铁的存在形式

血红素铁生物利用率高，有效吸收率为15%～35%。非血红素铁需要被还原为Fe^{2+}后才能被吸收，且吸收过程受其他膳食因素的影响。

膳食铁吸收率是：血红素铁＞Fe^{2+}＞Fe^{3+}＞胶态铁。

2. 肠液酸碱度

酸性情况下有利于铁的还原和溶解，故能促进铁的吸收。胃酸缺乏或过多服用抗酸药物、患胃炎等都会影响铁离子释放，从而降低吸收率。

3. 食物成分

柠檬酸、维生素A、维生素C、维生素A、半胱氨酸、铜、果糖、山梨醇等能促使非血红素铁还原成亚铁离子，故促进铁的吸收；肉、禽、鱼类食物中铁的吸收率较高，除与其含有一半左右（约

40%）血红素铁有关外，也与动物肉中"肉因子"或"肉鱼禽因子"有关，此种因子可促进非血红素铁的吸收；而植酸、草酸、鞣酸及高磷低钙食物均能与非血红素铁结合成不溶性盐，从而抑制铁的吸收。

4．体内铁储存量及造血速度

当体内储存铁低或造血速度快时，铁吸收率增加，这是因为小肠黏膜细胞有一种或多种与铁结合的特异受体，可根据机体需铁的情况，调节铁的吸收。如缺铁性贫血、生长发育期、孕期等铁的需要量增加，月经过多、胃肠吸收不良、长期病理性失血、疟疾、血吸虫病等铁丢失增加，都能促进机体对铁的吸收。

综上所述，植物性食物中铁的吸收率较动物性食物低，例如，大米为1%，莴苣为4%，动物肉、肝为22%，血红蛋白为25%。女性铁吸收率（13%）之所以高于男性（6%），是因为女性需要补充月经丢失的铁和补偿妊娠、哺乳的额外铁损失。膳食中铁的平均吸收率为10%～20%。

五、参考摄入量与食物来源

成年男人RNI为12mg/d，成年女子为20mg/d，孕中晚期在正常推荐摄入量基础上加4mg/d和9mg/d，UL男女均为50mg/d。运动员供给量较高，每天需20～30mg，缺氧和受伤的情况下应略提高。

膳食中铁良好的来源是动物肝脏和全血，肉类和鱼类中含铁量也高，植物性食物中以绿叶蔬菜、花生、核桃、菌藻类、菠菜、黑木耳、芝麻酱等含铁量较丰富。牛奶及奶制品是贫铁食物，而蛋中铁与卵黄高磷蛋白结合，吸收率仅为3%。菠菜中草酸含量高，不利于铁的吸收，宜焯水除去草酸后食用；维生素C可以帮助Fe^{3+}还原成Fe^{2+}，新鲜的蔬菜水果可提高谷类和豆类中铁的吸收率；肉类因含有"肉因子"与谷类、蔬果同时食用也促进铁吸收。部分食物铁含量见表7-5，铁吸收率见表7-6。除此之外，一些食品中强化了铁，如铁强化早餐谷物、铁强化酱油等，对于铁的膳食供应也能起到重要作用。

表 7-5　部分食物的含铁量

食品	含铁量(mg/100g)	食品	含铁量(mg/100g)	食品	含铁量(mg/100g)
籼米	1.3	香菇	10.5	瘦猪肉	3.0
标面粉	0.6	木耳	97.4	猪肝	22.6
黄豆	8.2	紫菜	54.9	牛肉	3.2
黑豆	7.0	海带	4.7	牛肝	6.6
绿豆	6.5	发菜	85.2	鸡肝	12.0
腐竹	16.5	苋菜	5.4	鸡蛋	1.6
蛏子	33.6	芥菜	1.5	鸡蛋黄	6.5

表 7-6　食物中铁的吸收率

食品	铁的吸收率(%)	食品	铁的吸收率(%)	食品	铁的吸收率(%)
大米	1	大豆、蔬菜	7	肝脏、肉类	22
黑豆	3	鱼肉	11	蛋类	3
小麦	5	血	12		

第七节　锌

一、含量与分布

正常成人含锌量为1.4～2.3g,是除铁以外,体内含量最多的一种必需微量元素。其主要分布在肌肉、骨骼和皮肤,头发、视网膜、前列腺、精子等含锌量也较高。

二、生理功能和缺乏与过量

(一) 生理功能

锌对生长发育、免疫功能、物质代谢和生殖功能均有重要作用。

1. 许多金属酶的组成成分或一些酶的激活剂

人们已明确锌参与200多种酶的合成。锌是DNA聚合酶和RNA聚合酶呈现活性所必需的微量元素,说明锌参与DNA和蛋白质的合成。锌缺乏可导致DNA、RNA和蛋白质合成停滞,细胞分裂减少,从而影响胎儿的生长发育。超氧化物歧化酶、苹果酸脱氢酶、碱性磷酸酶、乳酸脱氢酶等都含有锌,这些酶在参与组织呼吸、能量代谢及抗氧化过程中发挥重要作用。

2. 促进生长发育和组织再生

锌参与促黄体激素、促卵泡激素、促性腺激素等内分泌激素的代谢,对胎儿的生长发育、性器官发育、性功能成熟、成年男性性功能等具有重要的调节作用。缺锌会导致性发育障碍、性功能低下及精子数量减少。锌为合成胶原蛋白所必需的原料,故能促进皮肤和结缔组织中胶原蛋白的合成,加速创伤、溃疡、手术伤口的愈合,缺锌会导致皮肤粗糙和上皮角化、伤口愈合不良或缓慢。

3. 增强机体免疫力

锌可促进淋巴细胞有丝分裂,增加 T 淋巴细胞的数量和活力,增加补体和免疫球蛋白,促使免疫力和抗自由基侵袭能力增强。缺锌可引起胸腺萎缩、胸腺激素减少、T 淋巴细胞功能受损及细胞介导的免疫功能改变。

4. 维持细胞膜结构和功能

锌可与细胞膜上各种基团、受体作用,形成稳定的化合物,增强膜的稳定性和抗氧自由基的能力。当细胞产生脂质过氧化损伤时,膜内巯基被氧化成二硫键,锌可与硫形成稳定的硫醇盐防止被氧化,从而保护膜的完整性。缺锌可致膜氧化损伤,结构变形,膜内的载体和运载蛋白功能改变。

5. 促进维生素 A 代谢,保护夜间视力

锌为视黄醛酶的成分,该酶促进维生素 A 合成和转化为视紫红质,故缺锌时,暗适应能力下降,夜间视力受影响。

6. 改善味觉,促进食欲

唾液蛋白是一种味觉素,也是含锌的蛋白质,当机体缺锌时,此种蛋白质合成减少,将影响味觉和食欲,甚至异常而出现异食癖。

7. 提高智力

锌既是胱氨酸脱羧酶的抑制剂,也是脑细胞中含量最高的微量元素,它使脑神经兴奋性提高,思维敏捷。

(二) 缺乏症

长期膳食锌摄入不足、特殊生理状况导致需要量增加、身体疾病(如吸收障碍、肿瘤、长期腹泻等)都会引起锌缺乏。婴儿、儿童、孕妇和育龄妇女是锌缺乏的高发人群。缺锌可使儿童生长发育停滞、身材矮小,长期缺锌可致侏儒症;由于味觉蛋白功能障碍,引起食欲减退,味觉、嗅觉异常,甚至发生异食癖;暗视力下降;伤口愈合不良,皮肤出现痤疮、皮炎,脱发严重;成人可致性功能减退、精子数量减少,胎儿畸形流产,免疫功能下降。

(三) 过量

盲目过量补锌或因食用镀锌罐头污染的食物和饮料,摄入量达 2g 以上可引起锌过量或中毒,表现为急性腹痛、腹泻、恶心、呕吐等临床症状。除此之外,过量的锌可干扰某些矿物质(如铜、铁等微量元素)的吸收和利用,影响中性粒细胞和巨噬细胞活力,抑制细胞杀伤能力,损害免疫功能。

三、参考摄入量与食物来源

正常成人男性RNI为12.5mg/d，女性为7.5mg/d，UL为40mg/d。锌的最佳来源是海产品中的蛤贝类（如牡蛎、蛏子、扇贝等），肉类、蛋类、豆类、菇类、硬果等食物中含量也较丰富，常见食物锌含量见表7-7。谷类食品不仅含锌量较低，且因有较多纤维素和植酸而降低了锌的吸收率，所以当锌的来源以植物性食物为主时，其供给量须相应提高。谷类、豆类发酵后，由于植酸减少，有利于锌的吸收。

表7-7 常见食物锌含量

食物名称	锌含量(mg/100g)	食物名称	锌含量(mg/100g)	食物名称	锌含量(mg/100g)
鲜扇贝	11.69	猪肉	1.78	带鱼	0.70
牡蛎	9.39	牛肉	4.7	鱼子酱	1.35
驴肉	7.8	羊肉	3.52	黄鳝	1.97
河虾	2.24	鸡脯肉	0.26	杏仁	2.21
小麦胚粉	23.4	乳鸽	2.4	花生仁(炒)	2.82
芝麻(黑)	6.13	鸡蛋	0.89	标准粉	0.20
猪肝	3.68	草鱼	0.38	黄豆	4.61

第八节　氟

一、含量与分布

正常成人含氟约2.6g。人体组织以骨骼中含氟量最多，其次是牙齿、指甲和毛发。机体氟含量与地理环境和膳食中氟水平有关，高氟地区人群体内氟含量高于一般地区人群。

二、生理功能和缺乏与过量

（一）氟的生理功能

氟的存在使骨质稳定性增加，因氟可取代骨骼中羟磷灰石晶体的氢氧根离子，这种氟磷灰石晶体颗粒体积大，结构完善，在酸中溶解度降低。氟磷灰石在牙釉质表面的浓度很高，可形成保护层，能抵抗酸的腐蚀，并抑制嗜酸细菌的活动和拮抗某些酶对牙齿的不利影响,有防龋作用。适量的氟有利于钙和磷的利用及其在骨骼中沉积,加速骨骼形成,增加骨骼硬度。近年来实验发现,氟可加速伤口愈合和铁的吸收,但机制尚未明了。

(二) 氟的缺乏及过量

缺氟后,牙釉质中氟磷灰石形成受阻,使牙齿结构疏松,易被微生物、有机酸及酶的侵蚀而损坏,发生龋齿。在低氟地区,常可见到老年性骨质疏松症及龋齿发病率增高。

在高氟地区,长期饮用含氟量超过1.2mg/L的水,会引起氟中毒。儿童出现牙齿珐琅质的破坏,牙齿表面原有光泽逐渐消失,继而出现灰色斑点,变脆,此称氟斑牙。成人主要表现为氟骨症,临床表现为腰腿及关节疼痛、脊柱畸形、骨软化或骨质疏松。氟过量可能会引起神经系统损害,主要表现为记忆力减退、精神不振、失眠和易疲劳,儿童氟过量可能会出现智力发育障碍。

三、参考摄入量与食物来源

氟的供给量以既能预防龋齿,又不至造成氟中毒为依据,成人AI约为1.5mg/d, UL为3.5mg/d。氟主要通过饮水获得,饮水中氟含量受地理环境中氟元素水平影响较大。植物性食物中含氟量较丰富,尤其是茶叶,故茶是含氟量最高的饮料。除此之外,海带、海鱼、紫菜等含氟量也较高,一般食物含氟量均较低。

第九节　碘

一、含量与分布

成年人体内含碘量为15～20mg,其中70%～80%存在于甲状腺组织中,其余分布在骨骼肌、肺、卵巢、肾、淋巴结、肝、睾丸和脑组织中。健康成人甲状腺组织内含碘8～15mg。甲状腺含碘量随年龄、碘摄入量及腺体的活动性不同而有所差异。

二、生理功能和缺乏与过量

碘在体内参与甲状腺素的合成,甲状腺素对蛋白质的合成、能量代谢、水盐代谢有重要影响。因此,碘与机体正常生长发育有密切关系。碘缺乏时,甲状腺素合成分泌不足,引起垂体促甲状腺激素代偿性增多,刺激甲状腺增生肥大,称为地方性甲状腺肿。女性怀孕期间,若严重缺碘,不仅可造成流产、死胎率升高,而且可引起新生儿出生后不可逆转的智力发育障碍,称为克汀病,又称呆小症。克汀病表现为痴呆、生活不能自理、无法性成熟、矮小等症状。我国自1995年在全国范围内采用食盐加碘(KIO_3)的防治措施,取得良好的效果。

长期摄入过多的碘,如居民因饮用高碘水或食用高碘食物(如海带、紫菜等),同样会导致甲状腺肿,即高碘性甲状腺肿。过量碘摄入除引起甲状腺肿大外,还可致碘性甲状腺功能亢进(甲亢)、碘致甲减、慢性淋巴细胞性甲状腺炎、甲状腺癌、碘过敏等。为了降低高碘地区居民碘过量的风险,2012年已全部停止高水碘地区碘盐的供给,同时采取改水措施来降低居民碘暴露水平,保障居民健康。近年来,未加碘食盐在各大超市已有供应。

三、参考摄入量与食物来源

成人每日碘的RNI是$120\mu g/d$,UL为$600\mu g/d$。在地方性甲状腺肿流行区应额外补充碘。机体所需的碘可以从饮水、食物及食盐中取得,这些物质中的含碘量主要决定于各地区的生物、地质、化学状况。一般情况下,远离海洋的内陆山区,其土壤和空气中含碘较少,水和食物中含碘量也不高,因此,可能成为地方性甲状腺肿高发区。除此之外,某些人长期摄入含抗甲状腺素因子的食物,如十字花科的萝卜、甘蓝、花菜等,含有β-硫代葡萄糖苷,可干扰甲状腺对碘的吸收利用,引起碘缺乏。

海洋是天然"碘库",因此碘的重要食物来源是海产品。海洋食品碘含量一般高于陆生植物,人们经常吃含碘丰富的海藻、紫菜、海鱼、蛤干、干贝、淡菜、海参、海蜇等海产品可预防碘缺乏。在非海产品中,动物性食物含碘量通常高于植物性食物,蛋、奶碘含量较高,其次是肉类、鱼类。

第十节　硒

早在20世纪40年代,许多人曾认为硒有较大的毒性,甚至是致癌物质,而近年来的研究结果表明,硒是维持人体健康,防治疾病所不可缺少的营养素之一,且有抗癌作用。硒是谷胱甘肽的必需组成成分,能有效预防和治疗克山病,证明硒是人体必需微量元素。

一、含量与分布

成人体内含硒14～21mg，广泛分布于所有组织和器官中，浓度高者有肝、胰、肾、心、脾、指甲及头发，肌肉、骨骼、血液次之，脂肪组织中最低。体内硒主要以两种形式存在，一种是来自膳食的硒蛋氨酸，它在体内不能合成，但可以储存，当膳食硒供给中断时，硒蛋氨酸可向机体提供硒；另一种是硒蛋白中的硒半胱氨酸，具有生理活性。

二、生理功能和缺乏与过量

(一) 生理功能

1. 抗氧化，维持细胞膜结构和功能的完整性

硒是谷胱甘肽过氧化物酶的组成成分，此酶作用与维生素E相似，有抗氧化作用，两者的作用部位虽不同，但能协同清除细胞内的过氧化物，从而保护细胞膜，使其不受过氧化物的损害，起到延缓衰老乃至预防某些慢性病发生的作用。维生素E的抗氧化作用，主要是阻止不饱和脂肪酸被氧化成水合过氧化物，而谷胱甘肽过氧化物酶则是将产生的水合过氧化物迅速分解成醇和水，两个系统相互补充，共同保护细胞膜的完整性。

2. 保护心血管和心肌健康，预防克山病和大骨节病

硒具有维持心血管系统正常结构和功能的作用。缺硒是发生以心肌损害为特征的克山病的重要原因。硒缺乏还可引起脂质过氧化反应增强，造成心肌坏死、心肌小动脉和毛细血管损伤，血管内胆固醇得不到及时清除。研究发现，富硒地区人群患心血管疾病的概率较低。另外，缺硒与大骨节病发病有关，补硒能防止骨髓端病变，促进修复。

3. 促进免疫球蛋白合成，增强机体免疫功能

适宜的硒水平对于保持细胞免疫和体液免疫是必需的。硒在脾、肝、淋巴结等所有免疫器官中都有检出，补硒可提高人体抗体和补体的应答能力。

4. 抗肿瘤作用

硒具有降低癌细胞的增殖、分化及使恶性表型逆转的作用，硒还能抑制癌细胞浸润、转移以延缓肿瘤的复发，因此对多种癌症有一定的预防和辅助治疗作用。硒缺乏地区的肿瘤发病率明显增高。

5. 抵御毒物对人体的危害

硒与金属有很强的亲和力，在体内与金属（如汞、镉、铜及铅等）结合形成金属硒蛋白复合物而产生解毒作用，并使金属排出体外。硒可对抗某些化疗药物的毒性反应，如硒对化疗后出现的肾、肝及心肌损伤都有明显的治疗作用。

6．促进生长和保护视觉器官的健全

硒为生长与繁殖所必需，缺硒可致生长迟缓。硒参与辅酶A和泛醌的合成，因此在三羧酸循环和呼吸链电子传递中发挥一定的生物学作用。白内障患者与糖尿病性失明者补充硒后，视觉功能将有所改善。

（二）缺乏与过量

1．缺乏症

缺硒是一种地方病，与人群生存的地理环境中硒含量偏低有关。缺硒可导致克山病，大多发生在山区、丘陵，易感人群为2～6岁儿童和育龄妇女。克山病是一种以多发性灶状坏死为主要病变的心肌病，临床特征为心肌坏死，伴心功能不全和心律失常，严重者可发生心源性休克或心力衰竭，病死率高达85%。另外，大骨节病的发生也被确证与硒缺乏有关，该病主要发生在青少年期。大骨节病为慢性畸形性骨关节病，主要侵犯四肢骨和关节，患者指短，关节增粗，有时肘关节不能完全伸直。克山病和大骨节病用亚硒酸钠预防和治疗可获得良好效果。

缺硒还可影响机体的免疫功能，包括细胞免疫和体液免疫。补硒可提高宿主抗体和补体的应答能力。

2．过量

摄入过量硒可引起机体中毒，中毒症状有恶心、呕吐、头发脱落、指甲变形脱落、皮肤损伤及神经系统异常、肢端麻木和抽搐等，严重者可致死亡。补硒过量可能导致细胞氧化过程障碍，得"碱土病""晕倒症"。

三、参考摄入量与食物来源

中国营养学会推荐膳食硒的RNI为60μg/d，UL为400μg/d。食物中以海产品、动物内脏含量较高，如牡蛎、扇贝、猪肝、猪肾等，鱼、蛋、肉、大米及其他粮谷含硒较蔬菜、水果高。常见食物硒含量见表7-8。食品中含硒量不仅与产地有关，也与食品加工有关。贫硒地区的粮食和蔬菜缺硒，是人体缺硒的地方性疾病发生首因。

表7-8　常见食物中硒含量

食物名称	硒含量（μg/100g）	食物名称	硒含量（μg/100g）	食物名称	硒含量（μg/100g）
鲜扇贝	20.22	猪肉	7.90	带鱼	26.63
牡蛎	86.64	牛肉	3.15	鱼子酱	18.89
驴肉	3.80	羊肉	5.95	黄鳝	34.56
鸡脯肉	11.75	乳鸽	11.97	杏仁	3.33
芝麻(黑)	4.70	鸡蛋	13.96	花生仁(炒)	7.10

食物名称	硒含量(μg/100g)	食物名称	硒含量(μg/100g)	食物名称	硒含量(μg/100g)
黄豆	6.16	草鱼	11.67	标准粉	7.42
猪肝	26.12	河虾	29.65	绿豆	4.28

思考题：

1. 什么是常量元素和微量元素？人体必需微量元素有哪些？

2. 钙缺乏症在不同人群中的表现如何？如何预防钙的缺乏？

3. 钙、铁、锌在吸收时，哪些是促进因素，哪些是妨碍因素？

4. 膳食中合理的钙、磷摄入比值是多少？为什么容易出现钙、磷摄入的不平衡？

5. 缺铁性贫血的症状有哪些？如何判定？动物性食物中的铁和植物性食物中的铁吸收率有何差别？以素食为主的人如何避免缺铁性贫血？

6. 某女，25岁，自感心慌、头晕、呼吸急促、体力不济，营养师检查后发现其口唇、甲床苍白。你若是营养师，可初步判定此为何营养问题？为了进一步增加判断的准确性，你应做哪些询问和检查？提供怎样的饮食建议？

7. 列表说明人体缺乏矿物质锌、硒、碘会出现的症状。哪些食物富含这些营养素？

第8章

维生素

第一节　概　述

维生素（vitamin）是维持人体正常生命活动所必需的一类低分子有机化合物，在体内含量极微，但在机体的代谢、生长发育等过程中起重要作用。它们的化学结构与性质虽然各异，但有共同特点：①均以维生素本身，或可被机体利用的前体化合物（维生素原）的形式存在于天然食物中；②非机体结构成分，不提供能量，但担负着特殊的代谢功能；③一般不能在体内合成（维生素D例外）或合成量太少，必须由食物提供；④人体只需少量即可满足，但绝不能缺少，否则可引起维生素缺乏病。

一、维生素命名

在维生素的化学结构未阐明之前，维生素的名称一般是按发现的先后，在维生素之后加上A、B、C、D等字母标志，如维生素A、维生素B、维生素C、维生素D等。此外，初发现时，以为是一种，其后发现是几种混合存在，于是在字母右下角注以1、2、3等加以区分，如维生素A_1、维生素A_2等，但这种命名系统正逐渐被基于它们的化学本质或生理功能的命名所取代，如抗坏血酸、抗干眼病维生素和抗凝血维生素等是按照其生理功能命名的，视黄醇、硫胺素和核黄素等是按照其化学结构命名的。维生素的命名见表8-1。

表8-1　维生素的命名

以字母命名	以化学结构或功能命名
维生素A	视黄醇、抗干眼病维生素
维生素D	钙化醇、抗佝偻病维生素

以字母命名	以化学结构或功能命名
维生素E	生育酚
维生素K	叶绿醌、凝血维生素
维生素B_1	硫胺素、抗脚气病维生素
维生素B_2	核黄素
维生素B_5	泛酸
维生素PP、B_3	烟酸、烟酰胺、抗癞皮病维生素
维生素B_6	吡哆醇、吡哆醛、吡哆胺
维生素M、B_9	叶酸
维生素H、B_7	生物素
维生素B_{12}	钴胺素、氰胺素、抗恶性贫血维生素
维生素C	抗坏血酸、抗坏血病维生素

二、维生素分类

维生素的种类繁多,结构各异,理化性质和生理功能也各不相同,通常按其溶解性质分为脂溶性维生素和水溶性维生素两大类。脂溶性维生素包括维生素A、D、E、K,只溶于有机溶剂而不溶于水,在食物中常与脂类一起,吸收过程中也与脂类相伴进行。脂溶性维生素可储存于脂肪组织和肝脏中,过量摄入可引起中毒。水溶性维生素有B族维生素和维生素C,易溶于水,在食物清洗、加工、烹调过程中处理不当易损失,在体内仅有少量储存,易排出体外,过量一般不会引起中毒反应。脂溶性维生素与水溶性维生素的特点见表8-2,维生素的稳定性见表8-3。

表8-2 脂溶性维生素与水溶性维生素的特点

项目	脂溶性维生素	水溶性维生素
组成	碳、氢、氧	碳、氢、氧、氮、钴、硫
溶解性	脂溶性	水溶性
体内积存	有	无
缺乏症	出现缓慢	出现较快
毒性	大剂量易引起中毒	剂量大时,从尿中排出,几乎无毒性
营养评价	不能用尿进行评价	可通过血、尿进行评价

表8-3 维生素的稳定性

维生素	pH的影响			空气	光	加热	加工烹调的损失率(%)
	酸性(<7)	中性($=7$)	碱性(>7)				
维生素A	+	−	−	+	+	+	0～40

续表

维生素	pH的影响			空气	光	加热	加工烹调的损失率(%)
	酸性(＜7)	中性(＝7)	碱性(＞7)				
维生素A原	＋	－	－	＋	＋	＋	0～30
维生素D	－	－	＋	＋	＋	＋	0～40
维生素E	－	－	－	＋	＋	＋	0～55
维生素C	－	＋	＋	＋	＋	＋	0～100
维生素B$_1$	－	＋	＋	＋	－	＋	0～80
维生素B$_2$	－	－	＋	－	＋	＋	0～75
维生素B$_6$	－	－	－	－	＋	＋	0～40
烟酸	－	－	－	－	－	－	0～75
泛酸	＋	－	＋	－	－	＋	0～50

注:"－"代表稳定,"＋"代表不稳定。

三、维生素缺乏

在营养缺乏中以维生素缺乏较为常见。人体维生素缺乏是一个渐进的过程,最初表现为组织中维生素储存降低,继而出现生化指标和生理功能异常,进一步发展到组织病理改变,并出现临床体征。当维生素缺乏出现临床症状时,称为维生素临床缺乏。维生素的轻度缺乏一般不出现临床表现,但可降低劳动效率及对疾病的抵抗力,称为维生素亚临床缺乏,症状不明显而容易被忽视,是营养缺乏中的一个主要问题。

(一) 维生素缺乏的主要原因

一是摄入不足。食物短缺或挑食,使某一类食物摄入不足,或食物的运输、加工、烹调、储藏不当,使维生素损失或被破坏。

二是吸收利用降低。长期腹泻或由于衰老、疾病,对维生素的吸收利用降低,如肝、胆疾病患者因胆汁分泌减少而影响脂溶性维生素的吸收。

三是维生素需要量相对增高。妊娠期妇女和乳母、生长发育期儿童、特殊生活及工作环境下的人群、疾病恢复期患者等,对维生素的需要量都相对增加。长期摄入营养补充剂,造成对维生素需要量增加,一旦停止摄入或减少摄入,也容易出现维生素缺乏症状。

(二) 维生素缺乏的分类

一是原发性维生素缺乏。由膳食中维生素供给不足或生物利用率过低而引起。

二是继发性维生素缺乏。生理或病理原因妨碍了维生素的消化、吸收和利用,或因需要量增加、排泄或破坏增多而引起的条件性维生素缺乏。

四、维生素与其他营养素的关系

与能量代谢密切相关的维生素B_1、维生素B_2、维生素B_3，需要量随着对能量需要量的增加而增加。维生素E能促进维生素A在肝内的储存。维生素E的抗氧化作用依赖谷胱甘肽过氧化物酶、维生素C等抗氧化物质协同作用，而谷胱甘肽过氧化物酶又需要有硒的存在。因此，各种维生素之间，维生素与其他营养素之间保持平衡非常重要。单一的大剂量摄入某种营养素，可能会引起或加剧其他营养素代谢紊乱。

第二节 维生素A

维生素A，又名视黄醇或抗干眼病维生素，是不饱和一元醇、一种黄色结晶体。机体内的维生素A活性形式有三种，即视黄醇、视黄醛和视黄酸。天然维生素A只存在于动物性食物中。植物体内所含的类胡萝卜素，其中一部分进入机体可转变为维生素A，又称维生素A原，在人体中发挥维生素A的作用。目前已经发现的类胡萝卜素约有700种，仅约1/10为维生素A原，其中最重要的是β-胡萝卜素，转化成维生素A的活性最强，其他还包括α-胡萝卜素和β-隐黄质。

一、理化性质与体内分布

维生素A属脂溶性维生素，在高温和碱性环境中比较稳定，一般烹调和加工过程中不易被破坏，但是维生素A极易氧化，特别是在高温条件下，紫外线照射可加快氧化破坏。因此，维生素A或富含维生素A的食物应避光、低温保存，如能在保存的容器中充氮以隔绝氧气，则保存效果更好。食物中含有磷脂、维生素E、维生素C和其他抗氧化剂时，视黄醇和胡萝卜素较为稳定；食物中共存的脂肪酸败时可致其被严重破坏。维生素A在体内主要储存于肝脏中，约占总量的90%～95%，少量储存于脂肪组织中。

二、生理功能和缺乏与过量

(一) 生理功能

1. 维持正常视觉功能

视网膜上的感光物质视紫红质对暗视觉十分重要，是由维生素A(11-顺式视黄醛) 和视蛋白结合而成。当光线从角膜进入视网膜时,视紫红质分子构型发生变化,视黄醛从11-顺式构型转变成全反式构型,同时与视蛋白分开。构象变化可引起细胞膜产生电信号,并传递给视神经细胞,最终在大脑中形成视觉图像,能使人在暗处看清物体(见图8-1)。与视蛋白分离的全反式视黄醛在一系列酶的作用下,又转变成11-顺式视黄醛,再与视蛋白结合成视紫红质,供下一次循环使用。不是所有与视蛋白分离的视黄醛都可以反复使用形成视紫红质,因此必须持续补充维生素A以满足需求。

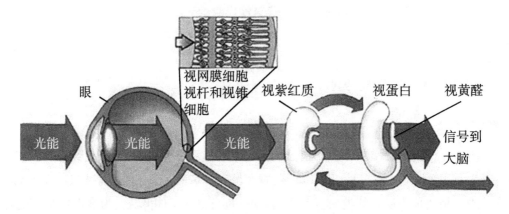

图8-1　视黄醇参与视觉形成的循环过程

人从亮处进入暗处,视紫红质被大量消耗而缺乏,刚开始看不清楚任何物体。经过一段时间后,视紫红质再生到一定水平,视觉恢复,这一过程称为暗适应。如果维生素A缺乏,视紫红质合成不足,对弱光敏感度降低,暗适应时间延长,于是产生视力低下和夜盲症(古称雀目)。

2. 维持上皮组织结构的完整和健康

维生素A与磷酸构成的脂类是合成糖蛋白所需寡糖基的载体,而糖蛋白参与上皮细胞的正常形成和黏液分泌,是维持上皮细胞生理完整性的重要因素。很大比例的维生素A存在于人体表面的黏膜和皮肤细胞中,维持这些细胞正常状态和功能离不开维生素A。当维生素A充足时,皮肤和机体保护层(如肺、肠道、泌尿道、膀胱上皮层、阴道等)才能维持正常的抗感染和抵御外来侵袭的天然屏障作用。当维生素A缺乏时,上皮基底层增生变厚,表层角化、干燥等,削弱了机体屏障作用,此时机体易感染,儿童极易合并发生呼吸道感染及腹泻。有的肾结石也与泌尿道角质化有关。

3. 促进生长发育

维生素A具有类固醇激素的作用,影响细胞分化,促进生长发育。维生素A能维持成骨细胞与破骨细胞之间的平衡,维持骨的正常生长。维生素A缺乏时可引起生长停顿,发育不良,骨质向外增生,并干扰邻近器官以及神经组织等。孕妇缺乏维生素A可导致胚胎发育不全或流产,所生的新生儿体重轻。儿童缺乏维生素A,可出现生长停滞、发育迟缓、骨骼发育不良。

4．抗氧化和抗癌作用

维生素A和β-胡萝卜素能捕捉自由基,淬灭单线态氧,是体内起重要作用的抗氧化剂。视黄醇类物质能抑制肿瘤细胞的生长与分化,起防癌、抗癌作用。流行病学调查表明,维生素A和β-胡萝卜素摄入量高的人群,患肺癌等上皮癌的危险性减少。维生素A抑制肿瘤的作用可能与其调节细胞分化、增殖、凋亡有关,也可能与其解毒和抗氧化功能有关。

5．促进免疫功能

维生素A通过调节细胞和体液来提高免疫功能。该作用可能与增强巨噬细胞和自然杀伤细胞的活力,以及改变淋巴细胞生长和分化有关。维生素A缺乏时,免疫细胞内视黄酸受体表达下降,影响机体的免疫功能。因此,维生素A又被称为"抗感染"维生素。

(二) 缺乏症

孕妇血中的维生素A不易通过胎盘屏障进入胎儿体内,新生儿体内维生素A储存量低,因此,婴幼儿、儿童的维生素A缺乏症比率高于成人。一些在非洲和亚洲发展中国家多发的疾病,如麻疹、肺结核、肺炎、猩红热等消耗性疾病,胆囊炎、胰腺炎、胆管堵塞、肝硬化、慢性腹泻等消化性疾病,血吸虫病都可影响维生素A的吸收和代谢,引发维生素A的缺乏。

1．维生素A缺乏的表现

(1) 暗适应下降,缺乏早期夜间视力减退,严重者可致夜盲症。

(2) 上皮细胞分泌黏液的能力丧失,出现上皮干燥、增生及角化 (毛囊角化、丘疹)、脱屑 (脱毛发),尤其以眼、呼吸道、消化道、尿道等上皮组织受影响最为明显。儿童、老年人易引起呼吸道炎症,严重时可导致死亡。

(3) 如果泪腺上皮受波及,会造成眼干燥症。患者泪腺分泌减少,眼结膜和角膜上皮组织变性,发生结膜皱纹,在眼球巩膜近角膜缘外侧,由脱落的角膜上皮、上皮碎屑和分泌物形成浅表的泡沫状小白斑,不易擦去,即为毕脱氏 (Bitot) 斑。结膜失去正常光泽、浑浊、变厚、变硬,角膜基质水肿,角膜表面粗糙、浑浊、软化、溃疡、糜烂、穿孔,通常为双侧性。患者常感眼睛干燥、怕光、流泪、发炎、疼痛,发展下去可致失明。

(4) 其他还有血红蛋白合成代谢障碍,机体因抵抗微生物侵袭能力降低而易感染疾病,儿童生长发育迟缓、骨骼发育不良等。

2．维生素A缺乏实验室检测

维生素A缺乏实验室检测指标主要有血清视黄醇水平、视黄醇结合蛋白水平、相对剂量反应试验和暗适应测定等。其中,血清视黄醇水平是评价维生素A营养状况的常用指标,正常值为$0.70 \sim 2.56 \mu mol/L$,当小于等于$0.35 \mu mol/L$并伴有眼部和皮肤症状,可判定临床缺乏。视黄醇结合蛋白水平与血清视黄醇水平有较好的相关性,低于$23.10 mg/L$则有维生素A缺乏的可能。

相对剂量反应 (relative dose response test, RDR) 测验可间接估计肝中维生素A的储备状况,受试者口服视黄基酯450μg,测定口服前和口服5h后血浆视黄醇浓度。

RDR(%) =(5h视黄醇浓度－基础视黄醇浓度)/5h视黄醇浓度

RDR(%)≥20%,可判定为维生素A缺乏。

暗适应测定可用于评估早期维生素A缺乏,但需排除其他疾病影响因素,如有眼部疾患、血糖过低或睡眠不足者暗适应功能也降低,且此法不适用于婴幼儿。

(三) 过量

维生素A摄入过多,可引起急、慢性及致畸毒性。成人食用北极熊肝、鲨鱼肝、鳕鱼肝等富含维生素A的食物,或者误服维生素A制剂,一次剂量超过RNI的100倍,儿童超过20倍即可发生急性中毒,表现为恶心、呕吐、头痛、眩晕、视物模糊、复视、肌肉失调,重者出现嗜睡、厌食、少动、反复呕吐。慢性毒性比急性毒性更加常见,如不遵医嘱长期摄入过量维生素A制剂,表现为头痛、脱发、肝大、皮肤干燥、瘙痒、长骨肌肉连接处疼痛伴肿大。孕早期维生素A摄入过量,可导致胚胎吸收、流产、出生缺陷等,绝大多数是因为过多摄入维生素A浓缩剂引起。当维生素A过多一旦确诊,应立即停止服用维生素A制剂和摄入含维生素A的食物,一般症状在1~2周消失,预后良好。摄入普通食物一般不会引起维生素A过量。

当摄入富含胡萝卜素的黄红色食物,如胡萝卜、南瓜、橘子等,过量的胡萝卜素不能在小肠黏膜细胞内充分、迅速地转化成维生素A,皮肤可出现类似黄疸改变,即胡萝卜素血症。血清胡萝卜素含量明显升高,黄色素沉着在皮肤内和皮下组织,表现为皮肤黄染,以鼻尖、鼻唇皱襞、前额、手掌、足底部位最为明显。停止大量食入富含胡萝卜素的食物后,皮肤黄染的症状可在2~6周逐渐消退,不需特殊治疗,无生命危险。

三、参考摄入量与食物来源

食物维生素A活性最初采用国际单位 (international unit,IU) 来表示,但是,IU体系没有顾及一般膳食中β-胡萝卜素和其他维生素A原类胡萝卜素的低吸收和转化率影响。1967年,FAO和WHO提出视黄醇当量 (retinol equivalent,RE) 的概念,但RE概念可能高估了类胡萝卜素对维生素A的贡献。基于此,美国医学研究院食物与营养委员会在2001年提出视黄醇活性当量 (retinol activity equivalents,RAE) 来代替RE评估膳食维生素A的活性。目前多应用RE或RAE的表达方式,IU在某些领域仍有应用,换算关系如下:

1IU维生素A＝0.3μg全反式视黄醇＝0.6μg全反式β-胡萝卜素

1μgRE＝1μg全反式视黄醇＝2μg溶于油剂的纯品全反式β-胡萝卜素

＝6μg膳食全反式β-胡萝卜素＝12μg其他膳食维生素A原类胡萝卜素

1μgRAE＝1μg全反式视黄醇＝2μg溶于油剂的纯品全反式β-胡萝卜素

＝12μg膳食全反式β-胡萝卜素＝24μg其他膳食维生素A原类胡萝卜素

中国居民膳食维生素A的RNI成人男性为800μgRAE/d，女性为700μgRAE/d，UL为3000μgRAE/d。维生素A的安全摄入量范围较小，大量摄入有明显毒性作用，特别是视黄醇的大量摄入，但β-胡萝卜素是维生素A的安全来源。膳食供给中至少应有1/3来自维生素A，其余2/3可来自胡萝卜素。视力要求高、夜间及弱光下工作、皮肤黏膜经常受刺激者维生素A需要量较高，如射击、摩托及游泳运动员等维生素A需要量较高。

脂肪和胆盐是维生素A和胡萝卜素被肠道吸收的必要条件。胆盐能够乳化脂肪，加强胡萝卜素裂解酶的活性，促进胡萝卜素转化成维生素A，有利于其吸收、转运和代谢。维生素E可防止维生素A的氧化从而提高其生理功能。

在计算膳食中维生素A的总摄入量时，应将动物性食物中的维生素A与植物性食物中的胡萝卜素都换算为视黄醇活性当量，换算关系是：

膳食中总视黄醇活性当量（μgRAE）＝全反式视黄醇（μg）＋1/2溶于油剂的纯品全反式β-胡萝卜素（μg）＋1/12膳食全反式β-胡萝卜素（μg）＋1/24其他膳食维生素A原类胡萝卜素

维生素A在动物性食物，如动物内脏（猪肝4972μg、鸡肝10414μg）、蛋类（鸡蛋234μg）中含量丰富。经济不发达地区的人群动物性食物摄入较少，主要依靠植物来源的胡萝卜素。胡萝卜素主要存在于深绿色或红黄色的蔬菜水果中，如西兰花、菠菜、空心菜、莴苣叶、芹菜叶、豌豆苗、胡萝卜、红番薯、辣椒、杧果、杏、柿子等。常见食物中维生素A和类胡萝卜素含量见表8-4。

值得注意的是，维生素A补充剂用量过大，对身体不仅没有益处，反而会引起中毒。食物来源的维生素A一般较安全。

表8-4 常见食物维生素A和类胡萝卜素含量

食物	视黄醇(μg/100g)	维生素A原类胡萝卜素(μg/100g)			RE(μg/100g)	RAE(μg/100g)
		β-胡萝卜素	α-胡萝卜素	β-隐黄质		
羊肝	20972	0	0	0	20972	20972
牛肝	20220	0	0	0	20220	20220
鸡肝	10414	0	0	0	10414	10414
猪肝	4972	0	0	0	4972	4972
鸡心	910	0	0	0	910	910
瘦猪肉	44	0	0	0	44	44
鸡蛋	234	10	0	9	236	235
牛奶	24	5	0	0	25	24

续表

食物	视黄醇(μg/100g)	维生素A原类胡萝卜素(μg/100g)			RE(μg/100g)	RAE(μg/100g)
		β-胡萝卜素	α-胡萝卜素	β-隐黄质		
胖头鱼	34	0	0	0	34	34
带鱼	29	0	0	0	29	29
蛤蜊	21	0	0	0	21	21
对虾	15	0	0	0	15	15
甘薯	0	8509	7	0	1419	709
胡萝卜	0	8285	3477	125	1681	841
菠菜	0	5626	0	0	938	469
莴苣叶	0	4443	0	0	741	370
南瓜	0	3100	515	2145	738	369
大白菜	0	2681	1	0	447	223
红辣椒	0	1624	20	490	313	157
韭菜	0	1000	0	0	167	83
番茄	0	449	101	0	83	42
花椰菜	0	361	25	1	62	31
苦瓜	0	190	185	0	47	24
杧果	0	445	17	11	77	38
柿子	0	253	0	1447	163	81
橘子	0	155	101	407	68	34
橙子	0	71	11	116	22	11

第三节 维生素D

维生素D是类固醇衍生物，种类很多，以维生素D_2（麦角钙化醇）和D_3（胆钙化醇）最为常见，它们分别由植物中的麦角固醇和人体皮肤中的7-脱氢胆固醇经日光或紫外光照射形成。此外，在含脂肪多的海鱼及其肝脏中也含有天然维生素D_3。维生素D晶体呈白色，性质稳定，能耐高温，油脂酸败可破坏维生素D。

一、生理功能和缺乏与过量

(一) 生理功能

1, 25-$(OH)_2D_3$(或D_2)是维生素D的活性形式。维生素D的主要生理功能是调节体内钙、磷代谢,促进钙、磷的吸收和利用,以构成健全的骨骼和牙齿。此外,维生素D还作用于其他很多器官,如心脏、肌肉、大脑、造血和免疫器官,参与细胞代谢或分化的调节。

1. 促进小肠钙和磷的吸收

转运至小肠组织的维生素D_3进入黏膜上皮细胞,并在此处诱发一种特异的钙结合蛋白质的合成。一分子钙结合蛋白质可与四个钙离子结合,因此被视为参与钙运输的载体。这种结合蛋白质还可增加肠黏膜对钙的通透性,将钙通过黏膜细胞主动转运至血循环。此外,维生素D也能激发肠道对磷的转运,促进磷吸收。

2. 促进肾小管对钙、磷的重吸收

维生素D_3能促进肾小管对钙、磷的重吸收,减少丢失,促进磷的重吸收比促进钙的重吸收作用明显。佝偻病患儿的早期表现为尿磷增高,血浆无机磷酸盐浓度下降,从而影响骨组织钙化。

3. 促进骨钙动员

在血钙降低时,维生素D能动员储存在骨组织中的钙和磷进入血液,以维持正常的血钙浓度。维生素D_3能诱导肝细胞、单核细胞转变为成熟的破骨细胞,继而发挥调节骨的重吸收作用,释放钙进入血液。破骨细胞一旦成熟,即失去了维生素D_3的核受体,不再对维生素D_3产生反应。

4. 调节基因转录作用

维生素D_3通过调节基因转录和一种独立信息转导途径来启动生物学效应。现已证明,有30个具有调节基因转录作用的维生素D核受体靶器官,包括肠、肾、骨、胰、垂体、乳房、胎盘、造血组织、皮肤及各种来源的癌细胞等。

5. 通过维生素D、甲状旁腺激素、降钙素等内分泌系统调节血钙平衡

在维生素D内分泌调节系统中,主要的调节因子是维生素D_3、甲状旁腺激素、降钙素、血清钙磷。当血钙降低时,甲状旁腺激素升高,维生素D_3增多,通过其对小肠、肾、骨等靶器官的作用以增高血钙水平,当血钙量达到设定点时,关闭甲状旁腺素的分泌。当血钙过高时,甲状旁腺激素下降,降钙素产生增加,下调维生素D_3水平,尿中钙、磷的排出增加。

临床中,维生素D类药物可抑制甲状旁腺激素过度产生和甲状旁腺增生。

6. 其他功能

维生素D具有激素功能,通过维生素D核受体调节生长发育、细胞分化、免疫、炎性反应等。近年来发现机体低维生素D水平与高血压、肿瘤、糖尿病、心脑血管疾病、脂肪肝、

低水平的炎性反应、自身免疫性疾病密切相关，也与部分传染病（如结核、流感等）的发病相关。

（二）缺乏症

膳食中缺乏维生素D和日光照射不足，是引起人体维生素D缺乏的两大主要原因。因此，维生素D缺乏常发生在光照不足者、喂养不当（尤其是人工喂养）小儿或肝中维生素D储存量较少而出生后生长又较快的早产儿及多胎儿中。某些疾病特别是肠道吸收障碍，影响维生素D与钙的吸收，也是维生素D缺乏的常见原因之一。

1. 维生素D缺乏的表现

维生素D缺乏或不足，导致肠道钙、磷吸收减少，肾小管对钙和磷的重吸收减少，影响骨钙化，造成骨骼和牙齿矿化异常。在幼儿期可出现佝偻病，成年期发生骨软化症，老年期出现骨质疏松。骨软化症多发生在骨骼生长发育已完成的成年人，以妊娠、多产的妇女多见。肌肉无力是维生素D缺乏的一个重要表现，患者上楼梯或从座位起立时很吃力，患者步态特殊，被称为"鸭步"，骨痛与肌肉无力同时存在。维生素D缺乏严重者血钙明显下降，可引起手足抽搐症（详见钙缺乏）。

2. 佝偻病早期诊断

佝偻病早期，血液钙磷水平受机体代谢调节而变化不显著，早期诊断价值小。尿钙受其他影响因素比血钙大，但检测方便。碱性磷酸酶水平在基层常作为佝偻病诊断指标之一，正常值为30～120U/L，但碱性磷酸酶受多种因素影响，对早期佝偻病的诊断特异性差。国内外一般认为血清骨碱性磷酸酶是反映骨改变过程的指标，对佝偻病早期诊断有直接临床意义，正常标准为≤200U/L，≥250U/L为治疗水平。除此之外，其他生化指标有血清骨钙素、抗酒石酸酸性磷酸酶、血清25-(OH)D_3水平等。血中25-(OH)D_3水平＜10ng/mL（25nmol/L）为严重缺乏，＜20ng/mL为缺乏，21～29ng/mL为不足，≥30ng/mL为充足，其正常值上限为100ng/mL，当＞150ng/mL时，可发生中毒。也可结合情况采用X线片、定量CT、定量超声对骨密度进行检查。

案例分析：患者，男，11月龄。近三个月来，睡眠欠佳，哭闹、易激惹，有惊醒多汗等症状。近两个月反复发生不明原因腹泻两次，每次持续一周，未服药自愈。喂养情况，母乳和牛奶混合喂养，5月龄以后添加辅食，有蛋黄、铁强化米粉，每天少量蔬菜汁、水果。户外活动较少，未添加其他膳食补充剂。

生长发育指标正常，未出牙，枕秃较明显。血尿常规正常，血生化正常。血钙、磷、碱性磷酸酶、钾、钠均在正常范围内，血浆25－(OH)－D_3为39nmol/L，偏低。X线片检查发现，尺桡骨远端呈毛刷样及杯口样改变，干骨骺端皮质骨疏松，临时钙化带消失，软骨间隙增加。

鉴别诊断：患儿，11月龄，有夜惊症状、枕秃，X线片显示有骨质疏松、骨龄落后等佝偻病的表现，结合血浆中的25-(OH)-D$_3$偏低，可诊断为维生素D缺乏佝偻病。

治疗方案：维生素D滴剂补充400～600IU/d，同时注意钙的补充，但应避免补充过量。膳食上，继续母乳喂养，适量添加肝脏、蛋黄等辅食。多做户外活动，保证一定的日晒时间。患儿不宜久坐或久站，预防骨骼畸形。

(三) 过量

维生素D可在体内蓄积，过多摄入会引起中毒，表现为非特异性症状，如食欲不振、体重减轻、多尿、心律失常等。同时因慢性持续性血钙水平增加，血管和组织钙化，从而影响心、血管和肾。有研究报道，高剂量维生素D和钙联合补充剂会增加肾结石发病率，而膳食来源的钙不会引起肾结石。

严重的维生素D中毒可导致死亡，故在服用维生素D及制剂时应注意，尤其对婴幼儿更应慎重。预防维生素D中毒最有效的方法是避免滥用其膳食补充剂。

二、参考摄入量与食物来源

中国居民膳食维生素D的AI普通人群为10μg/d，65岁以上老年人为15μg/d，UL为50μg/d。

维生素D的数量可以用IU或μg表示，它们的换算关系是：

$$1IU维生素D_3 = 0.025μg维生素D_3，即1μg的维生素D_3 = 40IU维生素D_3$$

皮肤日光暴露是人体廉价获得充足、有效的维生素D的最好来源，应大力提倡非剧烈的日光暴露。产生的维生素D$_3$可储存在体内脂肪组织中，并在冬天维生素D$_3$不能产生时释放到血液中。一般推荐上午10时前，下午3时后，此时紫外线水平相对较低，每周两次暴露双上肢和双下肢于日光下5～30min，通常可以获取足够的维生素D。在树荫下可以得到紫外线的散射，起到合成维生素D的效果；但是玻璃能够阻挡90%以上的紫外线，隔着玻璃晒太阳，显著地影响皮肤合成维生素D。成年人只要经常接触阳光，体内合成量即可满足需要，一般不会发生维生素D缺乏病，只有特殊情况（如夜班工作或缺乏户外活动等）才需补充。在阳光不足或空气污染严重的地区，也可采用紫外线灯做预防性照射。

维生素D的食物来源并不丰富，主要存在于动物性食物中。其中，海水鱼肝脏中的含量最丰富，鱼肝油对于防治婴幼儿佝偻病有重要意义；其次为各种动物肝脏和蛋黄；晒干后的青菜，其他维生素可能被破坏，但唯独维生素D剧增，故菜干是富含维生素D的食物。母乳和牛奶是维生素D较差的来源，蔬菜、水果及谷类只含少量的维生素D或几乎没有维生素D。目前，牛乳和婴幼儿食品中强化维生素D，可作为预防维生素D缺乏的措施之一。

第四节　维生素 E

　　维生素E又称生育酚,天然食物中有 α、β、γ、δ-生育酚和相应的 α、β、γ、δ-三烯生育酚共8种。α-生育酚是自然界中分布最广、含量最丰富且活性最高的维生素E形式,故通常以 α-生育酚作为维生素E的代表进行研究。α-生育酚是浅黄色油状物,极易自身氧化,并易遭氧、碱、铁盐的破坏,对酸、热较稳定,但长期高温加热(油炸),特别是油脂酸败时,常使其活性明显降低。因此一般性烹调,维生素E损失不大,油炸时活性明显降低。

一、生理功能和缺乏与过量

(一) 生理功能

1. 抗氧化作用

　　维生素E是一种重要的脂溶性抗氧化剂。机体代谢过程中不断产生自由基。自由基是含有一个或多个未配对电子的原子或分子,它具有强氧化性,可导致细胞膜脂质损伤、蛋白质氧化损伤、DNA损伤,这些变化引起细胞衰老并出现脂褐素沉着、动脉粥样硬化、肿瘤等一些疾病的发生也与自由基密切相关。维生素E能捕捉自由基,是体内自由基的良好清除剂。它能对抗生物膜中不饱和脂肪酸的过氧化反应,因而避免脂质过氧化物的产生,保护生物膜的结构与功能,并减少各组织细胞内脂褐素的产生,从而延缓衰老;防止维生素A(类胡萝卜素)、维生素C、含硫的酶和谷胱甘肽的氧化,从而保护这些必需营养素在体内执行其特定的功能;阻断硝酸盐和亚硝酸盐转变成亚硝酸,同时刺激免疫系统,增加免疫反应,从而起到抑制肿瘤的作用。

　　维生素E与其他抗氧化物质及抗氧化酶,包括超氧化物歧化酶、谷胱甘肽过氧化物酶等一起构成体内抗氧化系统。体内抗氧化作用是由复杂的体系共同完成的,维生素E是这个体系的一个重要组成成分。

2. 维持正常生殖功能

　　维生素E与性器官的成熟和胚胎发育有关。如果维生素E缺乏,对雄性动物来说,会使睾丸萎缩和上皮变性;对雌性动物来说,会影响胎盘及胎儿的发育,造成胎儿死亡。临床常用维生素E治疗习惯性流产和不育症。

3. 调节血小板的黏附和聚集能力

　　维生素E是一种重要的血管扩张剂和抗凝血剂,当维生素E缺乏时,血小板凝聚作用增强,增加发生心肌梗死和脑卒中的危险。人体红细胞存在 α-生育酚结合蛋白,能特异地将 α-生育酚结合到红细胞膜上,在预防溶血方面起着重要的作用,缺乏时会出现溶血性贫血。

4. 其他功能

维生素E能改善脂质代谢,降低血中胆固醇水平,增加动脉血管壁的弹性,因而可以阻止动脉硬化与冠心病的发生和发展。维生素E对维持正常免疫功能,特别是T淋巴细胞的功能很重要,老年人群补充适量的维生素E,能增强免疫力。维生素E还能抑制肿瘤细胞的生长和增殖,其作用机制可能与抑制细胞分化、生长密切相关的蛋白激酶活性有关。

(二) 缺乏症

维生素E缺乏一般发生在低体重的早产儿、血β-脂蛋白缺乏及脂肪吸收障碍者 (胰腺病变、脂肪泻等疾病),正常人中极少出现维生素E缺乏。早产儿血浆和组织中维生素E水平很低,且消化器官不成熟,维生素E吸收不良,往往容易出现溶血性贫血,即红细胞的细胞膜破裂而溶血。维生素E缺乏会影响神经系统,特别是对处于发育中儿童的神经系统,对维生素E的缺乏很敏感,表现为深层腱反射丧失、震颤、位感受损、平衡协调改变、眼肌麻痹、眼移动障碍、肌肉软弱和视野障碍,如不及时使用维生素E补充治疗,可很快出现神经系统的异常症状,并影响认知能力和运动发育。成年人已成熟的神经系统对维生素E缺乏比较耐受,一般5～10年后才会出现神经方面的异常。低维生素E可能增加动脉粥样硬化、癌症、白内障及其他老年退行性病变的发病率。

(三) 过量

在脂溶性维生素中,维生素E的毒性相对较低。使用抗凝药物或有维生素K缺乏的人使用维生素E补充剂时有增加出血的危险。大剂量维生素E补充剂可出现的中毒症状有肌无力、视物模糊、复视、恶心、腹泻等,所以人体每天维生素E的摄入量以不超过400mg为宜,早产儿须在儿科医生的监控下使用维生素E。

二、参考摄入量与食物来源

生育酚有天然和人工合成之分,天然生育酚为d-α-生育酚,国际理论与应用化学联合会命名为RRR-α-生育酚,人工合成为dl-α-生育酚,化学命名为全消旋α-生育酚或all-rac-α-生育酚。天然的生育酚和合成的生育酚虽然分子式一致,但在结构上有所差异,所以生物学活性也不同。合成生育酚的相对生物活性是天然生育酚的74%,升高血浆α-生育酚的能力仅为天然维生素E的1/2。维生素E补充剂常为含有α-生育酚的各种酯,酯类结构能防止维生素E氧化,从而延长保质期。

维生素E的生物学活性可以用国际单位 (IU) 或α-生育酚当量 (α-tocopherol equivalent, α-TE) 表示。

$$1IU维生素E＝1mg\ dl-\alpha-生育酚乙酸酯＝0.91mg\ dl-\alpha-生育酚$$
$$＝0.67mg\ d-\alpha-生育酚$$
$$1\alpha-TE(mg)＝1mg\ d-\alpha-生育酚＝2mg\ \beta-生育酚＝10mg\ \gamma-生育酚$$
$$＝50mg\ \delta-生育酚＝3.33mg\ \alpha-三烯生育酚＝1.49IU维生素E$$

中国营养学会建议成人和青少年维生素E适宜摄入量（AI）每日为14mg α-TE，乳母为17mg α-TE，UL为700mg α-TE。维生素E需要量还受膳食中其他成分的影响，如多不饱和脂肪酸、口服避孕药、阿司匹林、酒精饮料等，这些都会增加维生素E的需要量。硒有节约维生素E的作用。

维生素E在自然界中分布甚广，一般不会缺乏。植物油是人类膳食维生素E的主要来源，如麦胚油、棉籽油、玉米油、花生油、芝麻油都是维生素E的良好来源；大麦、燕麦和米糠中维生素E的含量也相当高；坚果也是维生素E的优质来源；蛋类、鸡（鸭）胗、绿叶蔬菜中也有一定的含量；肉鱼类、动物性食品、水果及其他蔬菜中维生素E的含量很少。

食物加工储存和制备过程，特别是高温焙烤超过200℃，可损失部分维生素E。

第五节　维生素 K

维生素K是一种脂溶性维生素，最早被发现能预防出血性疾病，亦称凝血因子。植物来源的维生素K为叶绿醌（维生素K$_1$），是人类维生素K的主要来源；维生素K$_2$为甲萘醌，是细菌合成的维生素K形式；人工合成的维生素K为2-甲基-1，4-萘醌，称维生素K$_3$。天然维生素K$_1$、K$_2$为黄色油状物，脂溶性；人工合成的则是黄色结晶粉末，水溶性。三种维生素K的化学性质都较稳定，能耐酸、耐热，正常烹调中虽损失较少，但对光敏感，易被碱和紫外线分解。

一、生理功能和缺乏与过量

（一）生理功能

1. 参与凝血过程

维生素K是肝脏合成四种凝血蛋白（凝血酶原、转变加速因子、抗血友病因子和司徒因子）不可缺少的物质，对凝血因子 γ-羧基谷氨酸的合成具有辅助作用。如果缺乏维生素K，则肝脏合成的上述四种凝血因子均为异常蛋白质分子，催化凝血作用的能力将大大下降，凝血时间延长，严重者会流血不止，甚至死亡。对女性来说，维生素K不仅可减少经期大量出血,还可防止内出血与痔疮。经常流鼻血的人可考虑多从食物中摄取维生素K。

2. 参与骨代谢

维生素K有助于骨骼代谢。维生素K参与合成维生素K依赖蛋白质 (bone Gla protein, BGP),BGP与钙结合,称为骨钙蛋白,作用是调节钙在骨基质中沉积。BGP由成骨细胞合成,是骨基质中含量居次位的蛋白质,可作为骨形成的标志物。成人BGP浓度为4～8ng/mL,儿童为10～40ng/mL,有增加骨质吸收或矿化作用的代谢性骨病患者,血液循环中的BGP浓度升高。

研究发现,老年妇女的骨折发生率与血维生素K水平呈负相关,而骨矿物质密度值与血维生素K水平呈正相关。流行病学调查结果显示,维生素K对骨健康有益,经常摄入含维生素K的绿色蔬菜,能有效降低骨折的风险。

(二) 缺乏症

健康成人维生素K原发性缺乏并不常见,因为维生素K广泛分布于动植物食品中,且正常肠道微生物也能合成部分维生素K。新生儿由于胎盘转运相对不足、肝脏对凝血酶原的合成尚未成熟、母乳维生素K含量低、肠道无菌等,容易发生维生素K缺乏性出血病,其表现为皮肤、胃肠道、胸腔内出血,最严重的病例可发生颅内出血。针对上述情况,国内外普遍采用新生儿出生后常规注射维生素K的预防措施。

(三) 过量

天然形式的维生素K_1和维生素K_2不产生毒性,甚至大量服用也无毒。维生素K_3因与巯基反应而有一定的毒性,能引起婴儿溶血性贫血、高胆红素血症和核黄疸症,因此不应用于治疗维生素K缺乏。目前,动物和人体研究均未显示从食物或补充剂摄入维生素K会对机体产生不良影响。

二、参考摄入量与食物来源

《中国居民膳食营养素参考摄入量》(2013年版) 中维生素K的适宜摄入量 (AI),成年人为80μg/d。

人类维生素K的来源有两方面:一方面由肠道细菌合成,主要是维生素K_2,占50%～60%。维生素K在回肠内被吸收,细菌须在回肠内合成,才能为人体所利用,有些抗生素抑制上述消化道的细菌生长,从而影响维生素K的合成和吸收。另一方面从食物中来,主要是维生素K_1,占40%～50%,绿叶蔬菜含量最高,其次为奶及肉类,水果及谷类含量最低。

脂溶性维生素主要生理功能、缺乏症、日需要量和食物来源见表8-5。

表 8-5　脂溶性维生素的生理功能、缺乏症、日需要量及来源

名称	生理功能	缺乏症	成人日需量	食物来源
维生素A	合成视紫红质、维持视力、维持上皮组织完整、促进生长发育	夜盲症、眼干燥症、上皮组织角化、生长发育受阻	800μg RAE	鱼肝油、肝、蛋黄、乳汁、绿色植物
维生素D	促进磷、钙吸收，促进骨骼正常生长	佝偻病、软骨病	10μg	鱼肝油、肝、蛋黄、牛奶、晒菜干
维生素E	维持生殖功能、抗氧化作用	人类未发现缺乏病	14mg α-TE	植物油、坚果、蛋类
维生素K	促进凝血酶原合成、与肝脏合成凝血因子有关	凝血时间延长，皮下、胃肠道出血	80μg	肝、绿色蔬菜、菜籽油

第六节　维生素 B_1

维生素 B_1 又称硫胺素、抗脚气病维生素、抗神经炎因子，为白色结晶体。它在酸性溶液中稳定，耐热，但在碱性条件下加热易被氧化破坏，故烹调时加碱会使维生素 B_1 大量损失。

一、生理功能和缺乏与过量

（一）生理功能

1. 促进糖类等代谢，维护心脏和神经健康

焦磷酸硫胺素（thiamine pyrophosphate, TPP）是维生素 B_1 的主要活性形式，在体内参与两个重要的反应，即 α-酮酸的氧化脱羧反应和磷酸戊糖的转酮醇反应，葡萄糖、脂肪酸、支链氨基酸等的氧化代谢产生ATP都需要TPP的参与。在正常情况下，神经组织所需能量主要靠糖氧化供给。当维生素 B_1 缺乏时，糖代谢受阻，导致体内能量供应发生障碍，尤其是神经组织能量供应受到影响，并伴有糖代谢中间产物丙酮酸、乳酸在神经组织堆积，出现神经肌肉兴奋性异常和心肌代谢功能紊乱，表现为多发性神经炎，典型缺乏症为脚气病。

2. 增进食欲与消化功能

维生素 B_1 可抑制胆碱酯酶活性，使神经传导递质之一的乙酰胆碱减少水解。维生素 B_1 缺乏时，胆碱酯酶活性增强，乙酰胆碱水解加速，使神经正常传递受到影响，致胃肠蠕动缓慢，消化液分泌减少，引起食欲不振、消化不良等消化功能障碍。临床上常将维生素

B_1作为辅助消化药使用。

3. 其他功能

硫胺素可能具有调控某些离子通道的功能,其作用机制与维生素B_1磷酸化有关。

(二) 缺乏症

可引起机体维生素B_1缺乏的情况有:长期食用精加工的白米、面粉,缺少粗杂粮和多种副食品的合理补充;儿童处于生长发育期,妇女在妊娠、哺乳期,高温环境下工作、精神高度紧张及代谢率增高的人,对维生素B_1的需要量相对增加;长期腹泻、酗酒以及患肝肾疾病,造成维生素B_1吸收利用障碍。

维生素B_1缺乏所致的脚气病主要伤害神经-血管系统,临床上分为成人脚气病和婴儿脚气病。

1. 成人脚气病

成人脚气病主要表现有疲乏、淡漠、食欲差、恶心、忧郁、急躁、沮丧、脚沉重麻木和心电图异常,主要分为三型。

(1) 干性脚气病:以多发性周围神经炎为主要表现,出现肢(趾)端麻木,肌肉酸痛、压痛,有蚁行感,腓肠肌更为明显,跟腱及膝反射异常。

(2) 湿性脚气病:多以水肿和心脏症状为主,可伴有便秘、厌食、消化不良等胃肠道症状。由于心血管系统功能障碍,出现下肢水肿、心室扩大、心悸、气短、心动过速、心前区疼痛等症状,处理不及时会导致心力衰竭。

(3) 混合脚气病:兼有神经炎和心力衰竭、水肿等症状。

2. 婴儿脚气病

乳母维生素B_1缺乏所导致,婴儿脚气病常发生在2~6月龄的婴儿中,以心脏受累为主。初期为食欲不振、呕吐、兴奋、心跳快、呼吸急促和困难。严重者晚期出现青紫、心脏扩大、心力衰竭和强直性痉挛,常在症状出现后1~2天突然死亡。婴幼儿时期患脚气病的人较多,但大多数只是轻度缺乏维生素B_1。患脚气病的婴幼儿脚部略有浮肿,用手指压迫时,即出现一个凹陷,压力解除后,此凹陷不能立即消失。

(三) 过量

维生素B_1属于水溶性维生素,摄入过多会从尿液中排出,其排出量与摄入量成正比,不会贮留在人体内,因此过量一般不会引起中毒。短时间服用超过RNI 100倍以上剂量时,有可能出现头痛、发抖、惊厥和心律失常。大剂量静脉注射维生素B_1,可能发生过敏性休克。

二、机体营养状况评价

(一) 尿负荷试验

利用身体自我调节机制,如果被测者维生素B_1充足,增加维生素B_1摄入量,从尿中排出量就会相应增多;反之,被测者机体储备的维生素B_1很少,当摄入大量维生素B_1后,机体组织将维生素B_1大部分或全部贮留,导致尿中排出量少。清晨给予被测者口服维生素$B_1$5 mg,收集4h内排出的尿液,测定其中维生素B_1的含量,称为尿负荷试验。该试验也可用于其他水溶性维生素的营养水平评定。维生素$B_1 < 100\mu g$(相当于摄入量的2%)为缺乏,$100 \sim 199\mu g$为不足,$200\mu g$以上为正常,$400\mu g$以上为充裕。

(二) 尿中维生素B_1和肌酐比值

清晨空腹尿液,测定维生素$B_1(\mu g)$与肌酐 (g) 的比值,用以评定人体维生素B_1的营养水平。评定标准为:比值< 27为缺乏,比值在$27 \sim 65$为不足,比值在$66 \sim 129$为正常,比值$\geqslant 130$为充足。

(三) 红细胞转酮醇酶活性系数

血液中维生素B_1绝大多数以TPP形式存在于红细胞中,并作为转酮醇酶的辅酶发挥作用。通过体外试验,测定加入TPP前后,红细胞转酮酶活性变化来反映机体营养状态。通常用加入前后两者活性之差占基础活性的百分率来表示,差值越大,说明机体维生素B_1缺乏越严重,一般认为差值$> 16\%$为不足,差值$> 25\%$为缺乏。

三、参考摄入量与食物来源

(一) 参考摄入量

维生素B_1在体内存储量有限,如果膳食中缺乏维生素B_1,只需$1 \sim 2$周,人体组织中的维生素B_1含量就会降低,肌肉、肝脏维生素B_1会迅速消失,脑中消失最慢。维生素B_1参与糖代谢,其需要量与热能供应成正比。目前,维生素B_1的RNI为0.5mg/1000kcal,男性1.4mg/d,女性1.2mg/d。儿童、青少年生长发育旺盛,孕妇、乳母等特殊生理状况,运动员、高温作业者,对维生素B_1的需要量相对增加。患代谢性疾病,如甲状腺功能亢进、长期发热及慢性消耗性疾病,都会使维生素B_1的需要量增加。常食甜食、甜饮料、酒精、速冲食品、油炸食品、加碱食品时,也需提高维生素B_1的摄入量。

(二) 食物来源

维生素B$_1$广泛存在于天然食品中,含量丰富的有动物内脏、肉类、豆类、花生和粗粮。谷类既是我国人民的主食,也是维生素B$_1$的最主要来源之一。谷物中的维生素B$_1$主要存在于表皮和胚芽,米、面加工过分精细和过分淘洗,蒸煮中加碱,煮饭丢弃米汤,均可造成维生素B$_1$损失。常见食物维生素B$_1$含量见表8-6。

表8-6　常见食物中维生素 B$_1$ 的含量

食物	含量(mg/100g)	食物	含量(mg/100g)	食物	含量(mg/100g)
稻米	0.13	黄豆	0.14	猪肉	0.49
精米	0.03	绿豆	0.25	猪心	0.10
标面粉	0.28	花生仁(炒)	0.12	猪肝	0.21
精面粉	0.06	核桃仁	0.30	猪肚	0.32
玉米	0.21	炒葵花子	0.81	鸡肝	0.26
小米	0.33	金针菜	0.05	鸡蛋	0.11
薏米	0.22	紫菜	0.27	鸭蛋	0.17
腐竹	0.13	菠菜	0.04	全牛奶粉	0.08

案例分析:患者32岁,孕18周,自孕12周起出现双下肢水肿,水肿以大腿以下尤为明显,呈凹陷性水肿并蔓延至全身,无其他症状。膳食调查发现,在孕早期,孕吐反应明显,三餐进食量较孕前减少,孕早期自行服用蛋白粉。孕期体重增加正常,目前体重56.5kg。血压110/80mmHg,辅助检查显示,尿常规蛋白尿轻微阳性,血常规正常,血生化正常,肝肾功能正常,凝血功能正常,心电图正常,胸片正常,甲状腺功能正常,B超腹部未见异常,胎儿正常。进一步检查发现,尿液中的维生素B$_1$与肌酐比例下降,血中的丙酮酸和乳酸含量升高。

鉴别诊断:排除水肿的原因有如下几种。①器质性心源性水肿。患者无心脏病史,心电图检查正常。②肾源性水肿,以全身性重度水肿、大量蛋白尿、低蛋白血症为特征。患者尿蛋白轻微阳性,血生化正常,肾功能正常。③肝性水肿,肝脏衰竭会出现轻度下肢浮肿。该患者肝功能正常,血生化正常,腹部B超显示肝脏正常。④甲状腺功能异常,甲减,可伴有全身性水肿,水肿的特点为非凹陷型。该患者为凹陷性水肿,甲状腺激素正常。⑤妊娠高血压,妊娠后期高血压、水肿、蛋白尿是主要临床表现。但该患者发病时间为孕12周,血压正常,仅有轻微的蛋白尿,可暂时排除。⑥其他水肿。该孕妇无水肿史,未接触过敏源,排除特发性和过敏性水肿。

根据尿液中维生素B$_1$与肌酐的比例下降,血中的丙酮酸和乳酸含量升高,可初步诊断为维生素B$_1$缺乏引起的脚气病,若经治疗,水肿迅速好转,即可明确诊断。

治疗方案：给予维生素B_1肌内注射治疗，观察尿液中维生素B_1的增加和水肿的消退情况。

第七节　维生素B_2

维生素B_2又称核黄素，为橘黄色针状结晶体。它在酸性、中性溶液中稳定，易被光和碱破坏。因此，维生素B_2宜避光保存，烹调中不加碱。

一、生理功能和缺乏与过量

（一）生理功能

1. 参与体内生物氧化和能量代谢

维生素B_2是黄素单核苷酸（flavin mononucleotide，FMN）和黄素腺嘌呤二核苷酸（flavin adenine dinucleotide，FAD）的组成成分，直接参与氧化反应及电子传递系统，是蛋白质、脂肪和糖类在体内代谢所不可缺少的物质，因此有促进正常生长发育，维护皮肤、黏膜完整性等功能。若体内维生素B_2缺乏，则物质和能量代谢发生紊乱，出现生长发育障碍和物质代谢障碍。

2. 参与维生素的转化

FAD和FMN作为辅酶参与色氨酸转变为烟酸，维生素B_6转变为磷酸吡哆醛的过程。

3. 其他功能

维生素B_2还与肾上腺皮质激素产生，铁的吸收、储存、利用有关。此外，维生素B_2还参与体内其他一些生化过程，如FAD作为谷胱甘肽还原酶的辅酶，参与体内抗氧化防御系统，维持还原型谷胱甘肽的浓度，FAD与细胞色素P450结合，参与药物代谢。维生素B_2能提高机体对环境应激适应能力。

（二）缺乏症

摄入不足、食物储存和加工不当、酗酒、胃肠功能紊乱（如腹泻、感染性肠炎）都会导致维生素B_2缺乏；疾病或剧烈体育活动，会增加维生素B_2的消耗。维生素B_2缺乏几乎总是伴随着其他维生素缺乏而出现，如某些条件下引起维生素B_6的缺乏，从而影响皮肤胶原成熟过程，导致皮肤、黏膜受损。维生素B_2缺乏早期表现为疲倦、乏力、口腔疼痛、眼睛出现瘙痒灼烧感，继而出现口腔和阴囊的病变，被称为"口腔-生殖系统综合征"，常见症状是口角炎、唇炎、舌炎、睑缘炎、脂溢性皮炎、阴囊炎等。

1. 口腔症状

口角炎，表现为口角湿白、裂纹，糜烂及溃疡，多为双侧对称，张口则感到疼痛，重者有出血，结痂和小脓包。唇炎，下唇红肿、干燥、鞍裂、溃疡以及色素沉着。舌炎，舌肿胀、红斑及舌乳头萎缩，自觉舌疼痛，尤以进食酸、辣、热的食物为甚。地图舌，重者全舌呈紫红色或红紫相间的地图样改变。

2. 眼部症状

眼睑炎、眼部灼痛、巩膜出血、角膜血管增生，怕光、流泪、烧灼感、视物模糊并影响夜间视力，严重时，眼角膜下部有溃疡、眼睑边缘糜烂及结膜炎等。

3. 皮肤症状

脂溢性皮炎，主要发生在皮脂分泌旺盛的地方，如鼻翼两侧、前额两眉间、腋下及腹股沟等处。患者皮肤皮脂增多，轻度红斑，有脂状黄色鳞片。皮炎有时也会发生在阴囊和会阴处，出现阴囊湿疹样皮炎，在阴囊上出现红斑脱屑，结痂，也可有渗出液和糜烂。对女性的生殖器官产生的影响有阴道壁干燥，阴道黏膜充血、溃破。

4.其他

维生素B_2的缺乏，常常伴有其他B族维生素缺乏，如影响维生素B_5和维生素B_6的代谢。维生素B_2的缺乏可导致儿童生长迟缓，妊娠期缺乏可致胎儿骨骼畸形，还可使铁的吸收障碍，造成轻中度贫血。

维生素B_2毒性很低，一般不会出现维生素B_2过多的情况。可能与人体对维生素B_2的吸收率低有关，且过量吸收的维生素B_2很快随尿排出体外。

二、机体营养状况评价

(一) 红细胞谷胱甘肽还原酶活性系数

红细胞内氧化型谷胱甘肽 (GSSG) 在谷胱甘肽还原酶作用下，还原成还原型谷胱甘肽 (GSH)，FAD作为谷胱甘肽还原酶的辅酶催化这一反应。测定红细胞谷胱甘肽还原酶活性是评价维生素B_2营养状况的一个灵敏指标。该酶的活性系数为加入FAD后谷胱甘肽还原酶活性与加入前的比值，比值＜1.2为正常，比值在1.2～1.3为不足，比值＞1.4为缺乏。

(二) 尿负荷实验

清晨口服维生素$B_2$5mg，收集4h尿液，尿中维生素B_2排出量在400μg以下为缺乏，400～799μg为不足，800～1300μg为正常，超过1300μg为充裕。

（三）尿中维生素B$_2$和肌酐比值

尿中维生素B$_2$与肌酐比值小于27为缺乏，27～79为不足，80～269为正常，大于270为充足。

三、参考摄入量与食物来源

机体维生素B$_2$的需要量与机体能量代谢及蛋白质摄入量有关，机体热能需要量增加、生长加速、创伤修复期、孕妇与乳母的供给量均需增加。膳食模式对维生素B$_2$的需要量有一定影响，低脂肪、高碳水化合物膳食对维生素B$_2$需要量减少，高蛋白、高脂肪、低碳水化合物的膳食模式可使机体对维生素B$_2$的需要量增加。特殊环境（如寒冷）或特殊作业（高原环境或井下作业）等，维生素B$_2$的需要量也会有不同程度的增加。我国推荐的供给量标准为每1000kcal热能需用0.5mg维生素B$_2$，即成人每日RNI男性为1.4mg，女性为1.2mg。

维生素B$_2$广泛存在于动植物性食物中，动物性食物比植物性食物含量高，以肝、肾、心、奶类、蛋黄和黄鳝中含量最多，其次是豆类、花生和绿叶蔬菜，发酵类食品如酸奶、奶酪、酱豆腐、豆豉等富含维生素B$_2$，蘑菇、酵母中也含有丰富的维生素B$_2$，谷类含量较少。虽然维生素B$_2$是耐热的，但对光敏感，在碱性溶液中易分解。食物不合理加工导致维生素B$_2$丢失，如捞饭比碗蒸饭损失多，油炸肉比红烧肉损失多，油炸加碱可以使维生素B$_2$大量损失。常见食物维生素B$_2$的含量见表8-7。

表8-7 常见食物中维生素B$_2$的含量

食物	含量(mg/100g)	食物	含量(mg/100g)	食物	含量(mg/100g)
猪肝	2.08	麸皮	0.30	籼米(标一)	0.06
口蘑	2.53	鸡蛋	0.27	小麦粉(标一)	0.08
香菇	1.13	黄豆	0.20	小麦粉(富强)	0.06
酵母	3.6	核桃	0.14	土豆	0.04
黄鳝	0.98	猪心	0.48	茄子	0.04
猪腰	1.14	牛奶	0.14	甜椒	0.03
海带	0.36	牛肉	0.14	柑橘	0.04
紫菜	2.07	花生仁	0.13	绿叶菜	0.08～0.16

第八节　维生素 PP

维生素 PP 是吡啶衍生物烟酸和烟酰胺的总称，又称维生素 B_3、抗癞皮病因子。维生素 PP 白色晶体，性质稳定，耐高温，不易被酸、碱、氧及光所破坏，是维生素中性质最稳定的一种。

一、生理功能和缺乏与过量

（一）生理功能

1. 参与体内物质和能量代谢

以烟酰胺形式在体内构成辅酶 Ⅰ（nicotinamide adenine dinucleotide，NAD^+）和辅酶 Ⅱ（nicotinamide adenine dinucleotide phosophate，$NADP^+$），在生物氧化过程中起传递氢作用。三大产能营养素的中间代谢，需经过三羧酸循环，其中，辅酶 Ⅰ 催化分解代谢中的氧化脱氢反应，辅酶 Ⅱ 则主要以还原型在合成反应中供氢。维生素 PP 参与葡萄糖酵解、脂代谢、丙酮酸代谢、戊糖合成和高能磷酸键的形成等。

2. 与核酸合成有关

作为生化反应中的氢传递者，核糖产生需要有 NAD^+ 和 $NADP^+$ 参与，而核糖是合成核酸的重要原料。

3. 降低胆固醇

人们每天摄入 1～2g 烟酸，能降低血中的甘油三酯、总胆固醇、低密度脂蛋白（LDL），升高高密度脂蛋白（HDL），有利于改善心血管功能。

4. 葡萄糖耐量因子（glucose tolerance factor，GTF）的重要组成

GTF 是由三价铬、烟酸、谷胱甘肽组成的复合体。GTF 可能是胰岛素的辅助因子，能增加葡萄糖利用及促进葡萄糖转化为脂肪。

（二）缺乏症

当人体缺乏维生素 PP 时将引起癞皮病，早期症状有疲劳、乏力、工作能力下降、记忆力差以及经常失眠，典型症状是皮炎（dermatitis）、腹泻（diarrhea）和痴呆（dementia），即所谓的"3D"症状。

1. 皮炎

皮炎是最典型的症状，多发于肢体暴露部位，如面颊、两手、脚背、前臂等，呈对称性分布。患处皮肤与健康皮肤有明显界限，表现为晒斑样损伤，皮肤粗糙，有鳞屑状皮肤脱落。皮损部位红褐色，有明显水肿，可伴有疱疹和皮肤破裂，形成渗出创面，痊愈后色素沉着。

2. 腹泻

早期多便秘，后因消化道腺体萎缩和肠炎，发生腹泻，大便呈糊状或水样，量多及恶臭，也可带血，腹泻往往严重合并吸收障碍。同时可出现口腔黏膜和舌部糜烂及猩红舌。

3. 痴呆

轻者表现为情绪变化无常、精神紧张，可有头昏、眼花、烦躁、焦虑、抑郁、健忘、失眠及感觉异常等表现。重者有狂躁、幻视、幻听、意识模糊等症状，进一步发展成痴呆症。本病与维生素B_1缺乏的神经炎有所不同，前者影响中枢神经，后者影响周围神经。

烟酸缺乏常与维生素B_1、维生素B_2及其他营养素缺乏同时存在，故常伴有其他营养素缺乏症状，如舌炎、口腔黏膜溃疡、舌乳头萎缩、口角湿白糜烂呈现口角炎症状。

目前，尚未见因食物中烟酸引起中毒的报道。口服烟酸补充剂或临床大剂量烟酸治疗疾病时，会发生血管舒张（潮红）、消化不良、恶心、呕吐、高尿酸血症和糖耐量异常等，长期过量（超过3～9g/d）服用可引起肝毒性。

二、参考摄入量与食物来源

烟酸除了从食物中获取外，还可以由色氨酸在体内转化而来，平均约60mg色氨酸能转化1mg烟酸，所以蛋白质摄入量多时，烟酸供给量可相应减少。烟酸的参考摄入量一般以烟酸当量（niacin equivalent, NE）表示。

烟酸当量（mgNE）＝烟酸（mg）＋1/60色氨酸（mg）

《中国居民膳食营养素参考摄入量》（2013年版）推荐：中国居民成年男性RNI为15mgNE/d，女性RNI为12mgNE/d，UL为35mgNE/d。

维生素PP广泛存在于动植物食品中，其中含量最丰富的是酵母、花生、谷类、豆类及肉类，尤其是动物肝脏。乳和蛋中的维生素PP含量虽低，但色氨酸含量较高，可在体内转化为维生素PP。玉米中维生素PP多为结合型（与碳水化合物或小分子肽共价结合），不能被吸收利用，且玉米中色氨酸少，不能满足人体合成维生素PP的需要，故长期以玉米为主食的地区，可能造成烟酸缺乏而发生癞皮病。玉米加碱处理后，可从结合型中释放游离的烟酸，供机体使用。

临床上常用的抗结核药物异烟肼的结构与维生素PP十分相似，对维生素PP有拮抗作用。故结核病患者长期服用异烟肼，应注意适当补充维生素PP，否则，可引发癞皮病的某些症状。

第九节　泛　酸

泛酸又称维生素B_5，是黄色黏稠油状物，易溶于水，不溶于有机溶剂，对酸、碱、热不稳定。泛酸常以白色钙盐的形式存在，在中性水溶液中耐热，因此在一般温度下蒸煮损失较少，但在高热、酸性、碱性条件下易受破坏。

一、生理功能和缺乏与过量

(一) 生理功能

泛酸是辅酶A(coenzyme A，CoA) 的构成成分。参与体内碳水化合物、脂肪和蛋白质代谢；提供乙酰胆碱的合成原料——乙酰基，乙酰胆碱是神经递质并能解除某些药物毒性；泛酸还参与血红素的合成。

泛酸还可构成酰基载体蛋白，是脂肪酸合成酶复合体的组成部分，参与脂肪酸的合成。

(二) 缺乏症与过量

泛酸广泛存在于自然界，缺乏病相当罕见。泛酸缺乏导致机体代谢受损，包括脂肪合成减少和能量产生不足。主要症状为急躁、头痛、抑郁、失去知觉或注意力不集中、坐立不安、疲劳、冷淡、睡眠不佳、恶心、呕吐、手脚感觉异常、肌肉痉挛、肌无力，也有人发生葡萄糖耐量改变、对胰岛素敏感性增加和抗体产生减少。

发生应激反应时会心跳加快、血压升高、呼吸急促、肌肉紧张、血糖升高等现象并伴随大量能量消耗。泛酸在应激反应发生时可以减少能量消耗，所以泛酸也被称为抗应激维生素。

泛酸毒性低，一般不会引起中毒反应。当每日摄入量高达10～20g时，偶尔引起腹泻和水潴留。

二、参考摄入量与食物来源

人体每天摄入泛酸5～10mg即可满足机体需要，孕妇适当增加摄入量，蛋白质充足的饮食可减少对泛酸的需要量。《中国居民膳食营养素参考摄入量》(2013版) 中成人AI为5.0mg/d，孕妇AI为6.0mg/d，乳母AI为7.0mg/d。

泛酸食物来源广泛，最为丰富的食物是肉类 (如心、肝、肾等)、蘑菇、鸡蛋和坚果，其次为大豆粉和小麦粉,精制谷类、蔬菜、水果中含量相对较少。

第十节　维生素 B_6

维生素 B_6 是吡啶的衍生物,包括吡哆醇、吡哆醛和吡哆胺三种天然活性形式,植物中以吡哆醇为主,在人体内以吡哆醛和吡哆胺为主,吡哆醇可以转化为吡哆醛和吡哆胺,但后两者不能转化为前者。维生素 B_6 易溶于水和乙醇,微溶于有机溶剂,在酸性溶液中较稳定,但在中性和碱性溶液中易被分解破坏,对紫外线也很敏感。

一、生理功能和缺乏与过量

(一) 生理功能

1. 参与氨基酸代谢

维生素 B_6 在体内经磷酸化后生成的磷酸吡哆醛和磷酸吡哆胺,是氨基酸代谢过程中多种酶的辅助因子,参与氨基酸的转氨、脱羧和转硫反应。由于维生素 B_6 与氨基酸代谢直接相关,故在人体生长发育期间尤为重要。

2. 参与糖原和脂肪酸代谢

维生素 B_6 参与糖原磷酸化过程,催化肌糖原和肝糖原转化。维生素 B_6 还参与不饱和脂肪酸的代谢,参与亚油酸合成花生四烯酸的过程,并参与胆固醇的合成和转运。

3. 其他功能

维生素 B_6 参与体内烟酸合成、参与造血、增强机体免疫。高同型半胱氨酸血症被认为是心血管疾病的一种可能危险因素,维生素 B_6 参与同型半胱氨酸在人体内代谢,降低血浆同型半胱氨酸含量。维生素 B_6 能使神经递质的水平升高,婴儿若缺乏维生素 B_6,严重时会引起惊厥。维生素 B_6 可促进维生素 B_{12}、铁和锌的吸收。

(二) 缺乏症及过量

维生素 B_6 缺乏的情况是罕见的,但长期用异烟肼进行抗结核治疗时,因其易与吡哆醛结合成异烟腙而从尿中排出,导致维生素 B_6 缺乏。维生素 B_6 缺乏的症状主要表现在皮肤和神经系统,如眼、鼻和口部皮肤脂溢性损害,伴有舌炎和口腔炎,精神不安、失眠和多发神经炎。维生素 B_6 缺乏,还可导致体液免疫和细胞免疫功能受阻,迟发型过敏反应减弱,出现高同型半胱氨酸血症和黄尿酸血症,亦可发生低血色素小细胞性贫血。婴幼儿、儿童缺乏维生素B$_6$时，对生理影响较成人大，易出现烦躁、抽搐和癫痫样惊厥及脑电图异常，补充维生素B$_6$后，这些症状即可消失。大剂量维生素B$_6$可用于预防和治疗因妊娠、化疗、麻醉等引起的恶心、呕吐等，但孕妇接受大剂量维生素B$_6$后，可导致新生儿维生素B$_6$依赖症。

维生素B$_6$的毒性低，经食物来源摄入大量维生素B$_6$没有不良反应，服用大剂量维生素B$_6$（达500mg/d）时可引起严重不良反应，出现神经毒性和光敏反应。

二、参考摄入量与食物来源

人体对维生素B$_6$的需要，受膳食中蛋白质水平、肠道细菌合成维生素B$_6$量及人体利用程度、生理状况和服用药物情况等影响。中国居民DRIs推荐18～50岁成人维生素B$_6$的RNI为1.4mg/d。50岁以上成年人、妊娠期、哺乳期需要量适当增加，口服避孕药或用异烟肼进行抗结核治疗时，维生素B$_6$也需增加。成人维生素B$_6$的UL为60mg/d。

维生素B$_6$广泛存在于各种食物中，主要为白肉（如鸡、鱼等），其次为肝脏、蛋、豆类、谷类，水果中以香蕉、卷心菜、菠菜的含量最为丰富。在谷粒中，维生素B$_6$主要集中在胚芽和糊粉层，精米白面导致维生素B$_6$含量减少。动物性食物中的维生素B$_6$大多以吡哆醛、吡哆胺的形式存在，含量相对较高；植物性食物中维生素B$_6$以吡哆醇形式存在，且大多与蛋白质结合，不易被吸收。维生素B$_6$除了来自食物外，体内肠道细菌也能合成一部分。

第十一节 生物素

生物素又叫维生素B$_7$、维生素H、辅酶R等，为无色无味的针状晶体，能溶于热水和乙醇，不溶于有机溶剂。对热稳定，一般烹调损失不大，强碱和氧化剂可使其受到破坏。

一、生理功能和缺乏与过量

（一）生理功能

生物素是许多羧化酶的辅酶，在碳水化合物、脂类、蛋白质和核酸代谢过程中发挥重要作用。生物素是构成视杆细胞内的感光物质，当生物素缺乏时，视杆细胞不能合成足够视紫红质，人体出现夜盲症。生物素是维持上皮组织健全所必需的物质，缺乏时出现黏膜表皮角化增生等一系列症状。生物素能增强机体的免疫反应，提高人体对感染的抵抗力，大剂量可促进胸腺增生,增强免疫力。生物素还参与胰淀粉酶和其他消化酶的合成,所以生物素与食物的消化过程密切相关。

(二) 缺乏症与过量

一般情况下,生物素不会缺乏。但生鸡蛋中有抗生物素蛋白 (糖蛋白),能与生物素结合,使其不能在肠道中吸收,因此习惯生吃或开水冲鸡蛋吃容易造成生物素缺乏。蛋加热处理后,抗生物素蛋白被破坏,生物素能重新被利用。长期服用抗生素,如磺胺类抗菌消炎药可抑制肠道细菌合成生物素,加之食物中生物素摄入不足、胃酸缺乏所致生物素吸收减少,会造成生物素缺乏病。长期服用苯妥英、苯巴比妥等抗惊厥药物,会导致生物素缺乏,因此,服用抗惊厥类药物的患者应加服生物素。

生物素早期缺乏表现为口腔周围皮炎、结膜炎、脱毛、舌乳头萎缩、黏膜变灰、皮肤干燥、麻木、神情沮丧、疲劳、肌肉痛,甚至出现共济失调等症状。生物素缺乏会有"生物素缺乏脸":头发脱落、发色变浅,严重者在3~6个月内眉毛、睫毛、头发都会脱落。婴儿发生生物素缺乏,最典型症状是婴儿脱屑性红皮病和脂溢性皮炎,还可出现食欲缺乏、肌肉疼痛、贫血等现象,补充生物素后疗效显著。

生物素毒性很低,至今未见关于生物素毒性反应的报道。

二、参考摄入量与食物来源

《中国居民膳食营养素参考摄入量》(2013年版) 指出生物素成人AI值为40μg/d。

生物素广泛存在于天然食物中,在肝、肾、酵母、牛乳、大豆粉、鸡蛋中含量较多。此外,人体肠道细菌也能合成一部分生物素。

第十二节 叶 酸

叶酸最初是从菠菜叶子中分离出来的,故得此名,又称维生素B_9、维生素M。叶酸为黄色结晶,在中性或碱性溶液中对热稳定,易被酸和光破坏。

一、生理功能和缺乏与过量

(一) 生理功能

1. 参与核酸和蛋白质合成

叶酸在体内经还原酶催化形成四氢叶酸。这种形式的叶酸是一碳单位的传递体,携带不同氧化水平的一碳单位 (如甲酰基、亚甲基、甲基等) 参与体内许多重要的生物学反应,如直接参与丝氨酸、蛋氨酸、组氨酸、胆碱、胸腺嘧啶以及某些嘌呤和核苷酸的合成,从而影响核酸、蛋白质的合成,因此在细胞分裂和增殖中发挥作用。

2. 预防恶性贫血

叶酸配合维生素B_{12}能促进骨髓红细胞生成,预防恶性贫血。

3. 参与同型半胱氨酸的代谢

叶酸与维生素B_6和维生素B_{12}共同作用,是体内同型半胱氨酸代谢的重要因子,如果叶酸缺乏,可出现高同型半胱氨酸血症。

(二) 缺乏症与过量

人血清中叶酸含量正常范围为$5\sim12\mu g/L$,低于$5\mu g/L$为缺乏。

1. 巨幼红细胞贫血

叶酸缺乏时,更新较快的造血系统先受到影响,骨髓中幼红细胞分裂增殖速度减慢,停留在不成熟的幼红细胞阶段,以致成熟受阻,细胞体积增大、脆性增强,出现巨幼红细胞贫血。巨幼红细胞贫血的主要表现为衰弱、头晕、乏力、精神萎靡、健忘、失眠、面色苍白等,还可能引起智力退化。以叶酸缺乏为主造成的营养性巨幼红细胞贫血好发于妊娠中末期、产后和婴儿期。感染、饮酒、妊娠高血压综合征及合并溶血性缺铁、分娩时出血过多均可诱发叶酸缺乏症。多发于6个月~2岁的婴幼儿中,尤其是用山羊乳或煮沸后的牛奶喂养、母亲有营养不良、患儿并发感染及维生素C缺乏者易发生叶酸缺乏症。维生素C有预防叶酸受破坏的作用。

2. 对孕妇和胎儿的不良影响

孕早期缺乏叶酸可引起胎儿神经管畸形,从而导致胎儿脊柱裂和无脑畸形。叶酸缺乏尤其是患有巨幼红细胞贫血的孕妇,可出现胎儿宫内发育迟缓、胎盘早剥、流产、早产及新生儿出生体重低。

3. 高同型半胱氨酸血症

叶酸缺乏会使同型半胱氨酸向胱氨酸转化障碍,从而使同型半胱氨酸水平升高,形成高同型半胱氨酸血症。高浓度的同型半胱氨酸是引起动脉粥样硬化和心血管疾病的重要因素。充足的叶酸摄入对心血管疾病有一定的预防作用。

4. 叶酸与某些癌症

人类患结肠癌、前列腺癌和宫颈癌与膳食中叶酸摄入不足有关。叶酸摄入不足的女性,结肠癌发病率是正常人的5倍。

叶酸是水溶性维生素,一般超出成人最低需要量20倍也不会引起中毒,但大剂量服用叶酸补充剂可产生一定的毒副作用。叶酸过量表现为干扰抗惊厥药物作用,引起惊厥发作;影响锌的吸收,导致锌缺乏;使胎儿发育迟缓,低体重新生儿增加;掩盖维生素B_{12}缺乏的早期表现,进而可能导致严重的不可逆转的神经损害。

二、参考摄入量与食物来源

食物中的叶酸生物利用率在不同的食物中相差较大,如莴苣仅为25%,而豆类高达96%,这种差异可能与食物中叶酸的存在形式有关。一般来说,还原型叶酸吸收率高,叶酸结构中谷氨酸分子越少吸收率越高。混合食物叶酸生物利用率为50%,叶酸补充剂与膳食混合时生物利用率达85%,是单纯食物的1.7倍,叶酸的摄入量应以膳食叶酸当量(dietary folate equivalent, DFE)表示。

$$DFE(\mu g) = 膳食叶酸(\mu g) + 1.7 \times 叶酸补充剂(\mu g)$$

《中国居民膳食营养素参考摄入量》(2013版)中成人每日RNI为400μg DFE,孕妇和乳母在此基础上增加约200μg DFE/d,UL为1000μg DFE。

每天叶酸摄入量维持在3μg DFE/kg体重,体内即可有适量的叶酸储存,即使每天无叶酸摄入,3~4个月也不会出现叶酸缺乏症,因为人体肠道细菌也能合成一部分叶酸供人体利用,所以人类极少发生缺乏病。叶酸广泛分布于各种食物中,最丰富的食物来源是动物肝脏,其次为西瓜子(黑)、绿叶蔬菜、蘑菇、酵母、鸡蛋、花生、橘子等。食物中的大多数叶酸易被氧化破坏,在食物储存和烹调过程中可损失50%~70%,最高损失可达90%;合成的叶酸稳定性好,室温下保存6个月仅有少量分解。

第十三节 维生素 B_{12}

维生素B_{12}又名钴胺素或抗恶性贫血因子,它是目前所知唯一含有金属元素的维生素,也是相对分子质量最大、吸收最复杂的维生素,为红色(金属钴的颜色)针状晶体。维生素B_{12}在中性或弱酸性条件下稳定,强酸或强碱中易分解,在阳光照射下易被破坏。但维生素B_{12}耐热性较好,故一般烹调方法加工食物时不易被破坏。

一、生理功能和缺乏与过量

(一) 生理功能

维生素B_{12}在体内以两种辅酶形式发挥生理作用,即甲基B_{12}(甲基钴胺素)和辅酶B_{12}(5-脱氢腺苷钴胺素)参与体内生化反应。

1. 促进红细胞的发育和成熟,维持机体正常的造血功能

维生素B_{12}以辅酶形式参与一碳单位代谢,提高叶酸的利用率,增加核酸和蛋白质的合成,从而促进血细胞的成熟。

2. 参与脂质代谢

维生素B_{12}作为一种辅酶,能影响脂肪酸的正常合成。脂肪酸的合成异常影响髓鞘质的更新,髓鞘质变性退化,造成进行性脱髓鞘,患上神经炎。

(二) 缺乏症与过量

植物性食物基本不含维生素B_{12},因此,维生素B_{12}缺乏多见于素食者、母亲为素食者的婴儿和老年人。维生素B_{12}经胃酸和消化酶的作用,与胃部的一种糖蛋白(内因子)结合,在小肠被吸收。因手术切除胃或年龄增大内因子分泌能力下降,造成维生素B_{12}吸收下降,可导致维生素B_{12}缺乏。一些药物(如抗癫痫药、二甲双胍等)和肠道感染(腹泻、寄生虫感染),也会导致维生素B_{12}缺乏。

1. 巨幼红细胞性贫血

维生素B_{12}参与细胞核酸代谢,为造血过程所必需,当其缺乏时,红细胞DNA合成障碍,诱发巨幼红细胞贫血。

2. 高同型半胱氨酸血症

维生素B_{12}、叶酸浓度与血中同型半胱氨酸浓度相关。素食人群维生素B_{12}缺乏,血中同型半胱氨酸浓度升高,冠状动脉疾病发病率高。高同型半胱氨酸血症不仅是心血管疾病的危险因素,也可对脑细胞产生毒性作用而造成神经系统损害。

3. 神经症状

维生素B_{12}缺乏会阻止甲基化反应,引起神经系统的损害,如斑状弥散性神经脱髓鞘,此种神经病变起始于末梢神经,逐渐向中心发展,累及脊髓和大脑,出现精神抑郁、记忆力下降、四肢震颤等神经症状。

目前尚未发现维生素B_{12}摄入过量导致的不良反应,也未提出摄入量上限。

二、参考摄入量与食物来源

维生素B$_{12}$的需要量极微,《中国居民膳食营养素参考摄入量》(2013版)中提出我国成人维生素B$_{12}$的RNI为2.4μg/d,孕妇RNI为2.9μg/d、乳母RNI为3.2μg/d。食物来源主要是动物性食品,如肝、肾、肉、海鲜、虾、蛋等含量较多,植物性食物基本不含维生素B$_{12}$,但豆类经过发酵后可产生维生素B$_{12}$,肠道细菌也能合成一部分。严格素食者,维生素B$_{12}$获得资源有限,要注意补充,可适当吃一些发酵性食物和菌菇、紫菜等。

第十四节　维生素 C

维生素C又名抗坏血酸,是6个碳的多羟基有机酸,白色晶体,具有很强的还原性。维生素C在酸性溶液中较稳定,对热和碱很不稳定,极易被氧化,特别是在氧化酶及微量铜、铁等金属离子存在下可加速被破坏。

食物中维生素C有氧化型和还原型之分,两者可相互转化且均有活性。血浆中维生素C主要以还原型存在,还原型与氧化型维生素C的比例为15:1,因此,可通过测定还原型维生素C含量来判定血液中维生素C水平。

一、生理功能及缺乏与过量

(一) 生理功能

维生素C是一种生理活性很强的物质,在体内具有多种生理功能。

1. 抗氧化作用

维生素C是一种很强的抗氧化剂,可直接与氧化剂作用,保护含巯基酶的活性,保护维生素A、维生素E以及必需脂肪酸免受氧化,清除自由基和保护机体免受有些化学物质的毒害。如维生素C可还原超氧化物、羟基、次氯酸以及其他活性氧化剂,这类氧化剂具有细胞毒性。

2. 促进胶原蛋白的合成

维生素C是参与胶原蛋白合成所需的羟化酶组成成分,而胶原蛋白是细胞间质的重要组成成分,维持人体结缔组织及细胞间质结构和功能的完整。当维生素C缺乏时,将影响胶原蛋白合成,造成创伤愈合迟缓,微血管脆弱而产生不同程度的出血。

3．改善铁、钙和叶酸的利用

维生素C可使Fe^{3+}还原成Fe^{2+}，从而有利于铁的吸收和利用，有助于治疗缺铁性贫血。维生素C可促进钙的吸收，在胃中形成一种酸性介质，防止不溶性钙络合物的生成及发生沉淀。维生素C可将没有活性的叶酸还原成有活性的四氢叶酸，防止发生巨幼红细胞贫血。

4．提高应激能力

维生素C参与甲状腺素、肾上腺皮质激素和5-羟色胺等激素和神经递质的合成与释放，提高人体应激能力和对寒冷的耐受力。

5．降低血胆固醇水平

维生素C参与肝中胆固醇的羟化作用，以形成胆酸，从而降低血胆固醇含量，预防动脉粥样硬化的发生。

6．增强机体免疫力和抗癌作用

维生素C能刺激机体产生干扰素，增强抗病毒能力。维生素C还能阻止一些致癌物的形成，如能与胺竞争亚硝酸盐，阻止致癌物亚硝胺的产生。膳食中增加富含维生素C的蔬菜水果摄入，可降低胃癌及其他癌症的发病风险。

（二）缺乏症与过量

很多动物可以在体内利用葡萄糖合成维生素C，因此不需要摄入外源性维生素C。而人、猴和豚鼠体内不能合成维生素C，需要由食物供给。与大多数水溶性维生素不同，维生素C在体内有一定的储存，即使在一段时间内无维生素C摄入，也不至于立即出现缺乏症状。胃酸缺乏时，维生素C的吸收减少；膳食摄入减少或机体需要量增加又得不到及时补充时，体内维生素C储存量减少；若体内储存量低于300mg，则出现缺乏症状，主要引起坏血病。

1．维生素C缺乏临床表现

（1）前期症状：起病缓慢，一般4～7个月。患者全身乏力、食欲减退，成人牙龈肿胀或感染发炎。婴幼儿出现生长迟缓、烦躁和消化不良。

（2）出血：毛细血管脆性增加，毛囊周围及齿龈处有点状出血，流鼻血，月经过多，重者皮下组织、肌肉、关节和腱鞘处有出血及血肿，严重时危及生命。

（3）牙龈炎：牙龈可见出血、松肿，尤以牙龈尖端最为显著。

（4）骨质疏松：维生素C缺乏引起胶原蛋白合成障碍，骨有机质形成不良而导致骨质疏松。

（5）其他：维生素C缺乏会出现易疲劳、瘦弱、发育不良、贫血、抵抗力下降、易感冒等，同时可伴有精神情绪方面的障碍，如抑郁和躁狂。

2．过量

维生素C的毒性很低，一般不会引起毒性反应。但对于肾功能障碍、肾结石患者来说，长期摄入过量,会使尿中草酸含量增加,增加尿路结石的危险性。此外,长期摄入大剂量维生素C补充剂会产生依赖性,一旦停止会出现维生素C缺乏。

二、维生素 C 缺乏的判定标准

毛细血管脆性实验:维生素C缺乏时,毛细血管脆性和通透性增加。对静脉血管施加一定的压力(50mmHg),维持15min,毛细血管即可破裂而发生出血点,计数直径为60mm圆圈出血点的数目可以反映毛细血管受损害的程度,出血点小于5个为正常,大于8个有维生素C缺乏诊断价值。

血浆及白细胞中维生素C含量:血浆维生素C含量反映近期维生素C摄入情况;白细胞中维生素C水平反映维生素C在机体内的储存水平,但此指标操作烦琐且易造成分析误差。维生素C血浆浓度低于2mg/L(11.4μmol/L)时可判定缺乏,白细胞中维生素C小于$2\mu g/10^8$个为缺乏。

维生素C负荷实验:受试者清晨口服维生素C 500mg,收集随后4h尿液,做总维生素C测定,若排出大于13mg则为充足,排出在5～13mg为正常,若排出小于5mg则为缺乏。

三、参考摄入量与食物来源

维生素C是维生素家族中供给量最大的维生素,《中国居民膳食营养素参考摄入量》(2013年版)维生素C的RNI为100mg/d, UL值为2000mg/d。孕妇、乳母,在高温、寒冷和缺氧条件下劳动或生活,接触化学污染源(如铅、苯、汞等)的个体,某些疾病的患者均应增加维生素C的摄入量。因为烟草所造成的氧化应激会消耗更多的维生素C,所以吸烟者对维生素C的需要量比非吸烟者高。

维生素C主要来源于新鲜蔬菜、水果和鲜薯中。流行病学调查发现,从天然蔬菜水果中摄入较多的维生素C,能够提高机体抵抗力,加速伤口愈合,减少癌症、心脏病、白内障的发病风险。水果中以猕猴桃、沙棘、刺梨等含量最为丰富,可达50～100mg/100g,柑橘、柠檬、山楂、红枣维生素C含量可达30～100mg/100g;蔬菜中以辣椒、番茄、菜花、苦瓜及各种深色叶菜类含量较丰富;常见蔬菜、水果中维生素C含量见表8-8。维生素C在储藏和烹调过程中易损失,如储藏了5个月的土豆,维生素C含量下降50%,储藏8个月下降65%,土豆水煮过程中维生素C含量减少40%。储存两天的食物中维生素C损失量见表8-9。所以蔬菜、水果应尽可能保持新鲜、生吃,刺梨、枣等水果中含有生物类黄酮,对维生素C的稳定性具有保护作用。

表 8-8　常见蔬菜、水果中维生素 C 含量

食物	含量(mg/100g)	食物	含量(mg/100g)	食物	含量(mg/100g)
白菜	28	青辣椒	59	沙田柚	23
菜花	61	柿子椒	130	橙子	33
菠菜	32	青蒜	16	柠檬	22
蕹菜	5	番茄	14	黄瓜	9
苋菜	31	苦瓜	56	鲜荔枝	41
芥菜	76	桃	10	鲜桂圆	43
大芥菜	72	柿	30	杧果	14

表 8-9　储存两天的食物中维生素 C 的损失率

食物	损失率(%)	
	储存温度4℃	储存温度20℃
豆类	33	53
花椰菜	8	26
莴苣	36	42
荷兰芹	13	70
豌豆	10	36
菠菜	32	80
菠菜(冬天)	7	22

水溶性维生素的生理功能、缺乏症、日需要量及来源见表8-10。

表 8-10　水溶性维生素的生理功能、缺乏症、日需要量及来源

名称	别名	生理功能	缺乏症	成人日需量	富含食物
维生素B$_1$	硫胺素、抗脚气病维生素	促进糖的氧化、增进食欲	脚气病、胃肠道功能障碍	1.2～1.4mg	谷物外皮及胚芽、酵母、豆、瘦肉
维生素B$_2$	核黄素	参与生物氧化	舌炎、唇炎、口角炎、皮脂溢出性皮炎	1.2～1.4mg	肝、蛋黄、黄豆、绿叶蔬菜
维生素PP	烟酸(尼克酸)、烟酰胺(尼克酰胺)、抗癞皮病维生素	参与生物氧化、维持皮肤健康	癞皮病	12～15mg NE	谷类、花生、酵母、肉类
泛酸	维生素B$_5$	参与酰胺基转移、脂类代谢	人类未发现典型缺乏症	4～7mg	广泛存在于动植物细胞组织中
维生素B$_6$	吡哆醇、吡哆醛、吡多胺	参与蛋白质氨基酸代谢	人类未发现典型缺乏症	1.4mg	谷类、豆类、酵母、肝、蛋黄
生物素	维生素H	羧化酶辅酶,参与代谢过程	人类未发现典型缺乏症	40μg	动植物及微生物、肠道细菌合成

续表

名称	别名	生理功能	缺乏症	成人日需量	富含食物
叶酸	维生素B$_9$、维生素M	与蛋白质、核酸合成，红细胞成熟有关	巨幼红细胞贫血	40μg DFE	肝、酵母及绿叶蔬菜
维生素B$_{12}$	钴胺素	促进甲基转移、核酸合成及红细胞成熟	巨幼红细胞贫血	2.4μg	肝、肉、鱼等
维生素C	抗坏血酸	参与体内氧化还原反应，参与合成细胞间质	坏血病	100mg	新鲜水果和蔬菜

思考题：

1. 脂溶性维生素和水溶性维生素的区别是什么？

2. 总结每种维生素的化学名称、主要作用、缺乏表现和食物来源。

3. 列表小结B族维生素与辅酶的关系。

4. 某13岁女孩，表现症状为：经常感冒，眼睛常感干涩、有烧灼感、畏光、流眼泪，夜间看不见东西，皮肤干燥，部分皮肤还出现鱼鳞状。问：

（1）该女孩可能患有什么疾病？

（2）建议到医院做什么检查？（说出两个检查项目）

（3）有哪些食物富含该营养素？动物性食物和植物性食物各列举三种。

（4）增加该营养素吸收的方法有哪些？

5. 某位家长带一名3岁儿童前来咨询，该儿童常有多汗、易惊、出牙迟及枕秃等症状。前胸部、两侧肋骨与软骨交界处外凸成"肋骨串珠"，肋下缘外翻，胸部前凸成"鸡胸"，脊柱后凸成驼背，腹肌软弱无力，腹胀。问：

（1）该儿童可能患有什么疾病？

（2）建议到医院做什么检查？（说出两个检查项目）

（3）有哪些食物富含该营养素？动物性食物和植物性食物各列举三种。

（4）增加该营养素吸收的方法有哪些？

（5）有什么膳食补充剂可用于该儿童？

6. 某女，偏食严重，不爱吃蔬菜和水果，经检查牙龈出血、皮肤有瘀斑，自觉易疲劳。问：

（1）该女可能出现什么营养问题？

（2）判定标准是什么？

（3）如何调整膳食，需要补充哪类食物？

7. 某女，经身高、体重检测具有向心性肥胖，体检表明其口唇开裂，有口角炎，舌呈肉红色，鼻翼两侧有脂溢性皮炎，毛细血管脆性试验结果显示在50mmHg压力下，60mm范围内出血点达 10 个。经询问知其前一天伙食如下：

早餐：面包、牛奶；

午餐：炸鸡腿、阳春面、苹果；

晚餐：炸鸡排、羊肉串、大米粥、薯片。

（1）请判断该女有何营养相关性疾病？

（2）食谱是否合理，若不合理，应如何调整？

第9章

水和膳食纤维

第一节 水

水是生命之源，是人类维持最基本生命活动的物质，也是构成机体的主要成分之一，具有重要的调节人体生理功能的作用。饥饿或长期不进食的情况下，当体内贮存的糖类几乎耗尽，蛋白质也丢失一半时，人体仍可以勉强维持生命，但如果体内水分丢失20%，则无法生存。对于一个正常成人来说，水的需要量超过其他营养素，每天需要2000～3000mL水用以维持机体平衡。另外，水是细胞内外流体的媒介，脱水的发生必定会影响其他营养物质的代谢。

由于水相对容易获取且廉价，因此人们往往忽视它的重要性。

一、水的组成和分类

（一）组成

水（H_2O）是由氢、氧两种元素组成的无机物，常温常压下为无色、无味的透明液体。它可以在液态、气态和固态之间转化，固态称为冰，气态叫水蒸气。

（二）分类

1. 饮用水

饮用水也就是我们说的自来水。地球上近3/4的地方被水覆盖，但是只有3%的水是淡水，即适合饮用。我们把江河湖海的水经过过滤、净化、消毒输送到千家万户。

2. 蒸馏水

把普通饮用水变成蒸汽后再冷却获得蒸馏水。蒸馏水比普通饮用水含更少的细菌，但是矿物质含量较少，不适合长期饮用。

3. 矿泉水

矿泉水分为天然矿泉水和非天然矿泉水两种。天然矿泉水是指从地下深处自然涌出或者经钻井采集的，含有一定量矿物质、微量元素或其他成分，在一定区域未受污染并采取预防措施避免污染的水。通常情况下，其化学成分、流量、水温等动态指标在天然周期波动范围内相对稳定。天然矿泉水中有人体需要的营养素，也有对人体有害的元素，国家对天然矿泉水有专门的饮用标准，不符合标准的严禁投入市场销售。非天然矿泉水又叫矿物质水，这类饮用水是以城市自来水等符合生活饮用水卫生标准的水源为原料，经过净化加工、添加矿物质、杀菌处理后灌装而成，或是在纯净水的基础上添加了矿物质类食品添加剂而制成的。因此，矿物质水不等同于矿泉水。

4. 纯净水

在普通饮用水的基础上，经过反复过滤而成的纯净水。纯净水基本不含有害物质和细菌，但同时也去掉了人体所需的有益矿物质，所以也不宜长期饮用。

5. 活性水

活性水又叫负离子水，它是通过科学手段，重新排列水的氢氧分子，使水的活性提高，即渗透力和溶解能力增强，含氧量提高，更容易被机体利用，有利于人体健康，但其作用和作用机制有待深入研究。

6. 去离子水

水通过阴阳离子交换树脂，去掉了所有的矿物质（阴离子和阳离子），成为去离子水。去离子水通常用于科学研究，以防精密分析时干扰物质介入。

7. 软水、硬水

硬水就是钙盐和镁盐含量较多的水。硬水经过离子交换反应，钙和镁被钠替换，这就是软化。研究发现饮用水硬度与心血管病发病率呈负相关，即饮用水中硬度越高，居民心血管发病率就越低。

二、水在体内的分布

人体内水的含量最多，总体水量可因年龄、性别、体型（胖瘦）而存在明显个体差异。

（一）体内分布

人体水一部分存在于细胞内，称为细胞内液，大约占总含水量的2/3；另一部分存在于细胞外，称为细胞外液，占总含水量的1/3。细胞外液包括血液（血液的液体部分）、淋巴液、脑脊液和细胞周围、细胞之间的组织液等。其中,细胞周围、细胞之间的组织液称为细胞间液,细胞间液被认为是一个缓冲区,机体可通过细胞间液的缓冲作用来维持细胞内液和细胞外液体积的相对稳定。

(二) 组织器官内分布

不同组织和器官水分含量是不同的,代谢活跃的肌肉和内脏细胞中水分含量较高,其中,血液含水量最多,约为83.0%,在不是很活跃的组织或稳定的支持组织中水分含量较低,脂肪组织水分含量最低,约为10.0%。各组织器官水含量由高到低依次为血液、肾脏、心脏、肺脏、脾脏、肌肉、脑、肠、皮肤、肝脏、骨骼和脂肪组织 (见表9-1)。

表9-1　各组织器官含水量 (以重量计)

组织器官	含水量(%)	组织器官	含水量(%)
血液	83.0	脑	74.8
肾脏	82.7	肠	74.5
心脏	79.2	皮肤	72.0
肺脏	79.0	肝脏	68.3
脾脏	75.8	骨骼	22.0
肌肉	75.6	脂肪组织	10.0

(三) 影响机体含水量的因素

1. 年龄

随着年龄增加,机体水含量逐渐下降。一般0～16岁,机体含水量在62%～80%,16～30岁为50.9%～58.9%,30岁以上为45.2%～54.7%。

2. 性别

男性体内水含量高于女性。由于女性体内脂肪较多,所以水含量普遍比男性低。

3. 瘦体组织含量

机体中瘦体组织含量越高,水含量越高;反之,机体中瘦体组织含量越低,脂肪组织含量越高,水含量也就越低。

三、水平衡

人体内的水在不断进行着更新,摄入量和排出量每日维持在2500mL左右,保持着水平衡,又称体液平衡。

（一）水的来源

体内水的来源主要有三个方面。

1. 饮水或饮料

一般每人每天通过饮水、汤、乳或其他饮料摄取约1200mL的水。每个人因生活习惯不同，饮水量可能有很大差别。同一个人，因气候条件、劳动强度和生理状况不同，饮水量也会不同。在日常生活中，人每天保证卫生洁净、充足的饮水是十分重要的。

2. 食物中的水

成人每天从食物中摄取水约1000mL。各种食物的含水量不尽相同，主要受食物种类、含盐量等多种因素的影响。蔬菜、水果、稀饭等食物含水量很高，达70%～90%，米饭、面条等食物的含水量也较高，饼干、锅巴的含水量很低。食物中的水可以替代部分饮水，因此，食物的含水量直接影响人体的饮水量，随着食物水摄入量增加，人体的饮水量也相应减少。

3. 内生水

每人每天内生水约为300mL。内生水也称代谢水，主要来源于蛋白质、脂肪和碳水化合物代谢时产生的水，每克蛋白质产生的代谢水为0.42mL，脂肪为1.07mL，碳水化合物为0.6mL。只要代谢稳定，代谢水也能保持稳定。

（二）水的排出

在正常情况下，人体经皮肤、呼吸、尿和粪便排出一定量的水分，具体有以下4种途径。

1. 经肾脏排出

体内水最主要由肾脏排出，在排水的同时，肾脏对水有重吸收作用。以尿液形式，机体平均每天通过肾脏排水约500～4000mL。每日尿量与人体水的摄入量密切相关，多摄取则多排出。成人每日最低尿量为300～500mL，低于300mL会影响体内代谢产生的有毒有害物质的清除，进而破坏细胞外液成分的稳定。

2. 皮肤蒸发

皮肤以排汗形式排水，机体每天通过皮肤蒸发排水约300～500mL。排汗分显性排汗和非显性排汗两种方式，其中，显性排汗是汗腺活动的结果，与运动量、劳动强度、环境温度和湿度等因素有关，如夏季天热或者高温作业、剧烈运动等都会导致大量显性排汗；非显性排汗则很少通过汗腺活动产生，为不自觉出汗。婴儿因体表面积相对较大，非显性排汗较多。

3. 肺脏呼吸

以水蒸气的形式，机体每天通过呼吸排水约350mL，体温高、呼吸急促时增多。

4. 消化道

以粪便的形式,机体每天通过消化道排水约150mL。胃肠道炎症引起呕吐、腹泻时,会造成机体大量失水。

正常人体水平衡见表9-2。

表9-2 正常人体水平衡

来源	摄入量(mL)	排出器官	排出量(mL)
饮水或饮料	1200	肾脏(尿液)	1500
食物	1000	皮肤(蒸发)	500
内生水	300	肺(呼气)	350
		大肠(粪便)	150
合计	2500	合计	2500

(三) 水平衡调节

体内水平衡受神经系统的口渴中枢、垂体后叶分泌的抗利尿激素和肾脏调节。口渴中枢是调节水来源的重要环节,当机体摄水不足,血浆渗透压过高,引起口渴中枢神经兴奋,激发饮水行为。肾脏则是调节水分排出的主要器官,当水分不足时,垂体后叶分泌的抗利尿激素通过改变肾脏远端小管和集合小管对水的通透性,增加水重吸收进入血液,减少水排出,浓缩尿液;相反,若水摄入过多,机体就会抑制抗利尿激素的分泌,排尿增加,减少体内水含量。在某些病理状态下,水的摄入或排出一旦超出了自身调节能力,就会出现水中毒或脱水现象。

四、水的生理功能

(一) 构成体液的重要成分

成人体液总量约占体重的60%,体液的主要成分是水,广泛分布于组织细胞内外,构成人体内环境。

(二) 参与体内物质代谢和转运

水是良好的溶剂,许多营养物质必须溶于水后才能发生化学反应。水的电解能力强,可使许多电解质电离成离子状态,进而发挥生理功能。水还可直接参与氧化还原反应,促进体内各种生理活动和生化反应。水具有流动性,在血液循环、消化呼吸、分泌排泄等过程中,直接参与营养物质的输送和代谢废物的排出,从而保证身体各器官正常运行。没有水,一切代谢活动都无法进行。

以血液中的水为例,被吸收进入血液的营养物质溶于水中,并随着水的流动转运到全身各个组织器官中。机体产生的代谢废物,如二氧化碳、尿素等同样也是溶解在血管内的水中被转运到肺或肾排出体外。细胞间液负责将营养素从毛细血管运送到细胞外膜,并协助营养素跨膜转运到细胞内液中。细胞内液则是将营养素运送到需要的细胞结构中,以维持细胞的正常生理功能。

(三) 调节体温

由于水的比热高于其他物质,相同体积下吸收热量较多,所以水在机体体温调节方面也起着重要的作用。通过体液交换和血液循环,水可以吸收体内分解代谢产生的能量,使体温保持均衡。高温环境下,通过排汗、皮肤蒸发可带走大量的热,在37℃体温条件下,蒸发1g水可带走2.4kJ的热量,使体温保持恒定;而环境温度降低时,通过减少皮肤蒸发,使体温不会发生明显波动。

皮下脂肪可减缓热量散发,在寒冷环境中有利于体温维持,但在炎热环境下则不利于热量散发,所以热天肥胖的人会感到更加不适。

(四) 润滑机体

水作为关节、肌肉和脏器的润滑剂,对人体器官有一定的保护作用,能维持其正常的生理功能。例如泪液有利于眼球转动和湿润,防止眼球干燥;唾液和消化液有助于食物吞咽和在胃肠内的消化;关节囊液有利于关节活动,减少运动时关节之间的摩擦;水还能滋润皮肤,保持皮肤柔软、光泽和良好的弹性。

五、水缺乏与过量

各种原因导致机体内水平衡被打破,即发生水缺乏或过量时,临床上会相应出现脱水或水肿表现。

(一) 水缺乏

当水摄入不足或因腹泻、呕吐、排汗而丢失过多水分时,机体会引起缺水。当机体失去水分占体重的1%左右时,人体除了有口渴感之外,还伴有头痛、疲劳、心跳加快等症状。当失水量达体重的2%~4%时,人体为轻度脱水,表现为口渴、食欲下降、尿少、尿呈深黄色,同时可出现工作效率降低、体能下降、生理应激反应增加和体温调节受到干扰。当失水量达到体重的4%~8%时,为中度脱水。人体除上述症状外,还可出现皮肤干燥、口干舌燥、全身乏力、尿量明显减少并伴有烦躁不安的现象。如果失水量超过体重的10%,人体为重度脱水,细胞外液渗透压增加,细胞内水分外流,可出现烦躁不安、眼球内陷、皮肤失去弹性、体温升高、脉搏增加、血压下降、严重代谢紊乱。当失水量达到体重的20%时,人体会有生命危险。

根据水和电解质丧失的比例不同,脱水可分为三种类型。

1. 高渗性脱水

高渗性脱水以水流失为主,电解质流失相对较少。常见于急性腹泻伴高热多汗而饮水不足者,早期临床表现为口渴。

2. 低渗性脱水

低渗性脱水以电解质流失为主,水流失较少。其特点是循环血容量下降,血浆蛋白质浓度升高,细胞外液低渗,细胞外液的水进入细胞内,可引起脑细胞水肿,肌肉痉挛。低渗性脱水者早期多尿,晚期尿少甚至闭尿,尿比重下降。常见于长期禁盐而又反复使用利尿剂的患者,如慢性肾炎、慢性充血性心力衰竭患者。

3. 等渗性脱水

水和电解质按比例丢失,体液渗透压不变,临床上较为常见。等渗性脱水者既有口渴,也有尿少的表现。常见于婴儿腹泻、急性胃肠炎、胃肠减压等大量丢失消化液的患者。

(二) 水过量

由于机体中水的排出受中枢神经系统和肾脏排尿调节,因此一般情况下不会出现水中毒。水中毒多见于疾病,如肾脏疾病、肝脏疾病和充血性心力衰竭等。水中毒时,可引起细胞肿胀,细胞内钾离子丢失,机体相应出现乏力、痉挛、惊厥、昏迷,甚至死亡。任何原因造成的人体水分增加超过正常水平的10%或以上时都会表现为水肿,引起多种组织损伤,特别是影响血液和淋巴循环。

无论水缺乏还是水过量,都会对生命造成危险,因此,保持水平衡对于维护机体健康是至关重要的。

六、水的需要量

人体每日水的需要量应遵循一个总体原则,量出即入,也就是要保持平衡。一般来说,正常成人每日饮水量在1200mL左右。

不同年龄、不同个体需水量是有差别的。随着年龄增加,水需要量有所降低,如婴幼儿单位体重的体表面积相对较大,且体内含水百分比高、新陈代谢速度快、肾功能发育尚不完全,因此,婴幼儿单位体重需要的摄水量要大于成人。同一个年龄段,环境温度高,水需要量就多;相反,环境温度低时,水需要量就少。此外,水的需要量还与膳食结构、体力活动强度、生理状况等因素有关。高蛋白、低碳水化合物饮食可造成体内水分丢失增加,人体对水的需要量相应增加。当进食膳食纤维含量多的食物时，无法消化的纤维残渣排出体外需要充足的水，因此，人体饮水量也会增加。进食含盐量多的食物时，人体需水量亦增加。《中国居民膳食营养素参考摄入量》(2013版)推荐成人每日需水量AI值：男性3000mL，女性2700mL，孕妇和乳母由于生理状态改变，所以需水量分别在成人基础上增加300mL和1100mL。

每日摄入的水来源于日常饮水和食物中的水，白开水和低浓度茶水是理想的日常饮水来源，食物水来自主食、蔬菜、水果、液态奶、烹饪过程中的水等。酒精、咖啡虽然含有水，但是有利尿作用，促进水从肾脏排出；果汁、饮料等含糖饮料，不仅造成能量摄入超标，而且对血糖平衡调节造成负担，因此不建议喝或少喝。一次饮水不要过量，人体胃对水的吸收速率是800mL/h，超出部分不能被吸收。

第二节　膳食纤维

知识链接：非洲人的粪便

　　20世纪50年代末期，欧美国家组织专家团进入"文明病"发病率极低的非洲进行考察。他们发现，非洲人过着一种近似原始人的生活，没有牛排、牛奶、可口可乐、炸鸡腿和汉堡，更没有舒适、干净的卫生间，人们大便时很随便找个地方一蹲完事，所以非洲人的粪便随处可见。有趣的是，考察人员发现非洲人的排便量很大，每次在1kg左右，与牛粪相似，还没有臭味。这引起了考察人员极大的兴趣。当时参与考察的科学家在日记中写道："这里的人们粪便简直像牛粪一样，真是不可思议……"但这里的人们没有便秘，慢性肠炎也很少见，糖尿病、高血压、高血脂、肠癌在这里更是很少见到。请问：

　　1. 案例中讲述非洲人粪便的特点与哪种营养素有关系？

　　2. 为什么案例中的非洲人没有便秘、肠炎、糖尿病等疾病？

　　20世纪60年代，"膳食纤维"作为一门全新的营养科学进入科学界的视野，并引起美国、日本以及欧洲一些发达国家的高度重视。1991年，世界卫生组织营养学专家在日内瓦会议上，将膳食纤维推荐为人类膳食营养必需品，并将之列为继碳水化合物、蛋白质、脂肪、水、矿物质和维生素之后的"第七大营养素"。

一、定义

2007年，WHO和FAO组织了膳食纤维工作组，2010年发布了膳食纤维的定义：10个和10个以上聚合度的碳水化合物聚合物，该物质不能被人体小肠内的消化酶水解，并对人体健康有益。我国对膳食纤维的定义还包括3～9个聚合度的低聚糖。简而言之，膳食纤维是指植物性食物中不被人体消化吸收的多糖类物质。

二、分类

膳食纤维按照溶解性的不同，可分为可溶性膳食纤维和不溶性膳食纤维。

（一）可溶性膳食纤维

可溶性膳食纤维主要是植物细胞壁内的储存物质和分泌物、部分半纤维素、部分微生物多糖和合成类多糖，有果胶、树胶和黏胶、可溶性半纤维素、不可消化寡糖等。

1. 果胶

果胶主链成分为半乳糖醛酸酯，典型的侧链为半乳糖和阿拉伯糖。果胶是存在于蔬菜和水果软组织中的无定形物质，可在热溶液中溶解，在酸性溶液中遇热形成凝胶，在食品加工中常作为增稠剂使用。

2. 树胶和黏胶

树胶和黏胶是由不同的多糖及衍生物组成，来源不同，结构组成也有差异，存在于海藻、植物渗出液和种子中。阿拉伯胶、瓜儿胶属于这类物质，溶于水后形成黏滞的水溶液，在食品加工中常作为稳定剂、增稠剂使用。

3. 可溶性半纤维素

与纤维素一样，可溶性半纤维素主要以 β-1,4-糖苷键连接，也存在 β-1,3-糖苷键。可溶性半纤维素根据主链和支链上所含单糖的不同，可分为木聚糖、半乳聚糖、甘露聚糖和阿拉伯糖的多聚体，有的还含有半乳糖醛酸和葡萄糖醛酸。半纤维素是蔬菜、水果、豆类和坚果植物细胞壁的主要组成成分。它的相对分子质量比纤维素小很多，可溶于水，谷物中的可溶性半纤维素可形成黏稠的水溶液。在人体大肠中半纤维素比纤维素更易被细菌分解。

4. 不可消化寡糖

不可消化寡糖是由3～9个单糖聚合而成的短链多糖，具有生理调节作用，却不可被人体所消化，存在于蔬菜、谷物、水果中，如低聚果糖、低聚木糖、低聚异麦芽糖及大豆低聚糖等。不可消化寡糖虽大多溶于水，但不会形成黏稠的溶液。它们能被结肠的益生菌作用，促进益生菌的生长、繁殖，因此被称为"益生元"。"益生元"是指不被人体消化系统消化和吸收,能够选择性地促进宿主肠道内原有的一种或几种有益菌(益生菌)生长繁殖的物质。通过有益菌繁殖增多,抑制有害菌生长,从而达到调整肠道菌群、促进机体健康的目的。

(二) 不溶性膳食纤维

不溶性膳食纤维,包括纤维素、木质素、抗性淀粉等。

1. 纤维素

纤维素存在于植物细胞的细胞壁中,水果、蔬菜和谷物中的膳食纤维大部分都是纤维素。其化学结构与淀粉相似,是以 $\beta-1$, $4-$糖苷键连接的直链聚合物,不能被人类肠道淀粉酶所分解。草食动物由于其瘤胃中微生物能产生纤维素酶,故可利用纤维素供能。纤维素不溶于水,但具有吸水性,可增加食物体积。

2. 木质素

虽然木质素包括在粗纤维和不可利用碳水化合物的范畴内,但它并不是真正的碳水化合物,而是苯基-丙烷类聚合物,它与纤维素、半纤维素共同构成植物的细胞壁,且在检测时既不能将其排除,又不能被人体消化酶所消化,故将其也包括在膳食纤维中。

3. 抗性淀粉

抗性淀粉是人类小肠内不能被吸收、但可被肠道内微生物发酵的淀粉及其分解产物。

知识链接: 抗性淀粉

过去一直认为淀粉是可以完全被人体所消化的,然而现在已经发现有一部分淀粉在小肠的下部仍不能被消化,而是在肠内被发酵,英国食品科学家最早将这一部分淀粉命名为抗性淀粉(resistant starch, RS)。1993年,欧洲抗性淀粉协会将抗性淀粉定义为:不被健康人体小肠所吸收的淀粉及其分解物的总称。

目前认为抗性淀粉有4类:①RS1。这类淀粉颗粒被食物的一些成分(如种皮)包裹着,影响消化酶的直接接触,消化较慢,如全谷粒、粗杂粮、部分碾碎的谷粒、种子、豆子。②RS2。生淀粉颗粒,如生马铃薯、青香蕉所含的淀粉,只有糊化后才能被 $\alpha-$淀粉酶消化。③RS3。糊化后冷却或储存过程中引起结构变化的淀粉,难以被淀粉酶分解。④RS4。根据需要对淀粉进行变性处理得到抗性淀粉。

抗性淀粉属于多糖类物质,虽然在人体内不能被消化吸收,但对人体有潜在的积极作用。从功能性来看,RS一般被视为膳食纤维,已引起营养学家和食品技术人员的高度重视。RS在胃和小肠中不被消化吸收,最终在大肠中被肠道菌群发酵分解。RS进入大肠后,能增大肠道内容物的体积,加速肠道运转,且在被大肠菌群发酵利用的同时,改变肠道菌群结构,其分解产物,如丁酸盐等短链脂肪酸,在代谢及分子水平发挥益生作用。RS对许多疾病,如结直肠癌、糖尿病和慢性肾病有着良好的预防和缓解作用。

三、理化性质

(一) 吸水和持水性

膳食纤维具有很强的吸水和持水能力,可溶性膳食纤维比不溶性膳食纤维持水性强。膳食纤维吸水膨胀后可填充胃部,增加饱腹感,使肠道中粪便体积增大,加快其运转速度,减少有害物质与肠道的接触时间。据研究,机体膳食纤维摄入量达到每天32～45g时,每天粪便量可达到160～200g,能将便秘的发生率降到最低。

(二) 吸附有机物

膳食纤维具有吸附胆汁、胆固醇的作用,其中对胆汁酸的吸附能力以木质素为强。膳食纤维还能吸附肠道中的有毒物质,并促使它们排出体外。

(三) 吸附金属离子

膳食纤维在肠道内与金属离子结合形成膳食纤维复合物,影响金属离子的吸收,如钾、钠、钙、铁、锌、镁、汞、铅等。膳食纤维发酵后,离子结合能力消失,反而能促进矿物质的吸收。

(四) 发酵特性

膳食纤维在肠道内能够被肠道微生物不同程度的分解,其受膳食纤维的种类、物理性状或存在形式及宿主肠道中菌群等多方面的影响。一般来说,可溶性膳食纤维比不溶性膳食纤维更容易被发酵,纤维颗粒度小比颗粒度大更容易被完全发酵。

四、生理功能

(一) 增加饱腹感,防止能量过剩

膳食纤维的吸水和持水能力,可增加胃内容物的容积。可溶性膳食纤维吸水后,重量增加到自身重量的30倍,并能形成溶胶和凝胶,降低食糜进入小肠的速度,延缓胃排空,从而产生饱腹感,减少食物摄入,在肥胖患者体重控制方面具有较好的作用。

(二) 调节血糖,预防2型糖尿病

膳食纤维可使淀粉在小肠内消化延迟,进而减缓葡萄糖在小肠内的吸收,且大多数膳食纤维本身具有较低的血糖生成指数,因此,膳食纤维可减慢血糖升高速度和水平,减少

体内胰岛素的释放,起到血糖调节的作用。有研究表明,膳食纤维的摄入与 2 型糖尿病发病风险呈负相关。

(三) 降低血胆固醇,预防胆石症

膳食纤维能够吸附肠道中的胆酸,减少胆酸的重吸收,从而促进胆固醇转化为胆汁酸排出,降低血浆胆固醇含量,尤其是可降低低密度脂蛋白胆固醇含量,对防治心脑血管疾病有良好作用。

当胆汁内胆固醇达饱和时,胆汁酸与胆固醇失去平衡,会析出小的胆固醇结晶而形成胆石。膳食纤维能够降低胆汁和胆固醇的浓度,进而减少胆石症的发生。

(四) 减少有害重金属的吸收

不溶性膳食纤维、植酸或其他螯合剂等能与重金属结合,特别是大量摄入不溶性膳食纤维时,膳食纤维与重金属非共价结合,吸附后的重金属可随粪便排出。但在正常摄入水平下,部分膳食纤维的结肠发酵可增加矿物质的吸收,如水溶性膳食纤维对钙、镁和铁的吸收具有促进作用。

(五) 改善肠道菌群

不能被消化的膳食纤维进入大肠,能够被肠内细菌部分、选择性分解与发酵,所产生的短链脂肪酸降低了肠道 pH,从而改变肠内微生物菌群的构成与代谢,诱导益生菌,如双歧杆菌、乳酸菌大量繁殖,抑制有害菌群的活性和生长。膳食纤维具有肠道屏障功能和一定的免疫作用,如短链脂肪酸,尤其是丁酸盐,具有抑制促炎性细胞因子的活性作用,刺激淋巴细胞活化。

(六) 促进排便,预防便秘

在人体的结直肠部位,不溶性膳食纤维所具有的吸水性可促进粪便膨胀,让粪便重量增加,机械刺激使肠壁蠕动,从而使人体产生便意。同时,纤维素还可被结肠细菌发酵,产生短链脂肪酸和气体,刺激肠黏膜,从而促进粪便排泄,缓解便秘,缩短粪便在肠道内的停留时间,从而减少致癌物质与肠黏膜的接触时间,降低肠道发生癌变的可能性。

五、营养学意义

低膳食纤维摄入与我国目前流行的很多"生活方式病"有关系,其主要原因之一是原本营养组成相对合理的"中式"餐饮模式被一些"西式"餐饮模式所取代,而"西式"餐饮模式中膳食纤维含量远少于人体实际需要量,导致慢性习惯性便秘的人群与日俱增,导致

结肠憩室炎、结肠炎以及结肠癌的发病风险显著提高。合理的膳食纤维摄入，在一系列慢性疾病防控中发挥着积极作用。

(一) 防龋齿

由于富含膳食纤维的食物相对比较粗糙，因此咀嚼时会刺激唾液腺分泌大量唾液，唾液对牙齿表面轻度洗刷，客观上起到预防龋齿的作用。

(二) 预防肥胖

食物进入胃部以后，由于膳食纤维的吸水性，能够使胃内容物体积增大，饱腹感增强，进而减少每餐进食数量，也能延缓下一餐的进食时间，具有预防肥胖的作用。

(三) 预防胆结石、动脉粥样硬化、糖尿病

食物进入肠道以后，由于膳食纤维的吸附特性，可以吸附胆固醇、胆汁酸，从而预防胆结石和动脉粥样硬化的发生。同时，膳食纤维能够延缓葡萄糖入血的速度，对糖尿病的防控也有积极作用。

(四) 预防便秘、痔疮

在大肠内，膳食纤维能够增加粪便的体积和含水量，使粪便容易排出体外，对于便秘、痔疮，甚至肛裂等肛周疾病具有预防作用。

(五) 预防结肠憩室炎、结肠癌

便秘、痔疮的发病率减少，肠道功能正常了，发生结肠憩室炎、结肠炎的概率也就降低了，进而发生结肠癌的可能性也会大大降低。

(六) 预防乳腺癌、子宫内膜癌

研究表明，可溶性膳食纤维摄入量与乳腺癌的发病风险呈负相关，如果成年女性每天多摄入10g膳食纤维，可使乳腺癌的发病风险降低7%。预防乳腺癌、子宫内膜癌等激素相关癌症的可能机制是膳食纤维可抑制雌激素在肠道的吸收，增加雌激素在粪便中排泄，同时膳食纤维的摄入能减少内源性雌激素的合成。

(七) 预防心血管疾病

流行病学调查表明，膳食纤维能显著降低男、女性冠心病的发病率。膳食纤维降低心血管疾病发生风险的作用机制可能与其所具有的降血脂、降血压作用有关。

六、参考摄入量与食物来源

(一) 参考摄入量

《中国居民膳食营养素参考摄入量》(2013年版) 建议我国成人每日膳食纤维摄入量以30g左右为宜,鼓励每日谷物中至少1/3为全谷物食物,蔬菜、水果摄入量至少达500g以上。从膳食能量密度和营养需求考虑,儿童膳食纤维摄入量应适当减少,1~14岁儿童为10g/1000kcal,成人为12.5~15g/1000kcal,婴幼儿随着辅食的添加,膳食纤维从6月龄开始逐步提高。

由于膳食纤维在吸附重金属的同时,也可与钙、铁、锌等结合,影响其吸收和利用,因此摄入过多膳食纤维对机体健康无益。此外,过量摄入膳食纤维还会有其他一些副作用,如腹泻、腹胀、腹痛等,较少见的副作用有肠道内形成纤维粪石引起肠梗阻,需要手术治疗,这一点对老年人或极度消瘦的人应特别注意,因此应提倡逐步增加膳食纤维的摄入量。另外,患有急慢性肠炎、伤寒、痢疾、结肠憩室炎、肠道肿瘤、消化道出血、肠道狭窄、食道静脉曲张等疾病或肠道手术前后的人,应控制膳食纤维的摄入量。不同种类的膳食纤维引起胃肠不适的摄入量是不同的,如葡聚糖和抗性糊精的胃耐受性较好,即使单次剂量高达50g/d和90g/d都未见副作用。

(二) 食物来源

膳食纤维主要来源于植物性食物,谷薯、水果、蔬菜、菌类、藻类等都是人类膳食纤维的主要来源。动物性食物几乎不含膳食纤维。谷类、豆类膳食纤维主要存在于种皮中,如全麦粉含6%、精面粉含2%、糙米含1%、精米含0.5%。几种常见食物中膳食纤维含量见表9-3。

表9-3　几种常见食物中膳食纤维的含量

食物名称	纤维素(g/100g)	果胶(g/100g)	木质素(g/100g)	膳食纤维总量(g/100g)
麦麸	8.0	0	3.2	44.0
白面包	0.7	0	痕量	2.7
全粉面包	1.3	0	1.2	8.0
苹果	0.5	0.5	0	1.4
番茄	0.4	0.3	0.3	1.4
马铃薯	1.0	0.2	痕量	3.0
卷心菜	0.7	0.7	0.4	2.8
胡萝卜	1.5	0.9	痕量	3.7

在中国传统的膳食模式中,膳食纤维的摄入量并不低。但是,随着经济的发展,人们生活水平的不断提高,在选择或者加工食物时,往往为了外表好看或者口感更佳而忽略了营养素含量,其中,膳食纤维就是一个典型例子,从小麦粉到标准粉,再到富强粉,膳食纤维含量明显下降,因此,建议人们在主食中适当增加粗杂粮的摄入。

思考题:

1. 水平衡的概念是什么?
2. 水的生理功能是什么?成人每天要补充多少水?
3. 何为膳食纤维?
4. 简述膳食纤维的分类。常见的膳食纤维有哪些?
5. 结合膳食纤维的特性,阐述膳食纤维对人体的作用。

— 第10章 —
生物活性成分

第一节　植物化学物

植物在生长发育过程中会产生初级代谢产物和次级代谢产物。初级代谢产物一般是指植物的营养物质,如蛋白质、脂肪、碳水化合物、维生素、矿物质等。次级代谢产物是指植物代谢过程中产生的多种中间或末端低分子产物,这些产物中除少数几个是维生素前体外,其他均是非传统营养素成分。次级代谢产物不仅为食物带来了不同的风味和颜色,还参与人体健康的调节和慢性病的防治,现在将它们统称为植物化学物。

大量流行病学调查结果表明,蔬菜和水果中的植物化学物在保护人体功能、预防慢性病(如心血管疾病)中起到积极作用,多吃蔬菜和水果的膳食模式有益于健康。到目前为止,天然存在的植物化学物估计有6万～10万种,就混合膳食者而言,每天摄入的植物化学物大致为1.5g,对素食者而言,则会更高一些。

一、植物化学物的分类

常见植物化学物见表10-1。

(一)类胡萝卜素

类胡萝卜素在植物和微生物中合成,主要存在于新鲜的水果和蔬菜中,动物自身不能合成类胡萝卜素。类胡萝卜素能使植物显示红色或黄色,常见的有 α、β、γ-胡萝卜素,这几种类胡萝卜素可在体内转变成维生素A,故称之为维生素A原。但番茄红素、玉米黄素、叶黄素、辣椒红素等类胡萝卜素则不能转变为维生素A。红薯、南瓜、胡萝卜、木瓜、杧果等黄橙色蔬菜和水果富含α、β-胡萝卜素,深绿色蔬菜富含叶黄素,西红柿、西瓜等含有较多的番茄红素。

类胡萝卜素有多个双键,具有显著的抗氧化活性,能有效预防DNA和脂蛋白的氧化损伤,维持细胞功能,延缓机体衰老,其中,番茄红素的抗氧化活性最强。类胡萝卜素能增强机体免疫功能,抑制癌细胞的生长,有利于上皮细胞代谢和再生,加速伤口愈合。叶黄素在视网膜黄斑区高浓度聚集,是视网膜黄斑的主要色素,增加叶黄素摄入量,可以预防和改善老年性眼部退行性病变(如视网膜色素变性、黄斑病变和白内障等)。人体每天摄入的类胡萝卜素大约为6mg。

表 10-1　常见植物化学物

植物化学物名称	代表	食物来源
类胡萝卜素	胡萝卜素、番茄红素、玉米黄素	红色、黄色蔬菜和水果
多酚类化合物	黄酮、白藜芦醇、花色苷	各类植物性食物,尤其是深色水果、蔬菜、茶叶
萜类	单萜、倍半萜、二萜、三萜	柑橘类、芹菜
植物雌激素	异黄酮、木酚素	大豆、葛根、亚麻籽
植物固醇	谷固醇、豆固醇	豆类、坚果、植物油
皂苷	甾体皂苷、三萜皂苷	大豆、酸枣、枇杷
芥子油苷	硫苷、异硫氰酸盐	十字花科植物
蛋白酶抑制剂	丝氨酸蛋白酶抑制剂、半胱氨酸蛋白酶抑制剂	豆类、谷类种子
硫化物	异硫氰酸盐、辛硫酸、牛磺酸	大蒜、洋葱

(二) 多酚类化合物

多酚类化合物是所有酚类衍生物的总称,包括酚酸、类黄酮、二苯乙烯、香豆素和丹宁等化合物,其结构是带羟基的芳香环。可可豆、茶、大豆、蔬菜和水果等均含有丰富的多酚类化合物。

酚酸包括羟基苯甲酸类和羟基苯丙烯酸类,它们多以糖苷的形式存在于天然食物中,加热、发酵等加工过程有助于其游离释放。如姜黄素是常见的从姜黄中提取的酚酸类化合物,除具有降血脂、抗凝、抗氧化、利胆、抗癌等作用外,近些年的研究还揭示了一些新的药理作用,如清除自由基、抗人类免疫缺陷病毒、保护肝脏和肾脏、抗纤维化等作用。

类黄酮结构中有2个芳香环,常见的有黄烷醇、黄酮醇、花色素、黄酮和异黄酮等。黄酮类化合物具有许多生物学作用,包括抗氧化、抑制肿瘤、保护心血管、抗炎、抗菌、抗病毒、抗突变及抗衰老等。黄酮类化合物中的茶多酚对肝癌、肺癌、白血病细胞等具有抑制作用。摄入富含黄酮类的物质，可以减少冠心病、动脉粥样硬化的发生，一些黄酮类化合物，如芦丁、葛根素及银杏黄酮等，目前已用于心血管疾病的治疗。不同国家人群，每日黄酮类化合物的膳食摄入量为20～70mg，主要食物来源有绿茶、各种有色水果及蔬菜、大豆、巧克力、药食两用植物等。《中国居民膳食营养素参考摄入量》（2013年版）提出部分黄酮类化合物的SPL（中国成人其他膳食成分特定建议值）和UL，如大豆异黄酮的SPL为55mg/d，UL（绝经后妇女）为120mg/d；花色苷的SPL为50mg/d；原花青素的UL为800mg/d。

（三）萜类

萜类广泛存在于植物中，以异戊二烯为基本单位，有两个单位的为单萜，有三个单位的为倍半萜，含有四个单位为二萜。植物固醇、类胡萝卜素、辅酶Q在结构上分属于三萜、四萜和多萜。单萜为最常见的萜类化合物，主要存在于一些调味料中，如薄荷醇、薄荷酮，葛蒌子种子中的香芹酮，柑橘油中的柠檬精油等。除了柑橘类水果、芹菜外，富含萜类化合物还有胡萝卜、番茄、葫芦等。单萜具有抗癌、抗炎、抗菌、抗氧化、对神经损伤保护、镇痛等作用。单萜类化合物的每日摄入量约为150mg。

（四）植物雌激素

植物雌激素是一类来源于植物、具有类似于雌激素结构和功能的天然化合物，主要属于多酚类化合物，根据结构不同可分为异黄酮类、木酚素类、香豆素类和芪类。异黄酮主要存在于豆科植物中，如大豆中就含有大豆异黄酮。木酚素广泛分布于油籽、谷物、蔬菜和茶叶中，其中，亚麻籽中含量可高达370mg/100g。香豆素存在于发芽阶段植物中，如黄豆芽、绿豆芽等。芪类代表为白藜芦醇，分布在葡萄（葡萄皮）、花生中。

作为人类和其他哺乳动物的外源性激素，植物雌激素具有一定的雌激素活性，在体内发挥与雌二醇相似的作用。由于植物雌激素可结合到哺乳动物体内的雌激素受体上，可减弱靶细胞对雌激素的应答，因此亦可产生抗雌激素作用。植物雌激素发挥类似内源性雌激素或抗雌激素效应作用，与植物性雌激素浓度、靶组织内源性雌激素水平、受体类型和性别等有关。

大豆异黄酮的活性是雌二醇活性的0.1%，竞争性结合雌激素受体，与骨组织的雌激素受体结合，抑制破骨细胞的骨吸收，起预防骨质疏松症的作用。植物雌激素对于绝经后女性骨骼的影响较为显著，对围绝经期女性并无显著作用，这可能和围绝经期雌二醇水平仍然较高有关。由于植物雌激素具有较多的酚羟基，因此有较强的抗氧化性，能够清除体内自由基，防止其对细胞的氧化损伤，具有保护心血管、降血脂、抗脂质过氧化、抑制血小板聚集、改善血管内皮细胞功能、抗动脉粥样硬化和舒张冠状动脉等作用。研究发现，植物雌激素对中枢神经系统的损伤具有保护作用，能改善老年性痴呆患者的认知功能，减轻脑细胞氧化损伤，抑制脑细胞凋亡及保护脑缺血损伤等。

植物雌激素可能对人体有潜在不良作用，如影响女性生殖系统和内分泌系统，对男性生殖系统可能产生不良效应，对治疗雌激素依赖性乳腺癌的药物可能产生干扰等。

（五）植物固醇

植物固醇广泛存在于蔬菜、水果等植物的细胞膜中，其结构类似于胆固醇，常见的有β-谷固醇、豆固醇、菜油固醇及其相应的烷醇（固醇的双键被饱和）。人体植物固醇的每日摄入量为150～400mg，与胆固醇摄入量相当，但机体对植物固醇的吸收率很低，约为5%。

降低胆固醇是植物固醇的一个主要生物学作用，植物固醇能将小肠腔内胆汁酸微团中的胆固醇替换出来，妨碍乳糜微粒的形成，竞争性抑制肠胆固醇转运蛋白对胆固醇的转运，从而降低胆固醇的吸收，同时促进胆固醇排泄。植物固醇的降胆固醇作用有利于心血管疾病的预防，但植物固醇只能降低血清胆固醇水平，不能降低甘油三酯或升高高密度脂蛋白水平。此外，植物固醇还能降低结肠癌、乳腺癌和前列腺癌等的发病风险，具有调节免疫、抗炎等作用。

（六）皂苷

皂苷又名皂素，存在于植物的根、茎、叶中，是具有苦味的一类化合物，常见的有大豆皂苷、人参皂苷、三七皂苷、绞股蓝皂苷、薯蓣皂苷等。人体平均每日摄入的皂苷约为10mg，食用豆类食物较多的人，其皂苷摄入量可达200mg以上。皂苷具有溶血的特性，曾被认为对人体健康有害，但人体试验证明不仅无害，还具有调节脂质代谢、降低胆固醇、抗微生物、抑制肿瘤、抗血栓、调节机体免疫、抗氧化等生物学作用。大豆皂苷能降低血中胆固醇和甘油三酯水平，通过增强机体吞噬细胞和自然杀伤细胞的功能来发挥对病毒的杀伤作用，具有抗突变、保护肝损伤、改善糖尿病症状等作用。人参皂苷具有调节神经兴奋与抗疲劳作用。绞股蓝皂苷具有改善老鼠记忆和延长果蝇寿命的作用。

（七）芥子油苷

芥子油苷广泛存在于卷心菜、甘蓝、萝卜、白菜、花椰菜、芥菜、辣根等十字花科植物中。在十字花科植物中至少存在120种以上的芥子油苷，不同的植物芥子油苷种类各不相同，数量也相差很远。芥子油苷可水解为异硫氰酸盐、硫氰酸盐和腈等产物，水解后产物具有抑制肿瘤、调节氧化应激、抗菌、调节机体免疫等多种生物学作用。异硫氰酸盐是十字花科植物的主要风味物质，提取后还可用作食品添加剂使用。生蔬菜中异硫氰酸盐的生物利用率较煮熟的蔬菜高。

(八) 蛋白酶抑制剂

蛋白酶抑制剂广泛存在于豆类、谷类等种子中，通过抑制各种蛋白酶活性和功能发挥其生物学作用。人体平均每日从膳食中摄入蛋白酶抑制剂约为300mg，其中关注度较高的是大豆胰蛋白酶抑制剂，它可与昆虫消化道内的蛋白酶作用形成复合物，干扰昆虫正常代谢进而导致其死亡。所以，植物中蛋白酶抑制剂具有保护植物免受虫害侵蚀的作用。在人体中，蛋白酶抑制剂可抑制与炎症相关的蛋白酶，起到调节机体免疫、抗炎、抗氧化等作用。由于蛋白酶在肿瘤的生长、浸润、转移和血管新生等过程中起重要作用，因此，蛋白酶抑制剂的抗癌作用受到人们的广泛关注，如大豆胰蛋白酶抑制剂对多种肿瘤具有抑制作用，阻止肿瘤细胞的增殖及扩散，此外还能减少化学致癌物诱发的结肠癌、肝癌、口腔上皮癌、肺癌及食管癌等。

(九) 硫化物

硫化物是存在于葱属植物（如大蒜、洋葱、葱等）中的一大类含硫化合物，其中以大蒜中的含硫蒜氨酸含量最为丰富。蒜氨酸无味，组织破损（捣蒜）后，在蒜氨酸酶的作用下生成大蒜素。大蒜素在室温下极易转化成一系列有机硫化物，这些化合物具有脂溶性，有特殊刺激性臭味，是大蒜油和大蒜浸油所含的主要有机硫化物。大蒜素通过抑制细菌巯基蛋白酶的活性而抑制细菌生长和繁殖，具有较强的抗菌消炎作用，对多种革兰阴性菌和阳性菌有抑制或杀灭作用，其效果与抗生素相当。大蒜硫化物还具有抗氧化、调节脂代谢、抗血栓、调节机体免疫和抗癌等功效。

二、植物化学物生物学作用

(一) 抗癌

蔬菜、水果中的植物化学物可降低人体癌症发生率。人体内Ⅰ相酶介导致癌物活化，与遗传物质作用，产生遗传毒性，Ⅱ相酶对已活化的致癌物发挥解毒作用。某些植物化学物（如芥子油苷、多酚、单萜、硫化物等）可抑制Ⅰ相酶和诱导Ⅱ相酶，起抗癌作用。植物雌激素可通过影响激素代谢，降低雌激素促肿瘤生长的作用。酚酸可与活化的致癌物结合，掩盖致癌物与DNA的结合，抑制DNA损伤所引起的癌症。植物化学物抗癌作用的另一可能机制是调节细胞生长，次级胆汁酸能使细胞增生，从而促进结肠癌发生，植物固醇、皂苷和植物雌激素等植物化学物，具有减少初级胆汁酸合成并抑制它们向次级胆汁酸转化，从而减少癌症的发生。

(二) 抗氧化

一些癌症和心血管疾病的发病机制与自由基过氧化反应有关,活性氧可以损伤蛋白质、DNA、RNA等生物大分子,引起细胞氧化应激损伤,从而导致细胞突变。人体内对抗过氧化反应的有抗氧化酶系统(如超氧化物歧化酶、谷胱甘肽过氧化物酶等)、内源性抗氧化物(如谷胱甘肽、辅酶Q_{10}、尿酸等)等。研究发现,类胡萝卜素、植物雌激素、蛋白酶抑制剂、多酚、硫化物等具有明显的抗氧化作用,其中,多酚的清除自由基、抗氧化能力最强。如茶叶中富含多酚,饮茶可明显降低吸烟者DNA氧化性损伤;红葡萄酒中的多酚提取物,可有效保护低密度脂蛋白不被氧化,预防动脉粥样硬化。人体每天摄入具有抗氧化作用的必需营养素约100mg,而每天摄入的具有抗氧化作用的植物化学物却超过了1g,这表明植物化学物作为抗氧化剂在降低癌症的发病风险中发挥着重要作用。

(三) 免疫调节

免疫系统除了能抵抗病原微生物入侵外,还在癌症、心血管病的预防中发挥着作用。研究发现,类胡萝卜素能增强机体的免疫功能,促进T、B淋巴细胞增殖,刺激巨噬细胞、细胞毒性T淋巴细胞和自然杀伤细胞,表现出杀伤肿瘤细胞的能力。皂苷、硫化物和植酸具有增强免疫的作用,类黄酮具有免疫抑制作用。

(四) 抗微生物

蒜素是大蒜中的硫化物,它可抑制细菌巯基蛋白酶的活性,从而具有很强的抗微生物作用。大蒜捣碎后,大蒜细胞破裂,大蒜素的前体物质蒜氨酸与蒜酶接触,水解形成有活性的大蒜素,大蒜素具有抗真菌、抗寄生虫和抗病毒的作用。芥子油苷的代谢产物异硫氰酸盐、多酚、单萜等同样具有抗微生物活性。在日常生活中,人们可食用一些浆果(如酸梅、黑莓等)来预防和治疗感染性疾病,如酸梅汁对治疗尿路感染有一定的作用。

(五) 降胆固醇

植物固醇、皂苷、硫化物和生育三烯酚具有降低血胆固醇的作用。这可能与这些生物活性物质能抑制胆汁酸吸收、促进胆酸排泄有关。如皂苷在肠道中能与胆酸结合形成微团,这些微团不能通过肠壁,从而减少了胆酸的吸收,使胆酸排泄增加。皂苷还可以增加肝脏初级胆酸的合成,降低血液中胆固醇浓度。此外,存在于微团中的胆固醇通常在肠外被吸收,植物固醇可使胆固醇从微团中游离出来,减少胆固醇的肠外吸收。

(六) 其他作用

植物化学物还具有调节血压、血糖,抑制炎症的功效,植酸对重金属具有螯合能力。

除此之外，植物化学物也为食物的感官带来一系列的特点，如辣椒中的辣椒素为食物带来辣味，洋葱和大蒜中的蒜素也具有辛辣风味，西红柿、菠菜、葡萄中的植物化学物为食物带来漂亮诱人的颜色。

常见植物化学物的生理作用见表10-2。

表 10-2　植物化学物的生理作用

植物化学物	生物学作用									
	A	B	C	D	E	F	G	H	I	J
类胡萝卜素	√		√		√			√		
多酚类化合物	√	√	√	√	√	√	√		√	
萜类	√	√								
植物雌激素	√	√								
植物固醇	√							√		
皂苷	√				√			√		
芥子油苷	√	√						√		
蛋白酶抑制剂	√		√							
硫化物	√	√	√	√	√	√	√		√	√

注：A. 抗癌；B. 抗微生物；C. 抗氧化；D. 抗血栓；E. 免疫调节；F. 抑制炎症；G. 调节血压；H. 降胆固醇；I. 调节血糖；J. 促消化。

第二节　其他来源的生物活性物质

一、微生物来源的生物活性物质

微生物代谢分为初级代谢和次级代谢。

初级代谢指微生物获取外界能量和物质，通过合成和分解反应，产生CO_2和H_2O等代谢产物的过程。初级代谢是微生物赖以生存和繁殖的基础。

次级代谢是细胞增殖结束后的生理过程。微生物将中间产物转化合成各种对细胞成活没有直接作用的代谢物即次级代谢产物。自1929年弗莱明从真菌中发现青霉素以来，微生物活性代谢产物成了药物的丰富源泉。微生物产生的次级代谢产物，应用于人类健康各领域，如临床上使用的抗生素、抗肿瘤剂等，此外还可制成酶制剂、维生素、氨基酸、农药等。

微生物生物活性物质包括抗生素生物活性物质和非抗生素生物活性物质。

(一) 抗生素生物活性物质

抗生素生物活性物质有2/3是放线菌产生的,其中最重要的是链霉菌属,它是抗生素、酶和酶抑制剂等生物活性物质的主要产生菌。已分离得到多种新的抗生素,可以杀灭多种引起人体、动物及植物病害的细菌、真菌、病毒和原生动物。

(二) 非抗生素生物活性物质

非抗生素生物活性物质主要有真菌多糖、葡聚糖、脂多糖、肽聚糖等细菌多糖。这些微生物活性物质能激活T淋巴细胞、B淋巴细胞、噬菌细胞、自然杀伤细胞、细胞毒性T淋巴细胞、淋巴因子,还能促进细胞因子生成,作用于补体,对免疫系统发挥多方面的调节作用。其在提高机体免疫力的同时还具有良好的抗病毒活性,并具有低毒和低耐药性等特点。

二、海洋生物来源的生物活性物质

(一) 海洋生物多糖

海洋生物来源的多糖包括植物多糖和动物多糖。由于海洋动物特殊的生存环境,造成了代谢方面的特殊性,所以其含有的多糖在结构和生理功能上与陆地动物不同。目前,研究者对海洋动物多糖研究较深入的是壳多糖、硫酸多糖。

1. 壳多糖

壳多糖,又名甲壳素、几丁质,是目前为止发现的自然界中存在的唯一一种碱性多糖,分子结构中有乙酰氨基,不溶于水和有机溶剂,溶于强酸。壳多糖在碱性条件下脱去部分乙酰基后成为壳聚糖,因分子中有—NH_2而呈碱性,可溶于稀酸中。

壳聚糖及其生物衍生物具有抑菌、增强机体免疫、抗自由基、抑制肿瘤、维持血糖代谢平衡、生物降压、降胆固醇、保肝护肝、延缓衰老、抗疲劳、保护胃肠道等作用,对于保护关节软骨、延缓骨关节退变也有一定效果。除此之外,壳多糖及其衍生物已广泛应用于生物材料(如固化酶、药物缓释载体、絮凝剂、吸附剂等)和生物医用高分子材料(如人工透析膜、医用敷料等)中。

2. 硫酸多糖

海参多糖的糖链上有部分羟基发生硫酸酯化,鲨鱼软骨多糖也带有硫酸基,海藻中也含有丰富的天然硫酸多糖。硫酸酯化给多糖链上引入SO_4^{2-},使之具有抗凝血活性,让血液无法凝聚、血栓无法形成。因而,部分脱硫可降低多糖抗凝活性,从某种意义上讲可降低毒性。硫酸多糖还具有抗病毒、抗过敏、抗癌、抗氧化等诸多生物活性，在医药、化妆品和食品行业具有很大的应用价值。

(二) 海洋生物多肽

海洋生物活性多肽通常包含了3～20个氨基酸残基，根据分子结构的不同，产生各种生物学功能。

海洋生物多肽主要功能有：

1. 抗氧化活性

海洋生物多肽的抗氧化作用主要通过清除自由基、提高氧化防御蛋白质的表达、减少活性氧的形成、抑制脂质氧化等途径完成。抗氧化活性与多肽的氨基酸组成有关，一般N端为疏水性氨基酸，使其更容易接近疏水性的脂质自由基，从而发挥抗氧化作用。

2. 降压活性

海洋生物多肽通过抑制血管紧张素转换酶活性而减少血管紧张素的产生，从而起到降低血压的作用。降压效果和相对分子质量的大小、氨基酸组成序列密切相关，大多数具有降压效果的多肽包含2～10个氨基酸。

3. 抗菌活性

海洋生物多肽中的抗菌肽主要来源于海洋无脊椎动物，不仅对细菌生长和繁殖具有抑制和杀灭功能，还具有抗真菌、杀死肿瘤细胞、抗病毒等生理功能。抗菌肽通常为阳离子，富含碱性氨基酸，如精氨酸、赖氨酸等，具有亲水性，同时抗菌肽又含有疏水性氨基酸，这使抗菌肽具有两亲性，作用于细胞膜，提高抗菌活性。因此，抗菌肽一般作用于细菌的细胞膜，通过改变细菌细胞膜结构而杀死细菌，作用快、不易产生耐药性，这和抗生素有本质区别。

4. 保肝活性

海洋生物多肽主要通过稳定肝细胞膜，加强组织修复，抑制自由基等作用，起到保护肝细胞的作用。

5. 其他功能

海洋生物多肽还有抗癌、抗凝血、降血糖、减肥、与微量元素结合等多种活性。

(三) 海洋中的牛磺酸

海洋生物中的牛磺酸是一种非蛋白质结构的含硫氨基酸，在鱼、贝类中含量十分丰富，软体动物中尤甚，如牡蛎中牛磺酸含量可达800mg/100g、枪乌贼中含量可达340mg/100g。

1. 牛磺酸对肝胆的作用

牛磺酸最先在牛胆汁中被发现，它能使脂肪乳化，有助于脂肪消化吸收。牛磺酸有保护肝细胞膜的作用,能中和细菌毒素,降低次级胆酸的毒性及抗四氯化碳对肝的损伤,是一种良好的保肝剂。牛磺酸还具有降低胆固醇,抑制胆结石的作用。

2．牛磺酸对神经系统的作用

研究表明,牛磺酸对婴幼儿神经系统发育有明显的促进作用,缺乏时会造成婴幼儿神经发育受阻,智力低下。婴幼儿的牛磺酸必须从食物中获得,主要来源是母乳,牛乳中的牛磺酸仅为母乳的1/20,因此需要在婴儿配方奶粉中添加牛磺酸,以强化婴幼儿摄入体内的牛磺酸的量。

牛磺酸是一种中枢神经系统抑制性递质,对于神经系统异常兴奋,如癫痫、惊厥、震颤及早醒和入睡难都有较好的治疗作用。

3．牛磺酸对心血管系统的作用

牛磺酸对心血管系统有较强的保护作用,可用于治疗充血性心力衰竭,对慢性心力衰竭尤其是老年患者的长期治疗大有好处。牛磺酸可抑制血小板凝聚,降低血脂,对治疗动脉粥样硬化、冠心病有益。

4．其他功能

动物视网膜中含有大量的牛磺酸,若猫缺乏牛磺酸,则会导致失明;人视网膜中牛磺酸降低,则可引起功能的变化,如人体色素性视网膜炎可能与牛磺酸降低有关。

（四）不饱和脂肪酸

必需脂肪酸中的n-3系脂肪酸二十二碳六烯酸（DHA）和二十碳五烯酸（EPA），存在于一些海洋浮游的微藻（如甲藻类、硅藻类、红藻类、褐藻类及银藻类等）及常食用这些微藻的海洋动物体内。近年来,随着对n-3系脂肪酸功能研究的深入,发现n-3系脂肪酸特别是DHA和EPA有着特殊的生理功能。

1．DHA、EPA与大脑功能

许多研究认为,DHA等必需脂肪酸摄入不足可导致脑功能障碍。DHA是人脑主要组成物质之一,在脑细胞膜形成过程中起重要作用。DHA和EPA还可促进脑神经触角的延伸,使大脑细胞萎缩神经再度延长,从而防止大脑功能的衰退和老年痴呆的发生。

2．DHA、EPA与心血管系统

DHA和EPA能抑制血小板凝集,减少血栓的形成,预防心肌梗死和脑梗死;增加胆固醇的排泄,抑制内源性胆固醇的合成,改变脂蛋白脂肪酸的组成,具有明显的降血脂和抗动脉硬化作用。

3．保护视力

视网膜发育80%是在胎儿期与四岁前完成的,在这个阶段摄入充足的含DHA和EPA的食物,对保护视力有重要作用。

4．其他功能

DHA和EPA有抗炎作用，对于特异性皮炎、关节炎及牛皮癣有一定疗效。此外，它们能抑制乳腺癌、直肠癌等肿瘤生长，降低抗肿瘤药物的耐药性。

几种海产动物油中EPA、DHA含量见表10-3。

表 10-3　几种海产动物油中 EPA、DHA 含量（占总脂肪的百分比）

种类	EPA(%)	DHA(%)
南极磷虾油	16～19	7～6
秋刀鱼油	8～10	15～34
墨鱼油	8～10	15～17
鲸鱼油	1～4	5～9
远东拟沙丁鱼油	8～10	15～34
鲨鱼肝油	1～4	2～17
狭鳕肝油	13	6
鲐鱼油	8～10	15～34

三、动物性来源的生物活性物质

（一）辅酶Q

辅酶Q(coenzyme Q，CoQ) 又称泛醌，是一种脂溶性化合物，主要存在于动物的心、肝、肾细胞及酵母、植物叶片和种子中。

CoQ是呼吸链的组成成分之一，在能量代谢ATP合成中具有重要作用。还原型CoQ可与维生素E协同，清除自由基、抑制脂质过氧化，起抗氧化的作用。CoQ在心肌细胞中含量丰富，具有保护心血管的作用，在临床上用于缺血性心脏病、心肌病、高血压及充血性心力衰竭等心血管疾病的防治。CoQ能提高运动能力，提高最大摄氧量，减少因运动而引起的氧化损伤及肌肉损伤，有助于运动后磷酸肌酸的恢复。除此之外，CoQ还能提高机体免疫力，抑制炎性因子的表达，发挥抗炎作用。

（二）褪黑素

褪黑素是哺乳动物和人类的松果体产生的胺类激素，动物性食物是褪黑素的良好来源，植物性食物（如玉米、百合、苹果和萝卜等）也含有少量褪黑素。

褪黑素在调节昼夜节律、季节节律及人体睡眠—觉醒节律方面有重要的作用，可延长睡眠时间，改善睡眠质量。实验发现，褪黑素不仅可减少高脂饮食诱导的腹部脂肪堆积，还可降低血糖、血脂，增加血清胰岛素和瘦素敏感性。褪黑素还具有抗氧化、调节机体免疫、抑制神经元过度兴奋等作用，能延缓衰老。

思考题：

1. 简述常见植物化学物的分类及其生物学作用。
2. 列表说明具有抗癌作用的植物化学物。
3. 举例说明微生物来源的生物活性物及其生理功能。
4. 简述牛磺酸的生理功能及主要食物来源。
5. 试述$n-3$系不饱和脂肪酸的代表及其生理功能。
6. 辅酶Q的生理功能有哪些？
7. 简述褪黑素的生理功能。

第 11 章

各类食物营养价值

第一节　食物营养价值

一、概述

食物是人类赖以生存的物质条件,含有蛋白质、脂肪、碳水化合物、维生素、矿物质、水和膳食纤维这七大类营养素及一些生物活性成分,能提供人体活动所需的能量以满足生理代谢的基本需求。《中国居民膳食指南》(2016版)中,将食物分成五大类:第一类是谷薯、杂豆类。谷类包括米、面、杂粮;薯类包括马铃薯、甘薯、木薯等;杂豆类包括红小豆、绿豆、芸豆、花豆等,与全谷物概念相符,常作为主食材料。其把谷薯和杂豆类归为一类,主要为机体提供碳水化合物、蛋白质、膳食纤维和B族维生素。第二类为蔬菜、水果和菌藻类,主要为机体提供膳食纤维、矿物质、维生素C、胡萝卜素和一些有益健康的植物化学物。第三类为动物性食物,包括畜、禽、鱼、蛋类,主要为机体提供优质蛋白质、脂肪、矿物质、维生素A、维生素D和B族维生素。第四类为奶、豆、坚果类,包括奶及奶制品、大豆(如黄豆、青豆、黑豆等)及花生、核桃、杏仁等坚果,主要提供蛋白质、脂肪、膳食纤维、矿物质、B族维生素和维生素E。第五类为纯能量食物,包括植物油、糖、酒类,主要为机体提供能量。

二、食物营养价值

食物营养价值是指食物中营养素和能量能满足人体需要的程度,包括营养素种类是否齐全,数量是否充足,比例是否恰当,食物是否容易被人体消化、吸收、利用。不同类食物营养素构成不同,其营养价值也不同,即使是同一种食物,由于产地、品种、部位和烹调加工方法不同,所以营养价值也会存在一定的差异。如同样品种的黄瓜,露地产的和大棚产的维生素含量不同,土豆加工成盐焗土豆或是薯片其营养价值也有所差异。

自然界可供人体食用的食物种类众多,但除了6个月内喂养婴儿的母乳之外,没有一种食物的营养价值全面到足以满足人体的全部营养需要。因此,日常饮食中应该注意食物多样性、平衡膳食。

三、食物营养价值评价

(一) 评价依据

可以从以下三方面对食物的营养价值进行评价:

1. 营养素的种类和含量

通过食品化学分析法或直接查阅食物成分表来判定食物中所含营养素的种类和含量。营养素的种类和含量越接近人体的需要,其营养价值就越高。

2. 营养素的质量

营养素的质量,即营养素可被消化吸收利用的程度。主要依靠动物实验和人体试食实验,与对照组进行比较分析得出结论。

3. 营养素在烹调、加工、储运中的变化

食物通过加工,既可使一些抗营养因子得以去除,提高消化吸收率,同时也可使某些营养素遭到破坏而损失。因此,食物需要采用合理的加工烹调方法,最大限度地保留其中的有利营养素。

(二) 注意事项

食物营养价值是相对的,如牛肉和橘子比,牛肉蛋白质的营养价值高,而橘子维生素C的营养价值高。对于缺蛋白质的人来说,牛肉的营养价值要高于橘子,而对于蛋白质充足,却缺少维生素C的人来说,橘子的营养价值就要高于牛肉。

同一种食物因品种、产地、成熟度的差异,其营养价值也有所差异。

食物营养受储运、加工和烹调的影响。大豆做成豆腐和豆制品可提高蛋白质的消化率;面粉经发酵以后可减少植酸,进而增加对矿物质钙、铁、锌等的吸收;米、面加工过精,会损失大量的B族维生素和矿物质;水果制成罐头后,会丢失维生素C;一些天然食品中存在的抗营养因子或毒性物质,如大豆中的抗胰蛋白酶因子、菠菜中的草酸、鸡蛋中的抗生物素等,可通过合理加工烹调得以消除和破坏。

（三）食物营养价值评价指标

1. 食物利用率

一般用动物实验进行测定,是食物进入动物或人体后被机体消化、吸收和利用的程度。计算公式如下:

$$食物利用率 = \frac{饲养期间动物增重(g)}{饲养期间总的饲料消耗(g)} \times 100\%$$

动物体重增加越多,说明食物的营养素,如蛋白质、脂肪、碳水化合物对体重的作用越大,表明这种食物营养价值越高。

2. 营养质量指数

营养质量指数 (index of nutrition quality, INQ) 是指食物中某营养素能满足人体营养需要程度 (营养素密度) 与该食物能满足人体能量需要程度 (能量密度) 的比值。计算公式如下:

$$INQ = \frac{营养素密度}{能量密度} = \frac{一定量食物某营养素含量 \div 该营养素推荐摄入量}{一定量食物所含能量 \div 能量推荐摄入量}$$

INQ = 1,说明该食物所提供的营养素和能量相当,达到平衡,为"营养质量合格食物";INQ > 1,表示营养素供给量大于能量,食物富含该营养素,营养价值较高,适合超重和肥胖者食用;INQ < 1,表示营养素的供给量小于能量,长期食用此食物,当食物的能量符合人体需要时,营养素供给不足,将导致营养素缺乏,该食物的营养价值低。INQ是评价食物营养价值的简明指标。

INQ根据不同人群的营养需求来计算,所以同一种食物,对于不同人群来说,其INQ值是不同的。

以饼干为例,某饼干 (净含量100g) 营养标签见表11-1。

表 11-1　饼干营养标签

营养素	每100g平均含量
能量	500kcal
蛋白质	9.2g
脂肪	23g
碳水化合物	64g
钙	250mg

假定消费对象为成年男性,轻体力劳动者,对这包饼干钙的INQ进行评价。若消费对象为11岁的女孩,钙的INQ又为多少?

成年轻体力劳动男性的能量推荐摄入量为2250kcal，钙的推荐摄入量为800mg。

11岁女孩的能量推荐摄入量为2050kcal，钙推荐摄入量为1000mg。INQ计算见表11-2。

表11-2　INQ计算

消费对象	钙营养素密度	能量密度	INQ
成年轻体力劳动男性	0.312	0.222	1.41
11岁女孩	0.250	0.244	1.02

可见，饼干对于成年男性来说，属于高钙食物，而对于11岁女孩来说，此饼干钙的提供和能量提供相当。

操练：

根据食物成分表，计算鸡蛋的蛋白质、脂肪、维生素B_1、维生素B_2、维生素C、钙、铁的INQ（成年轻体力劳动女性），并对鸡蛋的营养价值进行评价。

现在饮食模式中高能量密度膳食十分普遍，当膳食中能量超过人体需要时，就会导致肥胖及产生一系列健康问题。因此，人体获得充足营养素而能量又不过剩是合理膳食的一个重要要求。对食物营养价值进行评价时，营养素的INQ比营养素含量更为重要。如何提高食物的INQ也是目前食品加工业应考虑的问题，如对食品进行脱脂（如脱脂牛奶）、去糖（如无糖酸奶），就可有效地提高膳食营养素的INQ。对于一些人群（如幼儿、老人、减肥者、孕妇、乳母等）来说，特别要注意在能量不过剩的同时，尽量选择高营养素密度的食物。

3. 食物中抗营养因子

进行食物营养价值评价时，还要考虑某些食物存在的抗营养因子，如植物食物中的植酸、草酸，生大豆中的蛋白酶抑制剂、植物红细胞凝集素等抗营养因子。

四、评价食物营养价值的意义

第一，了解食物营养素、非营养素、抗营养因子的组成，发现食物的营养缺陷，指出食品发展的新方向，充分利用食物资源；

第二，降低食物在烹调加工过程中营养素的变化和损失，采取有效措施，最大限度地保持食物中的营养素含量，提高食物营养价值；

第三，指导人群合理选择和搭配食物以达到膳食平衡，从而在有限的经济条件和地域资源下，将多种食物搭配食用，使膳食营养素得到互补，从而达到保持健康、增强体质和预防疾病的目的。

第二节　食物的分类

一、按照食物的来源和性质分类

（一）动物性食物

动物性食品，如畜禽肉类、蛋奶类、水产品、螺贝类等。

（二）植物性食物

植物性食品，如粮谷类、薯芋类、豆类、坚果、蔬菜水果类等。

（三）加工食物

以动植物为原料加工制作而成的食品，如各种调味品、油脂、酒、饮料等。

二、按照食物代谢产物在体内的酸碱性分类

（一）酸性食物

凡食物含氯、硫、磷等元素总量较高，在体内经代谢，最终产生的灰质呈酸性，这类食物称为成酸性食物，包括肉、鱼、蛋、禽类、谷类、花生、榛子、核桃等。

（二）碱性食物

凡食物含钙、钠、钾、镁等元素总量较高，在体内经代谢，最终产生的灰质呈碱性，这类食物称为成碱性食物，包括蔬菜、水果、豆类、牛奶、杏仁、栗子、椰子等。

（三）中性食物

食物在体内经代谢后呈中性反应者有烹调油、黄油、淀粉及糖等。

常见的碱性食物和酸性食物见表11-3。

表 11-3　常见的碱性食物和酸性食物

食物	碱度	食物	碱度
海带	＋14.60	蛋黄	－18.80
四季豆	＋12.00	大米(精)	－11.67

续表

食物	碱度	食物	碱度
西瓜	＋9.40	糙米	－10.60
萝卜	＋9.28	牡蛎	－10.40
茶(5g)	＋8.89	鸡肉	－7.60
香蕉	＋8.40	鳗鱼	－6.60
胡萝卜	＋8.32	面粉	－6.50
梨	＋8.20	鲤鱼	－6.40
苹果	＋7.80	牛肉	－5.70
柿子	＋6.20	猪肉	－5.60
南瓜	＋5.80	干鱼	－4.80
马铃薯	＋5.20	啤酒	－4.80
黄瓜	＋4.60	花生	－3.00
藕	＋3.40	大麦	－2.50
洋葱	＋2.20	虾	－1.80
大豆	＋2.20	面包	－0.80
牛奶	＋0.32	干紫菜	－0.60
豆腐	＋0.20	芦笋	－0.20

注：碱度是以100g食物的灰分水溶液，用0.1mol/L酸溶液滴定所消耗的毫升数，"＋"表示碱；酸度是以100g食物的灰分水溶液，用0.1mol/L碱溶液滴定所消耗的毫升数，"－"表示酸。

应注意的是，并非具有酸味的食物就是成酸性食物，如柠檬就是一个碱性食物，其中的酸味是有机酸，在体内可彻底氧化生成二氧化碳和水，而在体内留下钙、钠、钾、镁等碱性元素。

人体正常的pH为7.4，呈微碱性，是体内各种复杂生化反应发挥作用的最适环境。尽管人体代谢过程中不断产生酸性和碱性产物，但正常人体具有完整的缓冲系统和调节系统，体内酸碱平衡，一般不会受摄入食物的影响而改变。只有因某些疾病造成人体代谢失常时，酸碱平衡才可能会受影响。日常膳食中要注意适当选择食物，使成酸性食物与成碱性食物之间保持一定比例，以利于机体正常酸碱平衡的维持。当肉类等酸性食物摄入过多，体内的酸性物质过剩，大量消耗矿物质时，就需要适当食用蔬菜、水果等碱性食物。

三、按照食品的安全性分类

(一) 有机产品

有机产品是指完全不含人工合成的农药、肥料、生长调节素、催熟剂、家畜禽饲料等添加剂的食品，包括有机原料、有机过程和有机认证。

（二）绿色食品

绿色食品是指遵循可持续发展原则，在无污染的情况下进行种植或养殖，在工作过程中，不使用高毒性农药，在标准环境下对食品进行加工和生产。其产品经专门机构认定，许可使用绿色食品标识，分A级和AA级。

（三）无公害农产品

无公害农产品是指产地环境、生产过程和终端产品符合无公害农产品标准及规范，并且这种农产品对人类的身体健康或环境不会造成损害，经专门机构认定，许可使用无公害农产品标识。

有机产品、绿色食品、无公害农产品标识见图11-1。

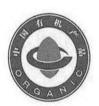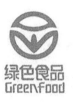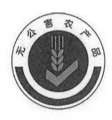

图11-1　有机产品、绿色食品、无公害农产品标识

四、按食物的颜色进行分类

有句膳食名言"一、二、三、四、五，红、黄、绿、白、黑"，就是按照食物的颜色进行分类。

（一）红色食物

动物性的猪、牛、羊等红色肉类，能提供丰富的蛋白质；植物性食物中的番茄、红枣、红辣椒、山楂、苹果等。

（二）黄色食物

胡萝卜、红薯、南瓜、玉米、黄豆等属于黄色食物，富含丰富的胡萝卜素，在体内能转化成维生素A。

（三）绿色食物

绿色食物主要指绿色蔬菜、水果及茶。绿色蔬菜富含维生素C、膳食纤维、矿物质，有助于增强人的抵抗力，特别是对于长期伏案工作，手机、电脑使用频繁的人群更应摄入充足的新鲜蔬果。

（四）白色食物

白色食物主要指米面类，是我们获得能量的主要来源，此外，还包括牛奶、豆腐、白果、茭白、山药等。许多白色食物富含蛋白质，而脂肪含量较红色食物中的肉类要低得多。

（五）黑色食物

黑色食物主要指黑木耳等菌菇类及黑米、黑芝麻、紫菜、茄子、黑豆、桑葚等黑色、紫色或黑褐色的食物。

"五色"食物搭配，是现代营养文化的具体体现，其营养素搭配科学全面，能使人们科学地、全面地摄取所需的各种营养物质，从而提高人体健康素质。

第三节　粮谷类的营养价值

一、谷类

谷类是禾本科作物的籽实，包括大米、小米、大麦、小麦、燕麦、玉米、藜麦等。在我国人民的膳食结构中，谷类是能量和蛋白质的主要来源，人体每日摄取能量的50%～70%和蛋白质的40%～60%是由谷类提供的。谷类还是B族维生素和一些无机盐的主要来源，提供50%以上的维生素B_1。谷类经过加工烹饪可制成品类繁多的主食制品，又是酿造业的重要原料及畜禽业的重要饲料。

（一）谷的结构和营养素分布

谷籽粒都有相似的结构，主要由谷皮（6%～7%）、糊粉层（6%～7%）、胚乳（83%～87%）、胚芽（2%～3%）和吸收层五部分组成（见图11-2），下面以小麦为例进行介绍。

1. 谷皮

谷皮是谷粒的最外层，主要由纤维素、半纤维素组成，含有一定量的蛋白质、脂肪和维生素，较多的矿物质，不含淀粉，植酸含量较高。谷皮不能被人体消化吸收，口感粗糙，因此在加工时被去掉，成为动物饲料，如米糠。米糠中可提取米糠油、谷维素、谷固醇等与人体健康相关的物质。

2. 糊粉层

糊粉层位于谷皮下层，由厚壁方形细胞构成，含有较多的脂肪、蛋白质和丰富的B族维生素及矿物质。此层营养素含量相对较高，但高精度加工时易与谷皮同时混入糠麸中

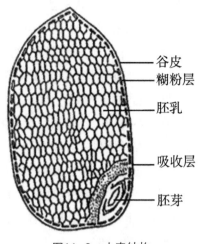

图11-2　小麦结构

除去,这对谷物营养价值会产生较大影响。

3. 胚乳

谷物种子中含发达的胚乳,其主要由淀粉组成,在胚乳中储有充足的养分供胚发芽长成下一代植物体。人类正是利用谷物种子贮藏的养分作为粮食,借以获得生活所必需的营养素。胚乳为谷粒的主要组成部分,主要成分是淀粉,并含有少量的蛋白质、脂肪、矿物质和维生素。蛋白质的分布因部位差异而有所不同,靠近胚乳周围部分含量较高,越向中心含量越低。谷胚容易消化,口感好,耐贮藏,但是随着加工精度的增加,矿物质、维生素含量下降。

4. 胚芽

胚芽位于谷粒的一端,富含蛋白质、脂肪、纤维素、矿物质和维生素,是生理活性最强、营养价值最高的部分。胚芽由于脂肪及纤维素含量很高,质地比较松软而有韧性,不易粉碎,因此在磨粉中容易与胚乳分离而转入副产品糠麸中去。

5.吸收层

吸收层位于胚芽与胚乳连接处,为盾片,此部分维生素B_1特别丰富,可占到全粒总含量的60%左右,若加工过精将丢失大部分或全部吸收层。

(二) 谷类营养价值

1. 能量

谷类是我国膳食能量的主要来源,也是能量最经济的来源,它含碳水化合物约为75%~80%,主要为淀粉。100g谷类约可供能量350kcal(0.73MJ)。

2. 蛋白质

谷类蛋白质的含量取决于谷类品种、土壤、气候、施肥、栽培及加工方法的差异,一般在7%～15%,大米的蛋白质含量在7%～9%,小麦的蛋白质含量在11%～13%,燕麦、荞麦、藜麦的蛋白质含量较高。谷类蛋白按照溶解度的不同,可分为谷蛋白、白蛋白、醇溶蛋白和球蛋白,大多数谷类的谷蛋白和醇溶蛋白所占比例大,约占谷粒的85%,被称为贮藏蛋白。小麦的谷蛋白和醇溶蛋白具有吸水膨胀性,可形成具有一定延伸性和可塑性的网状结构,被称为面筋,适宜制作各种中西式面点制品。

谷类蛋白质含量虽然不高,但是谷类作为我国居民膳食的主食,对一个中等体力的成年人来说,一日所需蛋白质的一半由谷类提供。谷类蛋白质所含必需氨基酸组成不合理,通常赖氨酸含量较低,为第一限制性氨基酸,第二限制氨基酸为苏氨酸(玉米为色氨酸),故谷类蛋白质的营养价值低于动物性食物。糊粉层和胚芽中的蛋白质氨基酸比例较胚乳合理,越向胚乳内部赖氨酸含量越低,生物价也越低。谷类食物蛋白质的生物价为:大米77,小麦67,大麦64,玉米60,小米57,高粱56。

为改善谷类蛋白质的营养价值,可采用赖氨酸强化,或根据食物蛋白质互补作用,与富含赖氨酸的食物共食,达到以多补少的目的。如马铃薯、大豆中赖氨酸含量丰富,与缺乏赖氨酸的谷类混合食用,以提高谷类蛋白质的营养价值。此外,通过传统的杂交育种方法,成功培育出高赖氨酸玉米,其赖氨酸和色氨酸的含量比普通玉米高50%以上,改进了氨基酸模式,提高了蛋白质的营养价值。

3. 碳水化合物

谷类碳水化合物主要为淀粉,含量在70%以上,集中在胚乳的淀粉细胞中,其他为糊精、戊聚糖、葡萄糖和果糖。谷类淀粉是我国居民膳食能量供给的主要来源,也是人类最理想、最安全、最经济的能量来源。淀粉按照其葡萄糖的聚合方式不同,可分为直链淀粉和支链淀粉,两者比例因品种不同而有所差异,并直接影响风味和营养价值。直链淀粉呈线性结构,葡萄糖分子通过α-1,4-糖苷键连接,相对分子质量小,易溶于水,可以被α-淀粉酶完全水解成麦芽糖。直链淀粉黏性差,遇碘显蓝色,容易出现"老化"现象,并形成难以消化的抗性淀粉。支链淀粉除以α-1,4-糖苷键连接的葡萄糖主链外,另外由24～30个葡萄糖残基组成支链与主链以α-1,6-糖苷键连接,相对分子质量大,不溶于冷水,在热水中体积膨胀而呈糊状,易"糊化",遇碘呈棕色。加热糊化后的支链淀粉分子结构变得松散,因此具有较高的黏度。糯米、糯玉米等糯性粮食中的淀粉几乎全部为支链淀粉,而普通玉米淀粉约含26%的直链淀粉。直链淀粉的升糖指数低于支链淀粉,可通过基因工程等手段改变谷粒淀粉结构,培育高直链淀粉的品种,如目前已培育出直链淀粉含量高达70%的玉米。

谷粒膳食纤维主要集中在谷壳,胚乳中膳食纤维含量一般低于0.3%,因此,各种未精制的谷类都是膳食纤维的良好来源。膳食纤维主要有纤维素和半纤维素之分,其中,半纤维素的组成结构复杂,其组成成分β-葡聚糖近年来备受关注。燕麦的半纤维素水平高于大多数谷类,有研究结果表明,燕麦中的半纤维素具有降低人体血清胆固醇的功能。

4．脂类

谷类脂肪含量较低，约为2%，玉米和小米约为3%，燕麦约为7%，主要集中在糊粉层和胚芽中，在谷类加工过程中易转入糠麸中。谷类脂肪主要含不饱和脂肪酸，质量较好。从玉米和小麦胚芽中提取的胚芽油，80%为不饱和脂肪酸，其中，亚油酸为60%，具有降低血清胆固醇、防止动脉粥样硬化的作用。

5．维生素

谷类是膳食中B族维生素的重要来源，如维生素B_1、维生素B_2、烟酸、泛酸、吡哆醇等，主要分布在糊粉层和胚芽中。因此，谷类加工越精细，上述维生素损失就越多。黄色的玉米和小米含有胡萝卜素；玉米和小麦胚芽中含有较多的维生素E，是维生素E的良好来源。谷类不含维生素C、维生素D和维生素A。

6．矿物质

谷类含矿物质约为1.5%～3%，主要分布在谷皮和糊粉层中，加工后容易损失。其中，主要是磷、钙，多以植酸盐的形式存在，消化吸收率低，铁含量较低，约为1.5～3mg/100g。此外，谷类中还含有锌、镁、铜、钼等一些微量元素。

7．谷类中的植物化学物

谷类中的植物化学物主要有黄酮类、酚酸类、植物固醇、类胡萝卜素、植酸、蛋白酶抑制剂等，含量因品种不同而有较大差异，一般在杂粮中含量较高。

黄酮类化合物芦丁，在槐米中含量最高，其次为荞麦。芦丁具有抗氧化和抗炎作用，能维持血管健康，降低其通透性，减少脆性。花色苷属于黄酮多酚类化合物，广泛存在黑米、黑玉米等黑色谷物中，具有抗氧化、抗癌、抗突变、改善近视、保护肝脏、减肥等作用。

谷物麸皮中的酚酸，在下消化道经酶解，释放出生物活性物质，可预防结肠癌等慢性病。酚酸含量由高到低的顺序为玉米、小麦、荞麦、燕麦。

玉米黄素属于类胡萝卜素，以黄玉米含量最高；植酸广泛存在于谷类食物中，是种子中磷酸盐和肌醇的主要储存形式，在麸皮中含量较高。

（三）谷类的加工

糙米和全麦含膳食纤维多，但过于粗糙，影响消化。同理，如果谷粒加工过于粗糙，虽然营养素损失较少，但口感较差，同时植酸和纤维素含量增多，也会影响其他营养素（如钙、铁、锌等）的吸收。

为了改善口感并增加消化吸收率，糙米和全麦要经过适当碾磨，去掉部分谷皮。谷粒所含的矿物质、维生素、蛋白质、脂肪，多分布在谷粒表层和胚芽中，向胚乳中心逐渐减少，因此加工的精度越高，营养素损失越多，尤其以B族维生素的丢失最为显著。

标准米为"九五米"（100斤糙米碾出95斤白米），标准粉为"八五面"（100斤全麦磨出85斤面粉）。这个措施能较多地保留B族维生素、纤维素和矿物质，在既能提高粮食数量的同时，又能减少营养素的损失。每100斤糙米如碾成上白米，大概只得80斤，每100斤全麦如碾成精白粉，大概只得75斤。标准米面中含有部分糊粉层和胚芽，故比精白米面含更多的维生素和矿物质，在预防某些营养素缺乏病方面收到良好效益。不同出米和出粉率谷类营养组成见表11-4，不同出粉率面粉B族维生素含量见表11-5。

表 11-4　不同出米和出粉率谷类营养组成

营养组成	出米率(%)		出粉率(%)	
	92	96	72	85
蛋白质(g/100g)	6.2	6.9	8～13	9～14
脂肪(g/100g)	0.8	1.5	0.8～1.5	1.5～2.0
糖类(g/100g)	0.3	0.6	1.5～2.0	2.0～25
矿物质(g/100g)	0.6	1.0	0.3～0.6	0.7～0.9
膳食纤维(g/100g)	0.3	0.6	0～0.2	0.4～0.9

表 11-5　不同出粉率面粉 B 族维生素含量

维生素	出粉率(%)		
	50%	80%	90%～100%
维生素B_1含量(mg/100g)	0.08	0.26	0.40
维生素B_2含量(mg/100g)	0.03	0.05	0.12
维生素PP含量(mg/100g)	0.30	1.20	6.00
泛酸含量(mg/100g)	0.40	0.90	1.50
维生素B_6含量(mg/100g)	0.10	0.25	0.50

(四) 谷类的合理利用

1. 提供粮食混食

各种粮食的营养成分不完全相同，几种粮食混合食用可提高营养价值。膳食中加入部分粗杂粮，如小米、玉米、荞麦等，或粮谷类和杂豆类混合食用，不仅可增加维生素和矿物质的摄入量，还可利用它们之间蛋白质的互补作用，提高蛋白质的生物价。提倡多食标准米面，少食精白米面，保障食用者的膳食平衡。

2. 注意合理加工、烹调

复合维生素B及矿物质均易溶于水，因此，淘米时要避免过分揉搓淘洗。淘洗过程中维生素B_1可损失30%～60%，维生素B_2和烟酸可损失20%～25%，无机盐可损失70%，淘洗次数越多、浸泡时间越长、水温越高,营养素损失就越严重。用盆或碗蒸饭以及焖饭比捞饭(先煮米,去掉米汤,然后再蒸)损失营养素少。在制作面食过程中,蒸、烤、烙B族维生素损失少,而高温加碱,如油条制作可使维生素B_1损失100%,维生素B_2损失50%。发酵可提高营养素的生物利用率,酵母是B族维生素的良好来源,酵母中的植酸酶可将面粉中的植酸水解,且发酵生成的乳酸与钙、铁结合形成易为人体利用的乳酸钙和乳酸铁,提高钙、铁、锌的吸收利用率。高温烘烤产生美拉德反应,使蛋白质中赖氨酸生物利用率降低,高温也可造成B族维生素损失。凉皮、凉粉、粉丝等是由谷类或薯类经过浸泡、磨浆、过滤、沉淀、洗涤、干燥等工序制作而成,绝大多数蛋白质和矿物质随着多次洗涤而损失,剩下的几乎是纯粹的淀粉,仅存少量矿物质,营养价值较低。

3．注意合理储存

谷类在储藏期间仍继续进行十分缓慢的呼吸和代谢,当水分含量高、环境相对湿度大、温度高时,谷粒内酶的活性增大,呼吸作用加强,使谷粒呼吸发热,促使霉菌生长,导致蛋白质、脂肪分解,蛋白质含量降低,脂肪分解产物积聚,酸度升高,最后霉烂变质失去食用价值。故谷类应储存于避光、通风、干燥和阴凉的环境,抑制谷粒呼吸过程,抑制真菌及昆虫生长繁殖,减少空气中氧和日光对营养素的破坏,保持其原有营养价值。不去壳的谷储存2年,维生素B_1几乎无损失;去壳谷粒储存5个月后,维生素B_1损失20%左右。

4．采用强化粮食的方法

在食品中加入某些营养素,以弥补原来所缺少的营养素,称为强化食品。国内外用强化粮食的办法改进谷类的营养价值,例如:

(1) 在面粉或米粉中加入赖氨酸以提高蛋白质营养价值。

(2) 在精白面粉中加入硫胺素、核黄素、烟酸、钙、铁等。

(3) 在大米中加硫胺素、核黄素、烟酸和铁,食用时按一定比例与精白米混合。

(五) 代表性谷类营养特点

1．稻谷

稻谷分为籼稻谷和粳稻谷。籼稻谷籽粒细长,易折断,加工时容易产生碎米,米质胀性大而黏性小,适合做干饭。粳稻谷籽粒呈椭圆形或卵圆形,籽粒强度大,加工时不易产生碎米,米质胀性小而黏性大,更适合做稀饭。根据生长期和收获季节的不同,稻谷又可分为早稻谷和晚稻谷两类。一般情况下,晚稻的品质要优于早稻,就米饭的口感而言,也是晚稻谷优于早稻谷。

稻谷的蛋白质含量一般为7%～12%,大多在10%以下,稻谷中的赖氨酸为第一限制性氨基酸,苏氨酸为第二限制性氨基酸,但与其他谷类相比,生物价和蛋白质的功效比均较高。下面介绍两种特种大米:胚芽米和免淘米。

（1）胚芽米

胚芽米指胚保留率在80%以上的大米，胚芽中蛋白质必需氨基酸比例合理，脂肪含量高，还含有丰富的维生素B_1、维生素B_2和维生素E等，因此，胚芽米的营养价值较高。由于胚芽中脂肪含量高，易引起脂肪酸败，所以胚芽米的包装方法采用抽真空或充二氧化碳，防止脂肪酸败而降低营养价值。胚芽米煮成的米饭黏性高，颜色、口味和质地都较好，且易被消化吸收。

（2）免淘米

免淘米是指达到国家卫生标准，不经淘洗就可以直接蒸煮食用的大米。免淘米避免了因大米的淘洗而损失营养成分，具有较高的营养价值。

2. 小麦

小麦可分为硬质小麦和软质小麦两类。硬质小麦，面筋含量高，可用于制作面包；软质小麦面筋含量低，可用于制作饼干。

小麦中蛋白质含量普遍高于稻谷，普通小麦含蛋白质8%～13%。小麦蛋白质中含有较多的谷蛋白和醇溶蛋白，能形成独特的面筋结构，用于制作发酵后多孔的面制品。小麦的第一限制性氨基酸是赖氨酸，其含量比稻谷低，蛋白质生物价低于稻谷。

小麦籽粒含微量的类胡萝卜素，包括β-胡萝卜素和隐黄素，因此，未漂白的面粉呈淡淡的黄色，被氧化后面粉颜色发白。

3. 玉米

玉米按照颜色和质地不同，可分为黄玉米、白玉米、糯玉米和杂玉米。

玉米的蛋白质含量在7%左右，缺乏赖氨酸和色氨酸，蛋白质营养价值低，生物价仅为60。玉米胚中脂肪含量较高，多为不饱和脂肪酸，胚芽油中含丰富的维生素E，具有抗氧化、抗衰老的作用。

未经精制加工的玉米，膳食纤维、维生素B_1、维生素B_2较丰富。玉米中烟酸含量也较高，但以结合型存在，不能被人体吸收利用，因此以玉米为主食且缺乏其他副食时，人体可能会缺乏烟酸而导致癞皮病。在以玉米为主食的食品中加入少量的小苏打（食用碱），能使结合型烟酸分解为游离性烟酸，提高烟酸吸收利用率。鲜玉米中含有一定量的维生素C，黄玉米中含有少量的胡萝卜素。

4. 小米

小米脱壳后无须精磨，因此含有丰富的膳食纤维和B族维生素，维生素B_1含量可达大米的几倍。小米的类胡萝卜素和铁的含量都较大米和小麦高，一些地区把其作为产妇和婴幼儿食品。小米蛋白质中，除了赖氨酸含量较低外，其他氨基酸组成合理，若能将小米和富含赖氨酸的豆类和乳类混合食用，将大大提高蛋白质的生物利用率。

5. 燕麦

燕麦以全谷形式食用，富含膳食纤维，特别是可溶性膳食纤维，主要是β-葡聚糖，含量可达燕麦总重量的4%～6%。燕麦的蛋白质含量高达15%～17%,其中,赖氨酸含量高,是谷类中独一无二的,生物价高于其他谷类。燕麦脂肪含量为5%～9%,其中,亚油酸为38%～46%,油酸含量也高于其他谷类。

燕麦中B族维生素、维生素E、铁、镁、锌含量高于其他谷类。除此之外,燕麦籽粒中还含有皂苷等有益健康的成分,对降低血胆固醇和甘油三酯有一定的作用。

6. 大麦

大麦能耐受恶劣气候和环境,种植范围广,多用于制作啤酒及酒精的原料,少数可为人类直接食用。大麦成熟时根据有稃和无稃分为两大类,无稃大麦成熟收获时为无壳的裸粒,又称元麦或青稞,一般先制成粉,炒熟后加工成糌粑。

大麦蛋白质含量在10%左右,赖氨酸含量远高于其他谷物,但仍是第一限制氨基酸,苏氨酸是第二限制氨基酸。大麦脂肪含量为3.3%,约1/3存在于胚芽中,脂肪酸饱和度比小麦稍高。

7. 荞麦

荞麦又名三角麦,它不属于禾本科,但因其食用价值与禾本科粮食相似,通常将其列入谷类。荞麦的蛋白质含量在10%左右,略高于大米,含有较多的赖氨酸,因此,生物价较高。荞麦的矿物质和维生素含量都比较丰富,其中,荞麦中铬有利于糖尿病的营养治疗。

二、薯类

薯类包括红薯、马铃薯、芋头、山药等,水分含量较高,淀粉含量为8%～29%,可替代部分主食。薯类中蛋白质和脂肪含量低,含有一定量的维生素和矿物质,富含各种植物化学物。马铃薯中酚类化合物含量较高,多为酚酸物质,其中,绿原酸含量可达鲜重的0.45%。山药中含有山药多糖、甾醇、多酚氧化酶、植酸及皂苷等多种活性成分,这些化学成分是山药发挥保健功能的重要生物活性物质。

2015年,我国农业部启动并实施了马铃薯主粮化战略,马铃薯成为继稻米、小麦、玉米之后的第四大主粮。相对于常见的主食,马铃薯淀粉多为直链淀粉,消化吸收速度较慢,膳食纤维含量高,并含有一般主食中没有的维生素C。马铃薯中,胡萝卜素、维生素B_1、维生素B_2、维生素B_6等含量也较高。

三、杂豆类

杂豆类是除去大豆以外的其他豆类,主要有豌豆、蚕豆、绿豆、红豆、芸豆等。其营养价值特点为:高碳水化合物,中等蛋白质和低脂肪。杂豆中碳水化合物占50%～60%,主要以淀粉的形式存在。《中国居民膳食指南》(2016版)中把杂豆和谷薯类归在一起,可替代部分主食。杂豆的蛋白质高于谷类,低于大豆,在20%左右,蛋白质氨基酸模式比谷类好,但不如大豆。脂肪含量为1%~2%,只有大豆脂肪的十几分之一。此外,杂豆还含有矿物质钙、磷、铁和B族维生素,但缺乏胡萝卜素,不含维生素C。

第四节　豆类及坚果的营养价值

一、豆类的营养价值

豆类一般分为大豆和杂豆。大豆主要包括黄豆、青大豆、黑大豆,杂豆包括红小豆、豇豆、芸豆、绿豆、豌豆、蚕豆等。豆类是植物蛋白质的主要来源,特别是黄豆及其制品,是吃素人群获得优质蛋白质的主要来源。

(一)豆类营养价值

1. 大豆的营养价值

大豆中食用最多的是黄豆。其营养价值特点是:高蛋白质,中等脂肪、中等碳水化合物。大豆与谷类不同,其营养成分主要集中在籽粒内部的子叶中,种皮基本不含营养成分,因此加工去除种皮不影响其营养价值。

(1)蛋白质。蛋白质含量高达35%~40%,0.5kg黄豆所含蛋白质与1kg牛肉或1.5kg鸡蛋或6kg牛奶所含蛋白质相当。大豆蛋白质所含的必需氨基酸种类齐全、数量充足,除蛋氨酸略偏低外,其他几乎与牛乳、鸡蛋等动物蛋白质相似,属于优质蛋白质。大豆蛋白质富含赖氨酸,其含量是谷类的2.5倍,因此,大豆与谷类一起混合食用,可较好地发挥蛋白质互补作用。大豆蛋白质还含有较丰富的天冬氨酸、谷氨酸和微量胆碱,它们有促进脑神经系统发育和增强记忆的作用。大豆蛋白质质量好,且人体对大豆蛋白质的利用率较高,因此被称为植物肉。

(2)碳水化合物。大豆含有25%~30%的碳水化合物,一半是可以利用的淀粉、阿拉伯糖、半乳糖和蔗糖;另一半是人体不能消化吸收的棉籽糖和水苏糖,存在于大豆细胞壁,在肠道能被细菌发酵而产生气体,被称为低聚糖。大豆低聚糖是一种功能性食品,是肠内双歧杆菌的生长促进因子,对肠道健康有益。

(3)脂肪。大豆脂肪含量为15%~20%,比大豆以外的杂豆类要高出很多倍。以不饱和脂肪酸居多,其中,油酸占32%~36%,亚油酸占52%~57%,亚麻酸占2%~10%,此外,尚有1.6%左右的磷脂。由于大豆富含不饱和脂肪酸,所以是高血压、动脉粥样硬化等疾病患者的理想食物。大豆油是我国的重要食用油,适宜老年人食用。

(4)矿物质。大豆富含宏量元素钙、磷、钾等,微量元素铁、铜、钼、锌、锰等,是人体矿物质的重要来源。大豆钙含量高于谷类,是正在生长发育中的儿童和易患骨质疏松症的老年人膳食钙的极好来源;虽然铁生物利用率不高,但优于蛋黄,对预防婴幼儿缺铁性贫血有一定作用。

(5)维生素。黄豆中维生素B_1较多,并含有核黄素和烟酸,豆油中有维生素E。干黄豆中几乎无维生素C,发芽后维生素C含量增加,是冬季和缺蔬菜地区补充维生素C的良好来源。

几种干豆的营养素含量见表11-6。

表 11-6 几种干豆的营养素含量

种类	蛋白质 (g/100g)	钙(mg/100g)	磷(mg/100g)	铁(mg/100g)	胡萝卜素 (μg/100g)	维生素B_1 (mg/100g)	维生素B_2 (mg/100g)
黄豆	35.0	191	465	8.2	220	0.41	0.20
蚕豆	21.6	31	418	8.2	—	0.09	0.13
豌豆	20.3	97	259	4.9	250	0.49	0.14
绿豆	21.6	81	337	6.5	130	0.25	0.11
赤豆	20.2	74	305	7.4	80	0.16	0.11

2. 大豆抗营养成分

(1)蛋白酶抑制剂。蛋白酶抑制剂存在于大豆、棉籽、花生、油菜籽等植物种子中,能抑制胰蛋白酶、糜蛋白酶、胃蛋白酶的活性。其中以抗胰蛋白酶因子最为常见,它能降低蛋白质的消化吸收率,抑制动物生长,此物质可用浸泡、蒸汽加热破坏。近年来有研究表明,蛋白酶抑制剂作为植物化学物,可能具有预防肿瘤和抗氧化的作用,对其具体评价和应用有待进一步深入研究。

(2)豆腥味。生食大豆有豆腥味和苦涩味。大豆中丰富的脂肪氧化酶可将豆类中不饱和脂肪酸氧化降解,生成醇、酮、醛等小分子挥发性物质,这是生大豆豆腥味及其他异味的来源。将豆类在95℃以上加热10~15min,或纯化大豆脂肪酶,均可破坏脂肪氧化酶,从而去除豆腥味。

(3)胀气因子。大豆碳水化合物中50%是水苏糖和棉籽糖,这些大豆低聚糖不能被人体消化酶消化,直接进入大肠,在结肠微生物作用下产生二氧化碳、甲烷、氢气等气体,引起胀气。胀气因子对其他营养物质的吸收并无妨碍,人体渐渐适应后即可恢复正常。对于消化功能正常的人来说,每日食用30~50g大豆不会引起明显的腹胀反应。大豆加工成豆腐等豆制品时,胀气因子随着豆渣和水的去除而消失一部分。腹泻、腹胀患者应少食整豆,但可以适量食用豆制品。

（4）植物红细胞凝集素。植物红细胞凝集素可与动物红细胞结合,使其沉淀或凝集,含量随大豆成熟程度升高而增加,发芽时含量迅速下降。大量食用植物红细胞凝集素数小时后,可引起头晕、头疼、恶心、呕吐、腹泻、腹疼等症状,影响动物生长。植物红细胞凝集素经高温加热(常压蒸汽1h或高压蒸汽15min)即可被破坏。

（5）植酸。大豆中的植酸可与钙、铁、锌、镁等矿物质螯合成植酸复合盐,从而影响人体对这些物质的吸收利用。在pH为4.5～5.5时,植酸可溶解35%～37%。将大豆适当发芽,增加豆芽植酸酶活性,植酸被分解。

3. 大豆活性成分

（1）大豆皂苷。以前人们认为皂苷有溶血作用,且气味不良,不利于人体健康,被视为"抗营养因子",要求在豆制品加工中尽量除去;但近些年国内外研究表明,大豆皂苷有增加免疫力、预防感染和癌症、抗氧化、降低血脂和血胆固醇的作用。

（2）大豆异黄酮。大豆异黄酮被称为植物雌激素,具有雌激素样作用和抗溶血、微生物感染、预防肿瘤、缓解更年期症状、改善产后精神障碍等作用。

此外,异黄酮还可防止钙的流失。大豆含有丰富的钙及异黄酮,所以经常食用大豆食品,既可补充钙质,又可以预防钙的流失,在防治更年期女性骨质疏松症中效果显著。

（3）大豆固醇。大豆固醇可明显降低血液中胆固醇的浓度,从而起到预防心血管疾病的作用。大豆固醇可降低总胆固醇(TC)和低密度脂蛋白(LDL)的含量,而不影响高密度脂蛋白(HDL)和甘油三酯。

（4）大豆低聚糖。大豆低聚糖主要是棉籽糖和水苏糖,不能被人体消化酶分解,但可以被肠道内的双歧杆菌充分利用,促进其生长繁殖,可改善肠内菌群结构,防止便秘和腹泻等。

（5）大豆磷脂。大豆磷脂可以改善脑功能,有防治老年性痴呆的作用。磷脂是人体所需胆碱的主要来源,胆碱在酶的作用下生成神经递质乙酰胆碱,能提高人体的反应能力和记忆力。大豆卵磷脂对营养相关慢性病,如高脂血症和冠心病等具有一定的预防作用。

（6）大豆膳食纤维。大豆膳食纤维是指纤维素、果胶、木聚糖等不能被人体消化的高分子糖类。作为第七大营养素,对人体具有重要的生理作用,如预防动脉硬化、冠心病、糖尿病及改善大肠功能等。

综上所述,大豆营养价值高,但也存在抗营养因子,通过合理的加工,可进一步提高大豆的营养价值。大豆中的植物化学物有良好的生物学作用,这使大豆成为健康膳食不可缺少的种类。

（二）豆制品营养价值

豆制品主要是以大豆为原料加工制成的各类副食品,有非发酵豆制品和发酵豆制品两类。

1．非发酵豆制品

大豆经过浸泡、磨细、过滤、加热等处理过程，破坏了抗胰蛋白酶因子，去除大量的粗纤维和植酸，制得各类非发酵豆制品，如豆浆、豆腐、豆腐干等。豆腐蛋白质含量为5%～10%，制作过程中蛋白质受热变性，提高了蛋白质的消化吸收率（吸收率在92%以上）。大豆本身钙含量高，而以卤水或石膏为凝固剂时，豆腐的钙、镁含量得到提高，因此是膳食钙的良好来源。豆浆中蛋白质含量为2.5%～5.0%，脂肪含量为1.8%，碳水化合物含量为1.8%，还含有一定量的铁、钙和B族维生素，且易于被人体消化吸收，是一种价格低廉的营养饮料，也是很好的代乳品。在制作豆浆时，需注意充分加热煮沸，彻底破坏大豆中的抗胰蛋白酶，这样不仅可以提高蛋白质的消化率，还可避免刺激消化道而引起食物中毒。豆制品制备过程中有部分复合维生素B溶在水里被弃掉，豆腐、豆腐干等损失了部分B族维生素，而豆浆、豆腐脑这些营养素损失较少。

2．发酵豆制品

豆豉、豆瓣酱、腐乳（如酱豆腐、糟豆腐、臭豆腐等）等都是经过发酵的豆制品。蛋白质被微生物分解为肽和氨基酸，更易被人体消化吸收。发酵使谷氨酸游离出来。豆制品味道鲜美且维生素B_{12}（植物性食物所缺少）和核黄素的含量有所增加。经发酵，大豆的棉籽糖、水苏糖被根霉菌分解，故发酵豆制品不会引起胀气。发酵后豆制品的钙、铁、锌等矿物质生物利用率也大幅提高。

3．豆芽

豆芽为黄豆或绿豆发芽而成，质地脆嫩，是一种很好的新鲜蔬菜。干豆类不含维生素C，但经发芽后，维生素C增加较多（17～20mg/100g）。冬季缺少蔬菜的地区，可利用干豆发芽当蔬菜，以增加维生素C的摄入。黄豆芽中富含天门冬氨酸，常用来吊汤增鲜，一般烹炒情况下，黄豆芽的豆瓣不易消化，故以绿豆芽为好，产量也比黄豆芽高。

4．腐竹和油皮

豆浆煮沸冷却后，一部分凝固的蛋白质和脂肪浮在豆浆表面，捞出晾干后即成腐竹或油皮。其蛋白质含量高达50%以上，脂肪含量为24%，属于高蛋白、高脂食品，矿物质和维生素含量也相当高。

5．大豆蛋白制品

市面上的素肉、素蟹等是用一定加工工艺，由大豆制成的蛋白制品。以大豆为原料制成的蛋白制品主要有四种：①大豆分离蛋白。蛋白质的含量约为90%，可以强化和制成多种食品，如蛋白粉。②大豆浓缩蛋白。蛋白质含量在65%以上，其余为纤维素等不溶成分。③大豆组织蛋白。将脱脂豆粕或分离蛋白质组织化，形成具有稳定网状结构的大豆蛋白，可用作人造肉的基料。④油料粕粉。用大豆或脱脂豆粕碾碎而成，根据脂肪含量和形状又分为不同类别。以上四种大豆蛋白制品的氨基酸组成和蛋白质功效比好，广泛应用于食品加工业中。

豆制品营养素含量见表11-7。

表 11-7　豆制品营养素含量

种类	蛋白质 (g/100g)	脂肪 (g/100g)	碳水化合物 (g/100g)	维生素A(μg RAE/100g)	维生素B₁ (mg/100g)	维生素B₂ (mg/100g)	维生素C (mg/100g)
豆浆	1.8	1.6	1.2	—	0.02	0.02	微量
豆腐	6.6	5.3	3.4	—	0.06	0.02	微量
豆豉	24.1	—	42.7	—	0.02	0.09	0
黄豆芽	4.5	1.6	4.5	3	0.04	0.07	8.0
绿豆芽	1.7	0.1	2.6	1	0.02	0.02	4.0

（三）豆类及制品的合理使用

1. 注意制备方法

豆类蛋白质消化率与制备方法有关。影响豆类蛋白质消化率的因素有两个：一是生豆中含有抗胰蛋白酶因子，它能抑制胰蛋白酶的消化作用，使大豆难以分解为人体可吸收利用的各种氨基酸。经加热煮熟后，这种因子即被破坏，消化率随之提高。二是豆类细胞壁含有粗纤维，使大豆蛋白质难与消化酶接触。将大豆浸泡，使细胞壁软化，并磨细制成豆浆、豆腐等，比整粒煮熟大豆的消化率要高，如整粒熟大豆的蛋白质消化率仅为65.3%，但加工成豆浆后可达84.9%，制成豆腐后可提高到92%～96%。另外，生豆还含皂苷，会刺激胃肠道，将黄豆充分加热煮熟，皂苷即被破坏。

2. 利用豆类改进谷类蛋白质质量

各种豆类的蛋白质一般都富含赖氨酸，而谷类蛋白质的赖氨酸均偏低，因此将豆类和谷类混合食用，可较好地发挥蛋白质的互补作用，提高膳食蛋白质的营养价值。除了在日常膳食中常用一些豆制品菜肴外，将黄豆粉加于玉米面或小米面中蒸窝头或丝糕，红小豆或绿豆加小米煮小米豆粥，红小豆加大米蒸红小豆饭等，都值得提倡。

二、坚果类

坚果又称干果，以种仁为食用部分，外覆木质或革质的硬壳。按照脂肪含量不同，坚果可分为油脂类坚果和淀粉类坚果。坚果是一类营养价值较高的食品，其共同特点是低水分含量和高能量，富含各种矿物质和B族维生素。从营养素含量而言，油脂类坚果优于淀粉类坚果，然而油脂类坚果所含能量高，虽为营养佳品，亦不可过量食用。

（一）油脂类坚果

油脂类坚果有花生、核桃、杏仁、榛子、葵花籽、腰果、松子、西瓜子、南瓜子等。这类坚果蛋白质和脂肪含量较丰富，产热量高，其中，西瓜子和南瓜子蛋白质含量高达30%以上。这些坚果的营养价值近似于大豆类，但蛋白质的质量逊于大豆，葵花籽、芝麻、核桃的赖氨酸含量不足，花生、榛子、杏仁缺乏含硫氨基酸。因此，坚果是植物性蛋白质的重要补充，但是生物价较低，需要与其他食物相互补充后方能发挥其最佳的营养作用。油脂类坚果的脂肪含量可高达44%～70%，虽过量食用不利于体重控制，但其富含的是必需脂肪酸和单不饱和脂肪酸，且坚果富含膳食纤维和蛋白质，脂肪进入血液的速度比动物性食物要缓慢，对血脂的影响也比动物性食物或仅仅摄入橄榄油等富含单不饱和脂肪酸的食物更好。

（二）淀粉类坚果

淀粉类坚果有栗子、菱角、莲子、银杏等。这类坚果碳水化合物含量高，蛋白质不多，脂肪也很少。富含淀粉的坚果是碳水化合物的良好来源，如银杏淀粉含量达72.6%，干栗子淀粉含量达77.2%，莲子淀粉含量达64.2%，它们可在膳食中与粮谷类一同烹调作为主食，如做成莲子粥、栗子窝头等食物。栗子虽然蛋白质含量低，但蛋白质质量较高。

坚果是维生素E和B族维生素的良好来源。油脂类坚果含有大量的维生素E，葵花籽和花生仁中维生素B_1的含量分别为1.89mg/100g和0.72mg/100g，是常见食物中维生素B_1含量较高的，杏仁中维生素B_2含量特别突出。

坚果中的矿物质也比较丰富，如榛子的钾、钙、铁、锌含量高于核桃、花生等。我国膳食结构中除花生外，其他坚果用量不多，不及豆类应用普遍。

第五节　蔬菜、水果和菌类的营养价值

蔬菜和水果是人类膳食中的重要食物，占每日进食量的一半左右，特别是蔬菜在膳食中所占比例大。由于其含有纤维素、果胶和有机酸，所以能刺激胃肠蠕动和消化液分泌，对促进人体食欲起很大作用。另外，蔬菜、水果是某些维生素和无机盐的重要来源。蔬菜在体内的最终代谢产物呈碱性，故称"碱性食品"，对维持体内酸碱平衡起重要作用。

一、蔬菜类

（一）蔬菜分类

蔬菜的种类非常多，按植物结构部位可分为：

叶菜类——大白菜、小白菜、油菜、菠菜及其他各种绿叶蔬菜等。

根茎类——萝卜、土豆、芋头、藕、葱、蒜、竹笋等。

豆荚类——扁豆、豇豆、蚕豆、豌豆，其他鲜豆类等。

瓜果类——冬瓜、黄瓜、角瓜、苦瓜、西葫芦、倭瓜、茄子、青椒、西红柿等。

花芽类——菜花、黄花菜、各种豆芽等。

菌藻类——蘑菇、香菇、银耳、黑木耳、金针菇、平菇等菇类；海带、紫菜等藻类。

这些新鲜蔬菜的特点是水分含量高，大部分鲜菜的含水量在90%以上，碳水化合物含量不高，蛋白质含量少，脂肪含量更低，因此不能作为热能和蛋白质的来源。但是它们在膳食中却非常重要，因为它们是矿物质、维生素和食物纤维的重要来源。一般情况下，红、黄、绿等深色蔬菜的维生素含量要高于浅色蔬菜，且随着种类、产地的不同差异较大。

(二) 蔬菜的营养成分

1. 热量

由于大部分蔬菜水分含量高，所以提供热量不多，平均每100g鲜菜的供应热能为10～40kcal。含淀粉较多的根菜类，如土豆、芋头、山药等，供热量较多，每100g可供热量约80kcal。

2. 蛋白质

蔬菜蛋白质含量一般在1%～3%。在各类蔬菜中，以鲜豆类、菌菇类蛋白质含量较高，如鲜豇豆蛋白质含量为2.9%，鲜蘑蛋白质含量为2.7%。蛋白质质量不如动物性食品，但有些蔬菜，如菠菜、豌豆苗、豇豆、韭菜的限制氨基酸均是含硫氨基酸，赖氨酸比较丰富，菌类蔬菜中的赖氨酸特别丰富，可以与谷类发生营养互补。

3. 碳水化合物

碳水化合物包括单糖、双糖、淀粉、纤维素和果胶等，是蔬菜干物质的主要成分。一般蔬菜含糖量少于水果，仅为2%～6%，几乎不含淀粉 (薯芋类除外)。不同种类蔬菜碳水化合物差异较大，含单糖和双糖较多的蔬菜有胡萝卜、西红柿、南瓜等，叶菜类和茎类蔬菜中含有较多的纤维素和半纤维素，南瓜、胡萝卜、番茄等含有一定量的果胶，菌藻类蔬菜 (如蘑菇、香菇和银耳等) 还含有较多的多糖类物质，具有提高机体免疫力和抑制肿瘤的作用。

4. 矿物质

蔬菜是矿物质的重要来源，含钙、磷、钾、钠、镁、铜、碘、钴、钼、锰、氟等。在各种蔬菜中，以叶菜含矿物质为多，尤以绿叶蔬菜更为丰富，非绿叶蔬菜 (如茄子、冬瓜、萝卜等) 含量不及叶菜多。

蔬果中的矿物质，以钾含量最高。钾能促进心肌活动，对心脏衰弱及高血压有一定的疗效。此外,蔬菜是供给钙的重要来源,许多绿叶蔬菜,如油菜、小白菜、芹菜、雪里蕻、荠菜等,不仅钙的含量高,利用率也较高。但也有些蔬菜钙的利用率较低,如菠菜、空心菜、苋菜、茭白、葱头、冬笋等,含有较多的草酸,钙与草酸结合,形成不溶性草酸钙,影响钙的吸收。草酸能溶于水,故食用草酸含量高的蔬菜时,可先在开水中焯一下,去除部分草酸,利于钙、铁等矿物质的吸收。绿叶蔬菜含铁也多,为非血红素铁,生物利用率比动物性食物低,新鲜蔬菜中的维生素C可以促进铁的吸收。

5. 维生素

新鲜蔬菜是胡萝卜素、维生素C、维生素B_2(核黄素)和叶酸的重要来源。我国目前饮食结构中,机体所需的维生素C几乎全部或绝大多数由蔬菜提供。蔬菜中维生素含量与品种、鲜嫩程度和颜色有关,一般叶部较根茎部高,嫩叶比枯老叶高,深色菜比浅色菜高。

(1)胡萝卜素:含量与蔬菜颜色相关,凡绿色和橙黄色蔬菜都含有较多的胡萝卜素,凡缺乏色素的蔬菜,如菜花、白萝卜、藕等的胡萝卜素含量甚微。有些蔬菜的绿叶,如莴苣叶、茼蒿叶、芹菜叶、萝卜缨等,虽都含有极丰富的胡萝卜素,但习惯上被弃掉不食,甚为可惜。

(2)维生素C:各种新鲜蔬菜都含有维生素C,绿叶蔬菜是维生素C的良好来源。有些非绿叶蔬菜,如西红柿、黄瓜、心里美萝卜等,含维生素C不及叶菜丰富,但习惯生食或凉拌而食,维生素C损失较少。蔬菜中的辣椒,不论是红辣椒还是绿辣椒,不论是柿子椒还是小青椒,都含有丰富的维生素C,并含有大量胡萝卜素。一般瓜类蔬菜的维生素C含量较低,唯独苦瓜富含维生素C,每100g可供维生素C 56mg。常见蔬菜及水果维生素C含量见表11-8。

表 11-8　常见蔬菜及水果维生素 C 含量

食物名称	维生素C含量 (mg/100g)	食物名称	维生素C含量 (mg/100g)	食物名称	维生素C含量 (mg/100g)
刺梨	2585	萝卜缨(白)	77	中华猕猴桃	62
酸枣	900	芥蓝(甘蓝菜)	37	菜花(花椰菜)	32
枣(鲜)	243	茼芹	76	苦瓜(凉瓜、癞瓜)	56
辣椒(红,小)	86.0	柿子椒(灯笼椒、甜椒)	130	大白菜(黄牙白)	47
苜蓿(草头)	102	番石榴	68	野苋菜	153

(3)维生素B_2:鲜蘑菇和海藻类的维生素C含量虽不高,但B族维生素含量较高,如鲜蘑菇维生素B_2为0.35mg/100g,鲜草菇为0.34mg/100g。绿叶蔬菜中维生素B_2的含量不算丰富,雪里蕻、油菜、菠菜、萝卜缨、青蒜、四季豆、毛豆稍高,约0.1mg/100g。由于我国居民膳食中绿叶蔬菜食用量大,因此绿叶蔬菜是维生素B_2的重要来源。

6. 食物纤维

膳食纤维对人体健康的有益作用近年来已经得到广泛认可。蔬菜所含纤维素、半纤维素等是膳食纤维的主要来源，而不同蔬菜膳食纤维含量不同，鲜豆类为1.4%~4.0%，叶菜类为1.0%~2.2%，瓜类较低，为0.2%~1.0%。

7. 生物活性成分

除七大营养素外，蔬菜中还有许多生理活性物质，特别是抗氧化作用的成分。蔬菜摄入量与许多慢性病，特别是心血管疾病的发生呈负相关。绿叶蔬菜和橙黄色蔬菜中不能转变成维生素A的类胡萝卜素，包括番茄中的番茄红素、绿叶菜中的叶黄素、玉米中的玉米黄素、辣椒中的辣椒红素等，对生物体健康均有贡献。茄子、芹菜、芦笋、洋葱中的类黄酮，紫甘蓝、紫薯中的花青素，有一定的抗氧化功能。十字花科植物中的硫代葡萄糖苷，大蒜、洋葱的有机硫化物，具有防止某些癌症发生，降低血脂、抗菌等保健功效。

8. 抗营养因子和有害物质

蔬菜中也存在抗营养物质，如植物红细胞凝集素、皂苷、蛋白酶抑制剂、草酸等，而木薯中的氰苷可抑制动物体内细胞色素酶活性，甘蓝、萝卜和芥菜含有的硫苷化合物可导致甲状腺肿，马铃薯和茄子含有的茄碱可引起喉部瘙痒和灼热感，毒蘑菇中含有引起中毒的毒素，一些蔬菜中硝酸盐和亚硝酸盐含量较高。

日常生活中蔬菜的分类选购见表11-9。

表 11-9 蔬菜营养、品种、分类及选择方法

分类		特点	包括品种	选择要求
甲类蔬菜		富含胡萝卜素和维生素B₂、维生素C，易萎烂损耗，宜现供、现炒、现吃	所有绿色叶菜、野菜及无毒的植物绿叶，如蕹菜、荠菜、苋菜、马兰头、萝卜缨、豌豆苗、苜蓿、红薯叶等	在通常缺少乳、肝、蛋及水果的情况下，每人每日不应少于250g，可能时应多些
乙类蔬菜	1号	富含维生素B₂	所有鲜豆类及黄豆芽	当甲类菜不足250g时，为保障维生素B₂的供给，应以1号菜补足，为保障胡萝卜素供给则以2号菜补足，为保障维生素C供给则以3号菜补足
	2号	富含胡萝卜素与维生素C	胡萝卜、青葱、辣椒、红薯、西红柿、南瓜及黄红色根茎瓜茄类	
	3号	富含维生素C	非绿叶菜，如包心菜、大白菜、花菜、萝卜等	
丙类蔬菜		含维生素不多，但富含能量、便于存放	土豆、芋艿、慈姑、山药等	在切实保障甲、乙两类蔬菜优先供应的前提下，适当采用，调剂生活
丁类蔬菜		含维生素及能量均较少	除上述蔬菜以外的瓜茄及根茎类	

(三) 蔬菜的合理储存和烹调

1. 储存

蔬菜收割后，组织内部仍进行着呼吸作用，维生素C及其他一些物质发生氧化、分解而损失，但胡萝卜素性质比较稳定，保存率较高。蔬菜还会发生春化作用，比如马铃薯发芽，洋葱抽薹等，春化作用会消耗蔬菜内的养分，使其营养价值降低。

短时储存蔬菜要在0～4℃,放袋子里,防止水分散失。在−18℃储存三个月后,蔬菜营养素含量变化不大,但在−18℃以上储藏时会发生劣变。

2. 烹调

为了防止蔬菜中矿物质和维生素的损失,烹调中要注意以下几点:

(1) 外层叶片或皮的营养素含量通常高于内部,如圆白菜外层绿叶中的胡萝卜素、矿物质、维生素比白色芯部高数倍,外层叶片丢弃过多或削皮太厚都会造成营养素损失。

(2) 尽量减少用水浸泡、弃掉汤汁或挤去菜汁的做法。蔬菜于烹调前需清洗,这会使一些水溶性营养素流失,但如果保持较完整状态下进行则损失很少,所以应尽可能避免先切后洗或在水中长时间浸泡。

(3) 烹调加热时间不宜过长。叶菜快火急炒保留下来的维生素最多,做汤时宜先煮汤而后加菜。团体食堂以分批炒菜较为合理。

(4) 减少维生素C损失。维生素C化学性质极不稳定,许多外界因素皆可促使其氧化而被破坏,因而采取措施保护维生素C,不使其大量损失,是合理烹调的重要原则之一。烹调时适当加醋,可提高维生素C对热的稳定性,减少损失;适合生吃的蔬菜,应尽量凉拌生吃,或者在沸水中焯1min后再拌;加淀粉调芡汁也可减少维生素C的破坏损失;蔬菜在一般油炒的情况下,加热时间控制在10～15min,维生素C保存率较高;铁、铜分子可加速菜中维生素C的氧化,铜锅损失维生素C最多,因此不用铜器制备蔬菜。

(5) 现做现吃。烹制的蔬菜,长时间放置后不仅感官、性状有所改变,维生素也会有损失,现做现吃较为合理。

二、鲜果类

鲜果具有芬芳的香味,鲜艳的色彩,能促进食欲。其营养价值近似新鲜蔬菜,是人体矿物质、膳食纤维和维生素的重要来源之一。各种水果都含有大量水分,蛋白质和脂肪含量低,碳水化合物含量为6%～25%,主要是果糖、葡萄糖、蔗糖。未成熟水果内含有较多淀粉,随着水果的成熟,淀粉逐渐分解为低分子糖等风味物质。鲜果含水多,热量低,此点近似新鲜蔬菜,但水果的矿物质和维生素含量不及蔬菜多。

(一) 鲜果营养价值

各种新鲜水果都含有维生素C,以刺梨、猕猴桃、鲜枣、红果(山楂)、柑橘、橙柚、柠檬、草莓、柿子的含量较多。含维生素C最突出的常用水果是鲜枣,每100g脆甜鲜枣含维生素C 243mg,酸枣含量则更多。维生素C含量果皮多于果肉,露地栽培多于大棚栽培,成熟果实多于未成熟果实。一般水果都是生食,不受烹调加热的影响,维生素C损失较少。水果干制后维生素损失较多,尤其是维生素C,但干果便于储运,并别具风味,有一定的食用价值。红黄色的水果（如柑橘、杏、菠萝、柿子等）含有较多胡萝卜素。

水果含纤维素、半纤维素和果胶，能促进肠道蠕动，是自然的缓泻剂。果胶还是制作果浆不可缺少的胶冻物，在山楂、苹果、海棠中含量较多。

水果含有较多的钠、钾、镁等元素，是成碱性食品，也是钙、磷、铁、铜、锰等矿物质的良好来源。

水果中含有有机酸，主要是苹果酸、柠檬酸、酒石酸，统称为果酸，因其具有醇和的酸味，能促进消化液的分泌，有利于食物消化。

水果中的鞣酸具有收敛性和涩味，柿子、葡萄、石榴、山楂中含量都很高。鞣酸和蛋白质能形成不溶性物质，降低了鱼、肉等高蛋白食物的营养价值，甚至会产生腹胀、腹痛、恶心等症状影响胃肠消化功能。因此不建议饭后马上吃含鞣酸较多的水果。随着果实成熟度提高，果实的涩味逐渐减少直至消失。

植物化学物含量丰富。草莓、桑葚、蓝莓、猕猴桃等浆果类，富含花青素、类胡萝卜素和多酚类化合物；橘子、柠檬、柚子、金橘等柑橘类，富含胡萝卜素和黄酮类物质；樱桃、桃、杏、李、梅、枣、龙眼、荔枝等核果类，主要含多酚类化合物；苹果、梨、柿子、枇杷等仁果类含有黄酮类物质；西瓜、香瓜、哈密瓜等瓜果类主要含有类胡萝卜素。

水果的营养价值较蔬菜逊色，但因其无须烹调，营养素损失较少，且富含有机酸、芳香物质等，是膳食的重要补充。

(二) 鲜果储存与加工

1. 鲜果储存

水果脱离果树后有一个后熟过程，进一步增加芳香和风味，果肉软化宜食用，对改善水果质量有重要意义，如香蕉只有达到后熟才有较高的食用价值。但后熟的水果不宜储藏，因此应采收未完全成熟的果实，并储藏在适宜的温度和环境下，延缓后熟过程，便于储藏和运输。

根据水果的不同特性进行低温保藏。热带及亚热带水果对低温耐受性差，香蕉应储存在12℃以上，柑橘应储存在2~7℃，秋苹果可以在-1~1℃保藏。除低温保藏外，目前国际上公认的最有效的果蔬储存保鲜方法是气调保藏法，利用一定浓度的二氧化碳或其他气体如氮气，使蔬菜、水果呼吸变慢，延缓其后熟过程，以达到保鲜目的。

2. 鲜果加工

水果在加工过程中主要损失维生素C，水果罐头、果酱、果脯、果汁、果糕等产品的维生素C保存率与原料特点、加工过程、储藏条件有很大关系，如柑橘汁中维生素C的保存率较高，水果罐头、果脯等维生素C保存率低。

纯果汁分为两类：一类是带果肉的浑浊汁，含水果中除部分纤维素之外的全部营养；另一类是澄清汁，经过滤除去水果中膳食纤维和各种大分子物质，只留下糖、矿物质和部分水溶性维生素。无论是浑浊汁还是澄清汁，当水果细胞遭到破坏，细胞内氧化酶释放出来会破坏维生素和抗氧化成分，哪怕是鲜榨汁马上喝也是如此。因此，鲜果榨汁不如直接吃来得健康。

果酱和果脯的含糖量高达50%～70%，这类产品可导致精制糖摄入过量。

三、菌藻类

菌藻类包括食用菌和藻类，食用菌有蘑菇、香菇、草菇、银耳、木耳、金针菇、平菇等，藻类有海带和紫菜等。

(一) 蛋白质

菌藻类含有丰富的蛋白质，特别是干菌类蛋白质含量在20%以上，蛋白质氨基酸组成均衡，必需氨基酸含量占蛋白质的60%以上，富含赖氨酸和亮氨酸。

(二) 碳水化合物

菌藻类富含真菌多糖和海藻多糖。香菇多糖、银耳多糖等具有刺激机体产生抗体，增强免疫力、抗疲劳、降血脂、抑制肿瘤细胞活性、延缓衰老等作用。海藻多糖能促进体内多余胆固醇和某些有毒物质排出。菌藻类的膳食纤维含量比较丰富，是一般蔬菜的2倍以上。

(三) 脂肪

菌藻类脂肪含量低，多为不饱和脂肪酸，亚油酸含量高。

(四) 矿物质和维生素

菌藻类矿物质含量丰富。菌类中钾含量较高，黑木耳富含铁，藻类中钠和碘含量高。菌类中的维生素C含量不高，但B族维生素含量高。

(五) 呈味物质

食用菌味道鲜美，主要来源于核酸分解酶催化底物生成的核苷酸，此外，还与菇体中所含的多种游离氨基酸和碳水化合物中的菌多糖、甘露醇等有关。香菇中谷氨酸和天门冬氨酸呈鲜味，甘氨酸、丝氨酸、脯氨酸、丙氨酸呈甜味。香菇中的香气成分主要是香菇精，此外，香菇还含有18种以上挥发性含硫化合物。

第六节 畜、禽、水产品的营养价值

动物性食物包括畜肉、禽肉、水产品等,是膳食的重要构成,提供优质蛋白质、脂肪、矿物质及维生素,吸收率高,味道鲜美,饱腹感强。我国居民膳食肉主要为猪肉,其次为牛、羊、禽肉类。

我们把动物性的肉分为红肉和白肉。畜肉因含血红蛋白,肉色红,称为红肉;而禽肉和水产动物的肉颜色较浅,呈白色,称为白肉。

随着人们生活条件的改善,动物性食物在居民膳食结构中的比例逐渐增加,而过多摄入对人体健康造成一定影响。据《中国居民膳食指南》(2016年版)推荐,每人每周摄入畜禽肉类280～525g,摄入鱼虾类280～525g,平均每天摄入鱼、虾、禽肉、畜肉类80～150g。

一、畜禽肉类的营养价值

(一) 畜禽类营养成分

畜肉指四条腿的猪、牛、羊、马等牲畜的肌肉、内脏及其制品,禽肉包括两条腿的鸡、鸭、鹅等的肌肉、内脏及制品。畜禽类主要提供优质蛋白质、脂肪、矿物质和维生素,营养素分布因动物的种类、年龄、肥瘦程度及部位不同而差异较大。

1. 蛋白质

肉类含蛋白质10%～20%,含量与肉的肥瘦有关,肥肉多脂肪,瘦肉多蛋白质,不同部位蛋白质含量见表11-10。肉类蛋白质消化、吸收、利用率高,氨基酸组成和人体蛋白质组成接近,富含植物性食物所缺少的精氨酸、组氨酸、赖氨酸、苏氨酸和蛋氨酸等,所以肉类蛋白质营养价值高,属于优质蛋白质。

畜禽肉的皮和筋,蛋白质组成为胶原蛋白和弹性蛋白,这两种蛋白质缺乏色氨酸、蛋氨酸等氨基酸,为不完全蛋白质,营养价值较差。

表 11-10 不同部位蛋白质含量

部位	蛋白质含量(g/100g)	部位	蛋白质含量(g/100g)
猪里脊	17.7	牛里脊	22.2
猪后臀尖	14.6	牛后腿	20.9
猪肋条肉	9.3	牛肋肉	18.6
猪奶脯肉	7.7	牛前腿肉	19.2
肝脏	18～20	心、肾	14～17

2. 脂肪

脂肪含量因动物品种、年龄、肥瘦程度、部位等的不同的而有较大差异,低者为2%,高者可达89%以上。在畜肉中,猪肉脂肪含量最高,羊肉次之,牛肉、兔肉最低。如猪瘦肉中的脂肪含量为6.2%,羊瘦肉为3.9%,而牛瘦肉、兔肉分别为2.3%、2.2%。在禽肉中,火鸡和鹌鹑脂肪含量较低,在3%以下;鸡和鸽子脂肪含量类似,为14%~17%;鸭和鹅脂肪含量达20%,主要分布在皮下和内脏。

畜肉脂肪主要为甘油三酯,还含有一定量的胆固醇、卵磷脂和游离脂肪酸。与禽肉相比,畜肉中饱和脂肪酸含量高,主要由硬脂酸、棕榈酸组成,不饱和脂肪酸含量低,主要为油酸和亚油酸,因此熔点较高,不易被机体消化吸收。胆固醇在瘦肉中含量较低,每100g含70mg左右,肥肉比瘦肉高,内脏中更高,一般约为瘦肉的3~5倍,脑中胆固醇含量最高,每100g可达2000mg。禽肉脂肪中不饱和脂肪酸含量高于畜肉,油酸含量超过30%,亚油酸约占20%,熔点低(23~40℃),易于被机体消化吸收。

必需脂肪酸含量与组成是衡量食物油脂营养价值的重要方面。动物脂肪所含的必需脂肪酸明显低于植物油脂,因此,其营养价值低于植物油脂。在动物脂肪中,禽类脂肪必需脂肪酸量高于畜肉脂肪;在畜肉脂肪中,猪脂肪的必需脂肪酸含量高于牛、羊等反刍动物的脂肪。总的来说,禽类脂肪的营养价值高于畜类脂肪。

3. 碳水化合物

畜肉中的碳水化合物以糖原形式存在于肌肉和肝脏中,含量很少,约为1%~5%。屠宰后的动物肉含有一定量的肌糖原,在酶作用下逐渐生成乳酸,pH下降,使肌肉松软多汁,并具有一定的弹性,滋味较为鲜美。若动物在屠宰前过度疲劳,糖原含量就会迅速下降,屠宰后肉的品质下降。

4. 矿物质

肉类无机盐总量在0.8%~1.2%,其含量和肉的肥瘦有关,瘦肉高于肥肉,内脏高于瘦肉。红色瘦肉含有铁,肝、肾等内脏铁更丰富,并以血红素铁的形式存在,不易受食物中其他因素干扰,利用率较高,是铁的良好来源。猪不同脏器中铁含量见表11-11。牛肾和猪肾中硒含量较高,是其他食物的数十倍。此外,畜肉中含有较多的磷、硫、钾、钠、铜、钴、锌、钼等矿物质。肉类因含硫、磷、氯较多,是成酸性食品。

禽肉中矿物质分布特点与畜肉大致相同,部分矿物质含量略高于畜肉。一般散养禽肉的矿物质含量比圈养禽肉高。禽类肝脏和血液中含铁十分丰富,是铁的最佳膳食来源。此外,禽类心脏和胗也是矿物质非常丰富的食物。

表 11-11　猪的不同脏器中铁含量

名称	铁含量(mg/100g)	名称	铁含量(mg/100g)	名称	铁含量(mg/100g)
猪肥肉	1.0	猪舌	2.8	猪肾	4.6
猪瘦肉	3.0	猪心	4.3	猪肝	23.2
猪蹄筋	2.2	猪血	8.7	猪脑	1.9

5. 维生素

肉类可提供多种维生素，但基本不含维生素C。瘦肉和内脏含B族维生素较多，每100g鸡胸脯肉含烟酸11.6mg，高于一般肉类；红肉中维生素B_1、维生素B_2高于白肉。禽类内脏中各种维生素含量（除维生素B_1、维生素B_2外）一般高于畜肉，尤其是肝脏，维生素A、维生素D、维生素B_2含量丰富。常见禽肉维生素含量见表11-12。

表11-12　禽肉维生素含量

名称	维生素B_1(mg/100g)	维生素B_2(mg/100g)	烟酸(mg/100g)	维生素A(μg RAE/100g)
鸡胸脯肉	0.07	0.06	11.96	3
鸡肝	0.33	1.10	11.9	10414
鸡胗	0.04	0.09	3.4	36
鸡心	0.46	0.26	11.5	910
鸭	0.08	0.22	4.2	52

6. 浸出物

浸出物是指除蛋白质、矿物质、维生素外能溶于水的物质，使肉汤具有鲜味，能促进胃液分泌，提高食欲。浸出物包括含氮浸出物和无氮浸出物。

（1）含氮浸出物

含氮浸出物为非蛋白质的含氮物质，占肌肉化学成分的1.65%，占总含氮物质的11%，多以游离状态存在，是肉品呈鲜味的主要成分。这类物质可分为以下几大类。

①核苷酸类：主要有三磷酸腺苷（ATP）、二磷酸腺苷（ADP）、一磷酸腺苷（AMP）、肌苷酸（IMP）等。

②胍基化合物：包括胍、甲基胍、肌酸、肌酐，以肌酸含量相对较多。

除以上各种含氮化合物以外，还有嘌呤、游离氨基酸、肉毒碱（卡尼汀）、尿素、胺等。

（2）无氮浸出物

无氮浸出物为可浸出的有机化合物，不含氮，包括糖类和有机酸，占肌肉化学成分的1.2%。糖类在肌肉中含量很少，主要有糖原、葡萄糖、葡萄糖-6-磷酸酯、果糖和核糖。核糖是细胞中核酸的组成成分；葡萄糖是肌肉收缩的能量来源；糖原是葡萄糖的聚合体，是肌肉内糖的主要存在形式，但动物屠宰后，肌糖原逐渐分解为葡萄糖，并经糖酵解作用后生成乳酸。肌肉中有机酸主要是糖酵解生成的乳酸，另外还有羟基乙酸、丁二酸及微量的糖酵解中间产物。

浸出物成分与肉的风味、滋味、气味等密切相关。成年动物含氮浸出物含量高于幼年动物，禽肉高于畜肉，故老母鸡鸡汤的味道鲜美。

（二）脏腑类

肝、肾、心、肚、舌等脏腑，富含优质蛋白质，且比一般肉类含有更多矿物质和维生素，其营养价值高于一般肉类。

脏腑中尤以肝的营养素特别丰富,它含有大量的维生素A、维生素B_1、维生素B_2、维生素B_{12}、烟酸、叶酸等,以及铁、铜、钴、锌、钼等矿物质,是一种很好的补血食品。此外,肝脏还含有较多的胆固醇和嘌呤等。

(三) 畜禽肉的合理利用

畜禽肉蛋白质营养价值较高,含有较多的赖氨酸,宜与谷类食物搭配食用,以发挥蛋白质的互补作用。为了充分发挥畜禽肉营养作用,应注意将畜禽肉分散到每餐膳食中,防止集中食用。

畜肉的脂肪和胆固醇含量较高,脂肪主要为饱和脂肪酸,食用过多易引起肥胖和高脂血症等疾病,因此,膳食中比例不宜过多。禽肉脂肪含不饱和脂肪酸较多,老年人及心血管疾病患者宜选用禽肉。内脏含有较多的维生素、矿物质,特别是肝脏,维生素B_2和维生素A的含量丰富,可选择性食用。

畜禽肉通过加工烹调,可提高蛋白质和脂肪的消化率,除了水溶性维生素外,其他营养素含量变化较小。维生素B_1的损失与加热程度有关,如罐装肉、熟肉制品经高温加热,维生素B_1的损失高于一般烹调方法。炖、煮等烹调方法可增加食物中无机盐、含氮物质及水溶性维生素的溶出,食用汤汁可避免营养素丢失。

知识链接: 正常猪肉和异常猪肉

目前,我国猪肉消费量大,下面介绍正常猪肉和异常猪肉的区别。

正常猪肉颜色为红色,质地坚实,表面渗水少,失水率小于5%。活体猪肉的pH为7.0左右,屠宰后猪肉pH逐渐降低,至24h可降到5.4～6.0;随着pH降低,猪肉的颜色由鲜红色变为浅红色。

异常猪肉主要有三种。

①PSE(pale, soft, exudative) 肉:颜色苍白,质地松软,表面有汁液渗出,为常见的劣质肉。产生PSE肉的主要原因是,猪在屠宰前受到很大应激,肌糖原酵解过快,肌肉在短时间内生成大量的乳酸,pH迅速降低,肌红蛋白变性加快,肌纤维急剧皱缩,肌细胞膜破裂而致肌浆渗出,肌球蛋白也发生变性,最终形成了PSE肉。

②DFD(dark, firm, dry) 肉:颜色暗黑,质地坚硬,表面干燥,为劣质肉,较少见。产生DFD肉的主要原因可能是,猪在屠宰前一段时间经受了糖原的慢性消耗,到屠宰时,肌糖原已经较少,屠宰后肌肉内乳酸生成量较少,不能使pH降到足够低的水平。DFD肉的pH一般超过6.0。

---

③RSE(reddish-pink, soft, exudative) 肉：颜色为红色或浅红色，质地松软，表面有汁液渗出的肉，为劣质肉。RSE肉产生的原因不明，可能是肌肉中糖原含量过多，最终导致pH过低，肌浆蛋白变性程度高。

二、水产品的营养价值

水产动物种类繁多，可分为鱼类、甲壳类和软体类。全世界仅鱼类就有2.5万～3.0万种，海产鱼类超过1.6万种。从巨大的鲸鱼到游动的小虾，这些丰富的海洋资源作为高生物价蛋白、优质脂肪和脂溶性维生素来源，在人类的营养领域具有重要作用。

按照生活环境的不同，鱼类可以分为海水鱼（如鲱鱼、鳕鱼、大马哈鱼等）和淡水鱼（如鲤鱼、鲫鱼等）；根据生活的海水深度，海水鱼又可以分为深水鱼和浅水鱼。甲壳类常见的有虾和蟹，虾包括白米虾、对虾、基围虾等，蟹包括海蟹、河蟹等。软体动物包括有壳的鲍鱼、蛏子、扇贝、牡蛎、蛤蜊等，无壳的海参、海蜇、鱿鱼等。

（一）鱼类主要营养成分及组成特点

1. 蛋白质

鱼类是优质蛋白质的良好来源之一，蛋白质的氨基酸组成与肉类相似，富含亮氨酸和赖氨酸。鱼类蛋白质含量为15%～20%，平均含量为18%，分布于肌浆和肌基质。鱼类肌肉中的肌纤维短、间质蛋白少，水分含量多，组织柔软细腻，肉质鲜嫩，更易被人体消化吸收，非常适合幼儿及老年人食用。鱼类结缔组织和软骨组织富含胶原蛋白和弹性蛋白，属于不完全蛋白，煮沸后成溶胶，是鱼汤冷却后形成凝胶的主要物质。除了蛋白质外，鱼还含有较多的含氮化合物，主要有游离氨基酸、肽、胺类、胍、季铵类、嘌呤类和脲等，其中，氧化三甲胺使鱼类呈鲜味，三甲胺则使鱼呈腥味。水产品中含有一种能促进大脑发育、保护视力、防止动脉硬化、维持血压的牛磺酸，贝类牛磺酸含量高于鱼类，鱼类牛磺酸含量高于肉类。

2. 脂类

鱼类脂肪含量为1%～10%，平均含量为5%，因品种不同而差异甚远，如鳕鱼含脂肪在1%以下，而河鳗脂肪含量高达10.8%。鱼类脂肪主要存在于皮下和脏器周围，肌肉组织中含量少。

鱼类脂肪多由不饱和脂肪酸组成，占60%以上，熔点较低，通常呈液态，消化吸收率达95%。不饱和脂肪酸的碳链较长，其碳原子数多在14～22个，不饱和双键有1～6个，多为n-3系列，包括二十碳五烯酸（EPA）和二十二碳六烯酸（DHA）等，有调节血脂、预防动脉粥样硬化、辅助抑制肿瘤等生理学功能，主要存在于海产鱼贝类中的长链不饱和脂肪酸在陆生动植物和淡水鱼中含量低。一些鱼中 n-3 多不饱和脂肪酸（n-3 PUFA）含量见表 11-13。

表 11-13　水产品中 n-3 PUFA 含量

鱼种	EPA(g/100g)	DHA(g/100g)
鲐鱼	0.65	1.10
鲑鱼(大西洋)	0.18	0.61
鲑鱼(红)	1.30	1.70
鳟鱼	0.22	0.62
金枪鱼	0.63	1.70
鳕鱼	0.08	0.15
鲽鱼	0.11	0.11
鲈鱼	0.17	0.47
黑线鳕	0.05	0.10
舌鳎	0.09	0.09

　　虾、蟹胆固醇含量不高，软体类水产品中胆固醇含量高于一般的鱼类。鱼中胆固醇含量（50～70mg/100g）不高，鱼子（354～934mg/100g）、虾子（940mg/100g）、蟹黄（466mg/100g）中的胆固醇含量较高。

知识链接：EPA 与 DHA

　　鱼类中的 n-3 不饱和脂肪酸存在于鱼油中，主要为 EPA 与 DHA。EPA 与 DHA 的研究起源于 20 世纪 70 年代。流行病学调查发现，因纽特人通过吃生鱼摄食大量 EPA 与 DHA，其心血管发病率远低于丹麦人，因纽特人一旦流鼻血，流血时间远长于丹麦人。研究发现，EPA 具有抑制血小板形成的作用，EPA 与 DHA 可降低低密度脂蛋白、升高高密度脂蛋白。除此之外，EPA 与 DHA 还能促进大脑、神经系统生长发育，维持视网膜正常功能，具有降低血脂，预防血栓，防治动脉粥样硬化、脑中风等心脑血管疾病等作用。

　　EPA 与 DHA 可由动物体内的亚麻酸转化而来，但转换效率低、速度慢，而在一些海水鱼类和藻类中却可以大量存在。EPA 与 DHA 主要是由海水中的浮游生物和海藻类合成，经过食物链进入鱼体内，并以甘油三酯的形式贮存。两者低温下呈液态，因此在冷水鱼中含量较高。大型洄游性鱼的眼窝脂肪中 DHA 含量高，其含量占总脂肪酸的 30%～40%。

EPA、DHA分子结构有5、6个双键,在体内极易被自由基攻击,发生脂质过氧化作用。脂质过氧化会造成免疫细胞的细胞膜损伤,直接影响免疫细胞的功能。同时,脂质过氧化也会导致癌变、促进机体老化、损坏内皮细胞、降低血管弹性等一些副作用。与鱼油中EPA、DHA不饱和脂肪酸的高含量相反,鱼油中抗氧化物质维生素E含量很低,因此,鱼油在储藏过程中易于氧化。

3. 碳水化合物

鱼体中碳水化合物含量较低,约为1.5%,主要是糖原。有些鱼不含碳水化合物,如鲳鱼、鲢鱼、银鱼等。鱼类肌肉中的糖原含量与其致死方式有关,捕杀者糖原含量最高,挣扎疲劳后死去的鱼类,体内糖原消耗严重,死后糖原含量降低。除糖原外,鱼体内还含有黏多糖类,这些黏多糖按有无硫酸基可分为硫酸化多糖和非硫酸化多糖,前者如硫酸软骨素、硫酸乙酰肝素、硫酸角质素等,后者如透明质酸、软骨素等。

4. 矿物质

鱼类矿物质含量为1%～2%,其中,磷含量占总量的40%,此外,钙、钠、氯、钾、镁等含量也较多。鱼类钙含量较畜禽肉高,为钙的良好来源,主要存在于内外骨骼中,如小虾皮中钙含量达2%,小鱼制酥连骨吃可增加钙摄入。除此之外,海水鱼碘含量(0.5～1mg/100g)明显高于淡水鱼(0.05～0.4mg/100g)。牡蛎中锌含量高达128mg/100g,是人们膳食锌的良好来源。软体动物硒含量十分丰富,如海蟹、牡蛎、海参等的硒含量都超过50μg/100g。

5. 维生素

鱼油和鱼肝油是维生素A和维生素D的重要来源,是维生素E的一般来源,多脂海鱼肉也含有一定量的维生素A和维生素D。水产品中维生素B_1、维生素B_2、烟酸等含量较高,维生素C含量则很低。一些生鱼制品中含有硫胺素酶和催化硫胺素降解的蛋白质,因此大量食用生鱼可能造成维生素B_1的缺乏,加热后食用,硫胺素酶即被破坏。

知识链接:鱼油和鱼肝油

鱼油不同于鱼肝油。鱼油是指从鱼身上富含脂肪部位提取的油脂,包括体油、肝油和脑油,它的主要成分是$n-3$多不饱和脂肪酸。作为保健品使用的鱼油,能降低血脂,防止动脉粥样硬化、脑卒中、心肌梗死等。

鱼肝油,是从鲨鱼、鳕鱼肝脏中提取的脂肪,黄色,有腥味,主要富含维生素A、维生素D。由于维生素A、D为脂溶性维生素,大量摄入会对人体产生毒害,因此,鱼肝油在食用量上有限制。

(二) 鱼类的合理利用

1. 防止腐败变质

鱼类因水分和蛋白质含量高，结缔组织少，鱼体表面的黏液又是细菌的良好培养基，所以鱼类较畜禽肉类更易腐败变质。特别是青皮红肉鱼，如鲐鱼、金枪鱼，组氨酸含量高，所含的不饱和双键极易被氧化破坏，产生脂质过氧化物，对人体有害。因此打捞上来的鱼类需及时保存或加工处理，防止腐败变质。一般采用低温或食盐来抑制组织蛋白酶作用和微生物生长繁殖。低温处理有冷却和冻结两种方式，冷却是用冰冷却鱼体，使温度降到-1℃左右，一般可保存5～15d；冻结是使鱼体在-40～-25℃的环境中冷冻，此时各组织酶和微生物均处于休眠状态，保藏期可达半年以上。冷冻肉的肉质受冻结速度、储藏时间和解冻方式的影响，"快速冷冻，缓慢融化"是减少冷冻动物性食物营养损失的重要措施。以食盐保藏的海鱼，食盐用量不应低于15%。

2. 防止食物中毒

有些鱼含有极强的毒素，如河豚，虽其肉质细嫩、味道鲜美，但其卵、卵巢、肝脏和血液中含有极毒的河豚毒素，若加工处理方法不当，摄入后可引起急性中毒而死亡。故无经验者，千万不要"拼死吃河豚"。

(三) 甲壳类

虾、蟹都属于甲壳类，含有蛋白质、脂肪、多种维生素和矿物质，营养丰富。虾、蟹特有的甘味主体来自呈味成分甘氨酸。

甲壳质广泛存在于自然界中的无脊椎动物中，如虾蟹的壳（15%～20%）、昆虫的鞘翅、真菌的细胞壁等。甲壳质是目前发现的唯一一种动物性膳食纤维，具有多方面生理活性，如降低胆固醇、调节肠道代谢、调节血压等，并有一定的排除重金属的作用。

(四) 软体动物

牡蛎和花蛤属于软体动物，含有丰富的蛋白质、脂肪、糖原、矿物质等。其氨基酸不仅含量丰富，且氨基酸组成也非常平衡，含有动物体内所需的全部必需氨基酸，其中，酪氨酸和色氨酸含量比牛肉和鱼肉都高。

贝类除富含蛋白质氨基酸外，还富含具有特殊保健作用的非蛋白质氨基酸——牛磺酸。牛磺酸虽然不参与体内蛋白质生物合成，但它与胱氨酸、半胱氨酸代谢密切相关。人体主要靠摄取食物中的牛磺酸来满足机体的需要，某些情况下，由于食物供应量减少或体内消耗增加，所以会出现缺乏现象。在海产品中，贝类牛磺酸含量高于鱼类。

第七节　乳、蛋类的营养价值

一、乳类食物的特点和营养价值

乳类包括牛乳、羊乳和马乳,是营养价值较高的食品之一,能满足初生幼仔迅速生长发育的全部营养需要,营养素齐全、容易消化吸收,最适合于幼儿、老年人等人群食用。人们食用最多的是牛乳及以牛乳为原料生产出的各种乳制品,包括乳粉、乳酪、奶油、黄油、炼乳等。

(一) 乳类及其制品的营养成分及组成特点

乳类及其制品几乎含有人体需要的所有营养素,除维生素C含量较低外,其他营养素含量都比较丰富。某些乳制品加工时除去了大量水分,故其营养素含量比鲜乳高,但某些营养素受加工影响,相对含量有所下降 (见表11-14)。

表 11-14　乳及乳制品的营养成分

食物名称	蛋白质 (g/100g)	脂肪 (g/100g)	碳水化合物(g/100g)	维生素A (μg/100g)	维生素B₁(mg/100g)	维生素B₂(mg/100g)	烟酸 (mg/100g)	维生素E (mg/100g)	钙 (mg/100g)	铁 (mg/100g)	锌 (mg/100g)	磷 (mg/100g)	硒 (μg/100g)
人乳	1.3	3.4	7.4	11	0.01	0.05	0.2	0	30	0.1	0.28	13	0
牛乳	3.3	3.2	3.4	24	0.03	0.14	0.1	0.21	104	0.3	0.42	73	1.94
羊乳	1.5	3.5	5.4	84	0.04	0.12	2.1	0.19	82	0.5	0.29	98	1.75
酸乳	2.5	2.7	9.3	26	0.03	0.15	0.2	0.12	118	0.4	0.53	85	1.71
甜炼乳	8.0	8.7	55.4	41	0.03	0.16	0.3	0.28	242	0.4	1.53	200	3.26
全脂奶粉	20.1	21.2	51.7	141	0.11	0.73	0.9	0.48	676	1.2	3.14	469	11.8

鲜牛乳主要是由水、脂肪、蛋白质、乳糖、矿物质、维生素等组成的一种复杂乳胶体,水分含量占86%~90%,因此,营养素含量比其他食物低,每100mL鲜牛乳可供热能约69kcal。牛奶成分不完全固定,因牛的种类、饲料、季节不同而有所变化,其中变化最大的是乳脂肪,其次是蛋白质和乳糖。乳味温和,稍有甜味和特殊的乳香味,其香味是由低分子化合物 (如丙酮、乙醛、二甲硫、短链脂肪酸和内酯等) 形成的。

1. 蛋白质

牛乳中的蛋白质含量比较恒定,约为2.8%~3.6%,含氮物的5%为非蛋白氮。传统上将牛乳蛋白质划分为酪蛋白和乳清蛋白,两者分别占总蛋白质的80%、20%。

(1) 酪蛋白:在20℃、pH4.8的条件下沉淀的牛乳蛋白被称为酪蛋白。在制酸奶和乳酪时沉淀的蛋白质主要是酪蛋白，它赋予牛乳独特的性质和营养。在牛乳中，酪蛋白与钙磷结合，形成酪蛋白胶粒，并以胶体悬浮液的形态存在于牛乳中，使牛乳具有不透明的乳白色。

（2）乳清蛋白：乳清蛋白对酪蛋白具有保护作用，常温下，酪蛋白在pH4.6时沉淀，而乳清蛋白仍能溶解于乳清之中。但乳清蛋白属热敏性蛋白，受热时发生凝固，如果在90℃下加热5min再将pH调至4.6，则乳清蛋白随着酪蛋白而沉淀。乳清蛋白主要包括α-乳白蛋白和β-乳球蛋白，此外还有少量血清蛋白、免疫球蛋白等。免疫球蛋白与机体的免疫力有关，是新生儿被动免疫的来源，能够增强婴幼儿的抗病能力。

牛乳蛋白质为优质蛋白质，生物价为85，易被人体消化吸收；牛乳中还含有谷类食物的限制性氨基酸，可与谷类食物混合食用起到蛋白质互补作用。人乳较牛乳的蛋白质含量低，更适合婴幼儿消化吸收，且蛋白质组成与牛乳差异较大，人乳的酪蛋白、乳清蛋白之比为0.3∶1，而牛乳是4∶1。因此，在生产配方奶粉时，需要通过添加乳清蛋白，将两者比例调至接近母乳蛋白质的比例。羊乳蛋白质含量低于牛乳，稍高于人乳。蛋白质中酪蛋白含量较牛奶略低，其所含的α-2S酪蛋白在胃中形成的凝乳块小而细软，更容易被机体消化吸收。婴儿对羊奶的消化率可达94%以上。牦牛乳和水牛乳的蛋白质含量明显高于普通牛奶，在4%以上。

2. 脂肪

牛乳含脂肪3.0%～5.0%，水牛奶脂肪含量在各种奶类中最高，为9.5%～12.5%。随饲料不同、季节变化，乳中脂类成分略有变化。乳脂肪以微细脂肪球状态分散于乳汁中，每毫升牛乳中约有脂肪球20亿～40亿个，平均直径为3μm。羊奶中脂肪球大小仅为牛奶脂肪球的1/3，且大小均一，更容易被机体消化吸收。脂肪球表面有一层脂蛋白膜，可防止脂肪球发生凝聚，脂蛋白膜的主要成分为磷脂和糖蛋白。

（1）牛乳脂肪的组成。牛乳中的脂类主要是甘油三酯，少量的甘油单酯和二酯、磷脂、鞘脂、固醇类。牛乳中已被分离出来的脂肪酸达400种之多，其中包括碳链长度从2～28的各种脂肪酸。含十四碳以下的低级脂肪酸达14%，挥发性、水溶性脂肪酸达8%，其中，丁酸是反刍动物乳脂肪中特有的脂肪酸。这种组成特点赋予乳脂肪以柔润质地和特有的香气。

（2）牛乳脂肪在加工中的变化。由于乳脂肪比重比乳本身轻，它具有上浮的趋势，乳脂肪经均质化可防止脂肪分层。均质化后的乳脂肪球从3～10μm减小到2μm以下，它们将酪蛋白和少部分乳清蛋白附于表面，防止微脂肪球相互聚集。由于脂肪球数目的增加，散射光能力增强，因此，牛乳显得更白。

3. 碳水化合物

乳类碳水化合物含量为3.4%～7.4%，主要是乳糖，人乳、羊乳、牛乳中乳糖含量依次降低，除此之外，还有少量的葡萄糖和半乳糖。

乳糖甜度为蔗糖的1/6,在人体肠道中经乳糖酶作用,分解为半乳糖和葡萄糖。婴儿刚出生时,消化道内含有较多的乳糖酶,但随着年龄的增加,乳糖酶活性和含量会逐渐下降,造成乳糖不能酶解而被肠道细菌分解为乳酸,并伴随着胀气、腹泻等症状,称为乳糖不耐症。用固定化乳糖酶将乳糖水解为半乳糖和葡萄糖,可以解决乳糖不耐受的问题,同时提高乳品的甜度,如舒化奶。

乳糖可促进钙等矿物质吸收,同时具有调节胃酸、促进胃肠蠕动和消化腺分泌、促进肠道乳酸杆菌繁殖,对肠道健康具有重要意义。乳糖为婴儿肠道内双歧杆菌生长所必需,对幼小动物的生长发育具有特殊意义。

4. 矿物质

牛乳矿物质含量为0.70%～0.75%,种类很多,尤以钙、磷、钾含量高。钙含量为104mg/100mL,且钙磷比合理,消化吸收率高,是膳食中天然钙的良好来源,乳经发酵后能提高钙生物利用率。铁含量不高,约0.3mg/100mL(牛初乳中铁的含量较高,是正常牛乳的10～17倍),是一种贫铁食品,故以牛乳喂养婴儿时应注意铁的补充。此外,牛乳中还含有铜、锌、铬等微量元素,是多种无机盐的重要食物来源。乳中矿物质含量因品种、饲料、泌乳期等因素而有所差异,初乳中含量最高,常乳中含量略有下降。牛乳中成碱性元素略多,是弱碱性食品。

5. 维生素

牛乳中含有几乎所有种类的维生素,包括维生素A、维生素D、维生素E、维生素K、各种B族维生素和微量维生素C。维生素A和胡萝卜素的含量由饲料决定,夏日牛食青草,奶中维生素A、维生素D较多,冬季含量减少。牛奶是B族维生素的良好来源,特别是维生素B_2,初乳的维生素B_2是常乳的4倍。维生素B_2在日光照射下被破坏,因此,牛乳要避光低温保存。牛乳中色氨酸含量高,在体内可转化成烟酸,故牛乳有抗癞皮病的作用。

6. 其他

(1) 酶类

牛乳中的酶主要是氧化还原酶、转移酶和水解酶。转移酶主要有γ-谷氨酰转移酶和黄素单核苷酸腺苷转移酶。水解酶包括淀粉酶、蛋白酶、脂肪酶等,可促进营养物质的消化。牛乳还具有抗菌作用成分,如溶菌酶和过氧化物酶。

(2) 有机酸

乳类的有机酸主要是柠檬酸及微量的乳酸、丙酮酸及马尿酸等。乳类腐败变质时,乳酸含量增高。

(3) 生物活性物质

乳中含有大量生物活性物质,其中较为重要的是乳铁蛋白、免疫球蛋白、生物活性肽、共轭亚油酸、酪酸、激素、生长因子等。乳铁蛋白除了参与调节铁代谢、促进生长作用外,还具有强烈的抑菌、杀菌、调节巨噬细胞活性、抗炎、抗病毒、预防胃肠道感染、促进肠道黏膜细胞分裂更新等作用。生物活性肽是乳蛋白在消化过程中经蛋白酶水解产生的，包括镇静安神肽、抗高血压肽、免疫调节肽和抗菌肽。共轭亚油酸具有肿瘤防治作用。

（4）细胞成分

乳类含有白细胞、红细胞和上皮细胞等，均来自乳牛的体细胞。牛乳中的体细胞数是衡量牛乳卫生品质的指标之一，体细胞数越低，生鲜乳的质量越高，体细胞数越高，对生鲜乳的质量影响越大，并影响下游乳制品，如酸奶、奶酪等的产量、质量、风味等。

（二）几种牛乳制品

乳制品主要包括消毒乳、炼乳、乳粉、酸奶等。因加工工艺不同，乳制品营养成分亦有很大差异。

1. 消毒牛乳

消毒牛乳主要有巴氏杀菌乳和灭菌乳两大类，其蛋白质含量不低于2.9%。消毒处理对牛乳营养价值影响不大，蛋白质、乳糖、矿物质等营养成分基本与原料乳相同，B族维生素有少量的损失，但保存率仍在90%以上。维生素C损失较大，但它不属于牛乳中的重要营养物质，故对乳制品的营养价值影响不大。

（1）巴氏杀菌乳。巴氏消毒方法主要有两种，低温巴氏消毒（63℃，30min）和高温巴氏消毒（71.1℃，15s）。巴氏消毒杀死了致病微生物，但保留有益菌群，加热对牛乳营养物质的破坏少，保证了牛乳的新鲜度，口感更佳。巴氏消毒后的牛乳需低温保存，保质期较短，一般7d左右。

（2）灭菌乳。灭菌乳可分为超高温灭菌乳和保持灭菌乳。超高温灭菌乳是以生牛（羊）乳为原料，添加或不添加复原乳，在连续流动的状态下，加热到至少132℃，并保持1～2s的灭菌，再经无菌罐装等工序制成的液体产品。保持灭菌乳是以生牛（羊）乳为原料，添加或不添加复原乳，无论是否经过预热处理，在罐装并密封之后，经高温灭菌等工序制成的液体乳品。高温完全破坏了微生物和芽孢，故灭菌乳可在常温下储藏，保质期为1～6个月。

2. 炼乳

炼乳是一种浓缩乳，有淡、甜之分。

（1）淡炼乳。淡炼乳是将鲜牛乳在蒸发器中加热浓缩，去掉2/3的水分，经均质、加热、灭菌处理制成。淡炼乳加同量水即与鲜牛乳成分相同，但经过高压加热，使蛋白质遇酸时不会结成大块，脂肪球被击破并与蛋白质结合，食用后，在胃酸和凝乳酶的作用下，可形成柔软的凝块。所以淡炼乳比牛乳更易消化，适合喂养婴幼儿。淡炼乳经高温灭菌后，维生素B_1及赖氨酸有所损失，维生素C几乎不存在。

（2）甜炼乳。甜炼乳是将鲜牛乳蒸发浓缩，加入大量蔗糖，使乳中糖量达44%～46%，渗透压增大，以抑制乳中细菌生存，成品保质期较长。甜炼乳的糖分很高，使用前须加大量水冲淡,但冲淡后,其他营养素的浓度降低,故不适合喂养婴幼儿。

3. 乳粉

乳粉一般可分为全脂乳粉、脱脂乳粉和调制乳粉三种。

(1) 全脂乳粉。全脂乳粉是将鲜乳浓缩,除去乳中几乎全部自由水后,经喷雾干燥制成的粉状产品,便于携带和保存。一般全脂乳粉的营养成分约为鲜乳的8倍。喷雾干燥法所制得的乳粉粉粒小,溶解度高,无异味,营养成分损失少,营养价值高。原料乳中的蛋白质、碳水化合物、脂肪、无机盐等几乎没有损失,且经高温加热,蛋白质和脂肪都比鲜乳易消化。乳粉中维生素B$_1$、维生素B$_2$损失在10%~30%,维生素C破坏较大。全脂乳粉的色香味与鲜乳相比变化不大。

(2) 脱脂乳粉。脱脂乳粉是将鲜乳脱去脂肪,再经上述方法制成的乳粉。脱脂乳粉含脂量不超过1.3%,脱脂过程使脂溶性维生素损失较多,其他营养成分变化不大。脱脂乳粉一般供腹泻婴儿及需要少油膳食的人群食用。脱脂乳粉的乳糖吸湿性强,易发生结块现象,应密封储存。

(3) 调制乳粉。调制乳粉一般以牛(羊)乳为基础,根据不同人群的营养需要特点,对牛(羊)乳的营养组成加以适当调整和改善,使其更适合不同人群的营养需要。"母乳化乳粉"又称"婴儿配方乳",是以牛(羊)乳为基础,参照人乳组成的模式和特点,对原料乳的营养成分进行调整和改善,使其更适合婴儿的生理特点和需要。调制乳粉主要是减少牛乳粉中酪蛋白、甘油三酯、钙、磷和钠的含量,添加乳清蛋白、亚油酸和乳糖,并强化维生素A、维生素D、维生素B$_1$、维生素B$_2$、维生素C、叶酸和微量元素铁、铜、锌、锰等。除婴幼儿配方乳粉外,还有孕妇乳粉、儿童乳粉、中老年乳粉等。

4. 酸奶

市面出售的酸奶,目前多由全脂鲜牛乳加乳酸菌(保加利亚乳杆菌和嗜热链球菌)发酵制成(也可用脱脂鲜乳制作酸奶)。原味酸奶的蛋白质含量应高于2.5%,调味酸奶的蛋白质含量高于2.3%。牛乳经乳酸菌发酵后,游离的氨基酸和肽增加,酪蛋白在酸性条件下凝固,产生细小而均匀的凝块,提高消化吸收率。脂肪不同程度水解,形成独特的风味。乳酸菌使牛乳中的乳糖异构化成乳酸,因此适合乳糖不耐症人群饮用。同时,乳酸菌在人体肠道内定植后,能阻抑肠内有害菌的繁殖,防止腐败胺类对人体的不良作用,对维护人体健康有重要作用。酸奶中维生素A、维生素B$_1$、维生素B$_2$等的含量与鲜乳含量相似,但叶酸含量却高出1倍,胆碱也明显增加。此外,酸奶酸度增加,有利于维生素的保护。由于发酵乳比纯乳更容易被机体消化吸收,营养保健功能更强,乳糖不耐症人群食用酸奶后症状有所减轻,因此,质量优良的酸奶几乎适合任何人群食用。

5. 干酪

干酪也称乳酪,是一种营养价值很高的发酵乳制品,在原料乳中加入适量乳酸菌发酵剂或凝乳酶,使蛋白质发生凝固,并加盐、压榨排除乳清之后得到。干酪中的蛋白质大部分为酪蛋白,经凝乳酶或酸作用形成凝块,也有一部分乳清蛋白被机械地包裹于凝块之中。此外,经发酵作用,乳酪中还含有肽类、氨基酸和非蛋白氮成分。除少数品种之外,蛋白质中包裹的脂肪占干酪固形物的45%以上,脂肪在发酵中的分解产物使干酪具有特殊风味。乳酪制作过程中大部分乳糖随乳清流失,少量乳糖在发酵中起促进乳酸发酵的作用,对抑制杂菌繁殖有重要意义。

乳酪含有原料中的各种维生素,其中,脂溶性维生素大多保留在蛋白质凝块当中,而水溶性维生素部分损失,但含量仍不低于原料乳。原料乳中微量的维生素C几乎全部损失,干酪的外皮部分B族维生素含量高于中心部分。硬质干酪是钙的极佳来源,软干酪含钙较硬质干酪低;钠含量因品种不同而异,农家干酪因不添加盐,钠含量仅为0.1%,而法国羊乳干酪中的盐含量可达4.5%～5.0%。

6. 奶油

奶油有三种类型,分别是稀奶油、黄油和无水奶油,主要用于佐餐和面包、糕点等的制作。

稀奶油(cream)是牛乳经离心分离得到的上层脂肪部分,脂肪含量为25%～45%。稀奶油所含的脂肪球仍维持完整状态,保持了原有对光的散射能力,因此呈现乳白色。奶油蛋糕上的动物奶油为稀奶油。

黄油(butter),由稀奶油搅拌压炼而成,脂肪含量达80%～85%。经搅拌后,稀奶油的脂肪球膜破裂,形成脂肪团,失去乳状液结构,在压炼下呈固态。由于含类胡萝卜素,所以黄油呈现淡黄色。

无水奶油(anhydrous milk fat)为奶油熔融后经离心和真空蒸发,除去大部分水分的产品,脂肪含量不低于98%,质地较硬,保藏性好,可储藏一年以上。

(三) 乳类及其制品的合理利用

鲜乳水分含量高,营养素种类齐全,十分有利于微生物的生长繁殖,因此须经严格消毒灭菌后方可食用。家庭常用消毒方法是煮沸法,一般建议采用隔水加热,设备要求简单,可达到消毒的目的,但对乳的理化性质影响较大,若煮沸时间过长,乳中蛋白质由溶胶状态变为凝胶状态,并出现沉淀,影响蛋白质吸收。大规模生产时采用巴氏消毒或高温灭菌。

光线对牛乳中的营养素有破坏作用,乳应避光保存,以保护其中的维生素。研究发现,鲜牛乳经日光照射1min后,B族维生素很快消失,维生素C也所剩无几。即使在微弱的阳光下,经6h照射后,B族维生素也仅剩一半,而在避光器皿中保存的牛乳不仅维生素没有消失,还能保持牛乳特有的鲜味。市场上供应的牛乳有三种包装方式,一种是塑料袋,一种是半透明的塑料袋,还有一种是利乐砖纸盒包装。检测表明塑料袋包装能阻隔9%的有害光线,半透明塑料瓶能阻隔30%的有害光线,利乐砖能阻隔96%的有害光线。因此,利乐砖牛乳保存时间最长。

牛乳不宜空腹食用。空腹时，牛乳在胃肠中停留时间短，影响蛋白质吸收。另外，由于缺少碳水化合物、脂肪提供热能，乳类中的部分蛋白质要转化为热量供人体需要，造成蛋白质浪费。因此，喝牛乳时应吃一些面包、饼干之类的食物，延长牛乳在消化道内停留时间的同时提高蛋白质的生物利用率。

牛乳不宜与白糖同煮。牛乳中的赖氨酸和白糖中的果糖在高温下结合，形成果糖基赖氨酸，果糖基赖氨酸不能被人体消化吸收，并对人体有一定的毒性。因此，牛乳应煮开放凉后再加糖。

二、蛋类食物的特点和营养价值

蛋类占我国居民膳食构成的1.4%，营养素含量丰富，质量好，是自然界给予人类最好的蛋白质来源之一。蛋类主要包括鸡蛋、鸭蛋、鹅蛋、鹌鹑蛋、鸽蛋等，其中食用最普遍、销量最大的是鸡蛋。以蛋为原料，经加工可制成皮蛋、咸蛋、糟蛋、冰蛋、蛋粉等蛋制品。蛋是蛋白质、B族维生素的良好来源，也是脂肪、维生素A、维生素D和微量元素的较好来源。

（一）蛋类的结构

蛋类的结构基本相似，主要有蛋壳、蛋清和蛋黄三部分组成（见图11-3）。

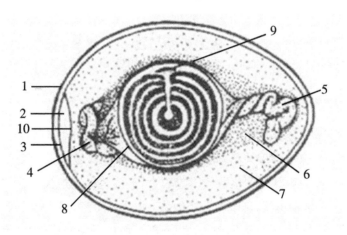

图11-3　蛋类的结构
1. 卵壳；2. 气室；3. 外壳膜；4. 系带；5. 系带；
6. 浓蛋白；7. 稀蛋白；8. 卵黄膜；9. 胚胎；10. 内壳膜

蛋壳位于蛋的最外层，占总重的11%～13%，93%～96%由碳酸钙组成。鸡蛋壳的颜色从白色到棕色，颜色是由鸡的品种决定的，与蛋营养价值关系不大。新鲜蛋壳最外面有一层10μm的水溶性胶状黏蛋白，对防止微生物进入蛋内和蛋内水分及二氧化碳过度向外蒸发起保护作用。当蛋生下来时，这层膜即附着在蛋壳表面，使蛋外观无光泽，呈霜状。根据此特征，可鉴别蛋的新鲜程度。如蛋外表面呈霜状，无光泽而清洁，表明蛋是新鲜的；如无霜状物，且油光发亮不清洁，说明蛋已不新鲜。由于这层膜溶于水，蛋在储存时要防潮，不能水洗或雨淋，否则蛋会很快腐败变质。

蛋清位于蛋壳与蛋黄之间，占全蛋总重的55%～60%，为白色半透明的黏性胶状物质，可分为3层，即外层稀蛋清、中层浓蛋清、内层稀蛋清。蛋清主要是卵白蛋白，遇热、碱、醇类发生凝固，遇氯化物或某些化学物质，浓厚的蛋白则水解为水样稀薄物。根据这种性质，蛋可加工成松花蛋、糟蛋、咸蛋等各种蛋制品。

蛋黄呈球形，占总重的30%～35%，表面包有蛋黄膜，由两根系带固定在蛋的中心。随着保存时间延长和外界温度升高，系带逐渐变细，最后消失，蛋黄逐渐上浮贴壳，由此也可鉴别蛋的新鲜程度。蛋黄颜色由叶黄素、β-胡萝卜素和黄体素三种色素以不同比例组成决定，其颜色鲜艳度受禽类饲料成分的影响，如饲料中添加β-胡萝卜素可使蛋黄呈现黄色至橙色的鲜艳颜色。蛋黄侧表面的中心部分有一个2～3mm直径的白色小圆点称为胚。

鲜蛋打开后三层蛋清层次分明，蛋黄系带清晰完整。随着储藏时间的延长，浓蛋清部分渐渐变稀，蛋黄系带消失，蛋黄从中央移开，蛋黄膜弹性减弱甚至破裂。

（二）蛋类的主要营养成分及组成特点

蛋的微量营养成分受品种、饲料、季节等多方面因素的影响，但蛋中宏量营养素含量基本稳定。常见蛋类营养素含量见表11-15，蛋类各部分的主要营养素含量见表11-16。

表 11-15　蛋类营养素含量

营养成分	蛋白质(g/100g)	脂肪(g/100g)	碳水化合物(g/100g)	钙(mg/100g)	铁(mg/100g)	维生素A(μgRAE/100g)	维生素B₁(mg/100g)	维生素B₂(mg/100g)	胆固醇(mg/100g)
鸡蛋	13.1	8.6	2.4	56	1.6	255	0.09	0.2	648
鸭蛋	12.6	13.0	3.1	62	2.9	261	0.17	0.35	565
鹌鹑蛋	12.8	11.1	2.1	47	3.2	337	0.11	0.49	515

表 11-16　蛋类各部分的主要营养素含量

营养成分	全蛋	蛋清	蛋黄
水分(g/100g)	74.10	84.40	51.50
蛋白质(g/100g)	13.30	11.60	15.20
脂肪(g/100g)	8.80	0.10	28.20
碳水化合物(g/100g)	2.80	3.10	3.40
钙(mg/100g)	56.00	9.00	112.00

续表

营养成分	全蛋	蛋清	蛋黄
铁(mg/100g)	2.00	1.60	6.50
锌(mg/100g)	1.10	0.02	3.79
硒(mg/100g)	14.34	6.97	27.01
维生素A(μ gRAE/100g)	234.00	—	438.00
维生素B_1(mg/100g)	0.11	0.04	0.33
维生素B_2(mg/100g)	0.27	0.31	0.29
烟酸(mg/100g)	0.20	0.20	0.10

1. 蛋白质

蛋类蛋白质含量约为10%～15%。全鸡蛋蛋白质的含量为14%左右,蛋清、蛋黄中蛋白质含量分别为12%、15%,加工成咸蛋或松花蛋后,含量变化不大。

鸡蛋蛋白质的氨基酸组成与人体需要最接近,生物价可达94,为天然食物中最理想的优质蛋白质,常被作为评价其他食物蛋白质质量的参考蛋白。蛋白质中赖氨酸和蛋氨酸含量较高,和谷类和豆类食物混合食用,可弥补其赖氨酸或蛋氨酸的不足。蛋中蛋白质富含半胱氨酸,加热过度使半胱氨酸部分分解产生硫化氢,与蛋黄中的铁结合形成黑色硫化铁,煮蛋中蛋黄表面的青黑色和鹌鹑蛋罐头的黑色物质便来源于此。

鲜鸡蛋蛋白的加热凝固温度为62～64℃,蛋黄为68～72℃。生蛋清中因含有抗胰蛋白因子(卵黏蛋白)、抗生物素蛋白(卵白素),使其消化吸收率仅为50%左右。加热烹调后各种抗营养因素完全失活,消化率可达96%,因此,鸡蛋烹调时应使蛋清完全凝固。

2. 脂类

蛋类脂肪含量约为11%～15%,98%的脂肪存在于蛋黄中,蛋清中极少。蛋黄中脂肪几乎全部与蛋白质结合,呈乳化状,分散成细小颗粒,消化吸收率高。蛋中脂类主要为中性脂肪,还含有较多的磷脂和胆固醇。胆固醇含量是禽肉类的数倍,但适量摄入并不影响血清胆固醇水平,也不明显影响心血管疾病的发病风险。鸡蛋黄中的磷脂主要为卵磷脂和脑磷脂,此外还有神经鞘磷脂,卵磷脂具有降低血胆固醇的效果,并能促进脂溶性维生素的吸收。一般情况下,鸡蛋脂肪含量低于鸭蛋,因此,蛋的腌制通常用鸭蛋,且咸鸭蛋黄有流油现象。

3. 矿物质

蛋中含1.0%～1.5%的矿物质,主要集中于蛋黄,以磷、钙、钠、钾为主,其中,磷最为丰富,为240mg/100g,钙为112mg/100g,此外,还含有铁、镁、锌、硒等多种微量元素。蛋黄中的铁含量虽然较高,但由于是非血红素铁,且与卵黄高磷蛋白结合,影响铁的吸收率,生物利用率仅为3%。

蛋中矿物质含量受饲料因素影响较大。通过调整饲料成分,目前市场上已有富硒蛋、富碘蛋、高锌蛋、高钙蛋等特种鸡蛋或鸭蛋销售。

4. 维生素

鸡蛋所含的维生素大部分集中在蛋黄,有维生素A、维生素E、维生素B_2、维生素B_6、烟酸和一定量的维生素D、维生素K等,种类相对齐全,但鸡蛋不含维生素C。蛋中的维生素含量受品种、季节和饲料的影响。散养禽类摄入含类胡萝卜素的青饲料较多,因而蛋黄颜色较深;集中饲养的鸡饲料中含有丰富的维生素A,但缺乏青叶类饲料,故蛋黄颜色较浅,但其维生素A含量通常高于散养鸡蛋。为了提高鸡蛋的感官性状,目前也使用一些合成类胡萝卜素添入饲料令蛋黄着色,用不同红黄色调的类胡萝卜素进行配比,可得到令人满意的蛋黄色泽。饲料中维生素A和钙含量过高,抑制蛋黄着色。

> **知识链接:鸡蛋保存**
>
> 　　鸡蛋不能清洗,不能淋雨,以防破坏蛋壳表面的抗菌膜。鸡蛋最适合储藏温度为4℃左右,一般情况下新鲜鸡蛋在冰箱中可储存30～60d。鸡蛋放入冰箱时,尖端朝下,圆端朝上,避免蛋黄贴壳,可延长保存时间。从冰箱中取出的鸡蛋,不宜再放回冰箱。鲜蛋与有异味的食物放在一起,会带上异味,影响食用。

(三) 蛋制品的营养

鲜蛋经加工制成风味特异的蛋制品,宏量营养素与鲜蛋相似,微量营养素因不同的加工方法而有所差异。将蛋类加工成皮蛋时,维生素A含量变化不大,B族维生素损失较大,如维生素B_2下降70%,烟酸下降50%;皮蛋加碱和盐,使矿物质含量增加,铅含量增加。咸鸭蛋主要是钠含量增加。糟蛋在腌制的过程中的醇类可使蛋黄和蛋清凝固变性,增加消化吸收率,同时产生的醋酸可使蛋壳的钙盐渗入蛋内,故糟蛋含钙量特别高,超过鲜蛋的10倍之多。

(四) 蛋的合理利用

在生蛋清中含有抗生物素蛋白和抗胰蛋白酶因子。抗生物素蛋白与生物素在肠道内结合,影响生物素的吸收,食用后可引起食欲不振、全身无力、毛发脱落、皮肤发黄、肌肉疼痛等生物素缺乏的症状;抗胰蛋白酶因子能抑制胰蛋白酶的活力,妨碍蛋白质消化吸收。此外,未经制熟的蛋,除蛋白吸收率低外,生吃也易食入沙门氏菌,对机体造成不利影响。

蛋类的烹调方法有煮、煎、炒、蒸。这些烹调的加工方法,温度一般小于100℃,对蛋类食品的营养价值影响很小，但在高温深油中炸鸡蛋，油温过高，使部分蛋白焦煳，则可影响消化。就营养吸收和消化率角度讲，煮蛋为100%，炒蛋为97%，嫩炸为98%，老炸为81.1%，开水冲蛋为92.5%，生吃为30%～50%。煮蛋一般在水烧开后小火继续煮5～6min即可，时间过长会使蛋白质过分凝固，影响消化吸收。

每个鸡蛋约含胆固醇200mg，主要集中在蛋黄。大量食用可引起高脂血症，是动脉粥样硬化、冠心病等疾病的危险因素，但蛋黄中还含有大量的卵磷脂，对心血管疾病有防治作用。因此，吃鸡蛋要适量，每人每日吃1～2个鸡蛋，对血清胆固醇水平无明显影响，可发挥禽蛋其他营养成分的作用。

第八节　调味品及其他

一、调味品

调味品是指可以改善食品风味的一类食品添加剂，主要有盐、酱、醋、味精、香辛料等。调味品构成了日常饮食的一部分，它的选择和使用习惯往往对健康产生一定影响。

（一）食盐

食盐的主要成分是氯化钠，钠离子可提供最纯正的咸味。没有精制的粗盐还带有少量碘、镁、钙、钾等，海盐含碘较多，精盐则是比较纯的氯化钠。钠和钾对维持人体体液平衡及物质交换起重要作用，过多或过少都会影响细胞的正常功能。健康人群需每日摄入5～6g食盐，当人体出汗过多或腹泻呕吐后，可适当增加食盐的摄入量，而对高血压、心脏病、肾病患者，应限制食盐摄入量。

（二）酱

酱和酱油是由脱脂大豆（或豆饼）或小麦（或麦麸）接种曲霉，经发酵酿制而成，是我国烹调中重要的调味品。经过酿造发酵，使酱味鲜美，具有香味，能促进食欲。由微生物降解蛋白质生成的氨基酸、多肽类含氮化学物（氨基酸态氮），是酱油鲜味的主要来源，含量高低也是酱类品质好坏的重要标志。优质酱油总氮量应在1.3%以上，多在1.3%～1.8%，氨基酸态氮≥0.7%，其中，谷氨酸含量最高，其次为天冬氨酸，这两种氨基酸均具有鲜味。此外，有些增鲜酱油中会添加肌苷酸钠和鸟苷酸钠，使得氨基酸的鲜味阈值降低，鲜味更加自然。

为了防止腐坏,酱油的含盐量约为18%,故也是人体钠的一个来源。酱油中含有少量还原糖以及糊精,是构成酱油浓稠度的主要成分。发酵后维生素 B$_{12}$ 含量增加,可以预防素食者维生素 B$_{12}$ 缺乏。

(三) 醋

食醋是由粮食 (淀粉) 或酒糟经醋酸酵母菌发酵制成,含醋酸3%～4%,有调味、促进食欲的作用。与酱油相比,醋的蛋白质、脂肪和碳水化合物含量都不高,但含较丰富的钙和铁。用醋烹调排骨、小鱼,有助于骨中的钙、磷溶出,增加其吸收利用率。另外,食醋有去除鱼、虾腥味的作用。

食醋不仅有调味功能,还具有一定的营养保健功能。食醋有一定的抗菌、杀菌及抗病毒能力。每天摄入一点食醋,有降低总胆固醇、中性脂肪、血糖和血黏度,防治心血管疾病的作用。食醋中的酚类和黄酮类化合物具有抗氧化性能,能减少脂质过氧化,延缓衰老。食醋能减少皮肤色素沉着,使皮肤光滑,能起到一定的美容效果。

(四) 食糖

日常用的食糖多为蔗糖,由甘蔗或甜菜制成。糖具有去腥解腻、矫正口味的功能,烹调时与盐适当搭配,可增加食物的鲜味。我们家庭常用的蔗糖有红糖和白糖,白糖又分白砂糖和绵白糖,白砂糖中蔗糖纯度达99%,绵白糖中蔗糖纯度为96%,红糖中蔗糖纯度为84%～87%。红糖中除蔗糖外,还含有少量果糖、葡萄糖和一定量的矿物质 (如铁、铬等),其红褐色的外观主要是羟氨反应和酶促褐变产生的类黑素。冰糖是以白砂糖为原料,经加水溶解、除杂、清汁、蒸发、浓缩、冷却结晶制成,冰糖的口感比砂糖更纯正。白砂糖除了碳水化合物外,几乎不含其他营养成分,属于纯能量食品。

(五) 蜂蜜

蜂蜜含碳水化合物约为80%,主要是果糖和葡萄糖,易被机体吸收利用,果糖使蜂蜜味道较甜。蜂蜜除含糖可供热能外,它还含有少量矿物质 (如钙、钾、铁、铜、锰等),少量维生素 (如维生素B$_2$、叶酸、维生素C等),多种氨基酸和酶类。蜂蜜具有较高的营养保健作用,如具有滋养、润燥、解毒、改善血液成分、促进心脑血管功能、保肝护肝等功效。除此之外,蜂蜜中的葡萄糖、矿物质、维生素能调节神经系统,缓解紧张,促进睡眠。蜂蜜中的多种酶类可促进消化,润肠通便,治疗习惯性便秘,还可调节胃酸,对十二指肠溃疡、胃炎等都具辅助疗效。

(六) 味精与鸡精

味精是谷氨酸钠盐,具有鲜味,能引起强烈食欲的可口滋味,也是咸味的助味剂,具有调和其他味道,掩盖不良味道的作用。我国生产的味精是以淀粉为原料,经谷氨酸细菌发酵合成的天然物质,除了两岁以内的婴幼儿食品之外,各种食品均可以添加味精。味精的阈值浓度为0.03%,最适浓度为0.1%~0.5%。炒菜及做汤均宜在起锅前加入味精,若加热时间太久、温度过高,则会产生焦性谷氨酸而失去鲜味。

在味精的基础上加入其他具有鲜味物质调和而制成鸡精。鸡精中除含有谷氨酸钠外,还含有核苷酸、食盐、白砂糖、鸡肉粉、糊精、香辛料、助鲜剂、香精等。由于核苷酸带有鸡肉的鲜味,故称鸡精。鸡精可用于使用味精的所有场合,适量加入菜肴、汤羹、面食中均能达到增鲜效果。

(七) 香辛料

香辛料能遮掩异味、增加香味,并赋予食物独特的风味,一般不提供营养。我们常用的有大茴香、肉桂、陈皮、八角、肉豆蔻、丁香等,它们很少单独使用,大部分以数种、数十种成分调和构成。

二、烹调油

(一) 烹调油的食物来源

烹调油的食物来源有两种:一种是来自动物脂肪的烹调油,如动物的体脂 (如猪油、牛油、羊油等)、乳脂 (黄油),以饱和脂肪酸为主 (鱼油除外),熔点高,常温下呈固态,消化率、维生素E含量不如植物油,但含有少量维生素A;另一种是来自植物种子的烹调油,如豆油、花生油、芝麻油、菜籽油及其他种子油,含不饱和脂肪酸多 (椰子油、可可油、棕榈油除外),熔点低,常温下为液态,消化率高,是人体必需脂肪酸的重要来源,含有丰富的维生素E。此外尚有氢化植物油制成的人造黄油。

(二) 烹调油在膳食中的价值

各种烹调油多为纯脂肪,能供给丰富的热能,并延长食物在胃中停留的时间,产生饱腹感。烹调油在食品烹制中能增进食物香味,使食物品质多样化,为烹调艺术所不可缺少。

三、茶

茶、可可、咖啡号称世界三大饮料。茶是由茶树的嫩芽经过一系列加工制成的。按照发酵程度不同,茶可分为发酵茶、半发酵茶和不发酵茶。绿茶属于不发酵茶,红茶属于发酵茶,乌龙茶属于半发酵茶。冲泡出的茶水除了能提供很少能量外,还含有丰富的多酚、生物碱、芳香物质、皂苷、茶多糖等生物活性物质,具有保健功效。

茶中的多酚类物质具有广谱抗菌、消炎、解毒和抗过敏作用,并能有效地预防心血管疾病。茶中的生物碱具有兴奋中枢神经系统、助消化、利尿、松弛血管平滑肌等作用,茶叶碱还有极强地舒张支气管平滑肌的作用,有平喘功效。

四、酒

酒是由制酒原料中的碳水化合物经酵母发酵,乙醇含量在0.5%以上的饮料。酒中含有酒精和糖,可产生能量,每克酒精可产生7kcal能量。

按照生产工艺的不同,酒可分为酿造酒、蒸馏酒、配制酒、混合酒等。例如,啤酒、葡萄酒、黄酒为酿造酒。酿造酒酒精度数较低,在百分之十几以下,其中,啤酒含酒精约为3%~5%,其他营养素含量相对较高,营养丰富,适当饮用有利于人体健康。蒸馏酒是将发酵形成的醅再经过蒸馏,使酒精浓度达到40%~60%,属于烈性酒。世界著名的蒸馏酒有白兰地、威士忌、金酒、朗姆酒、伏特加等,中国的白酒也是蒸馏酒。以蒸馏酒、发酵酒或使用乙醇为酒基,加入香料、香草、果实、药材等进行浸制、勾兑、混合后调制的酒称为配制酒。混合酒是多种饮料或酒混合制成的饮品,如鸡尾酒。

烹调中常用黄酒去腥、除膻。造成鱼虾腥味的三甲胺能溶解在酒精中,加热烹调时,腥味随酒精一起蒸发而消失。加入少量的酒,能使肉类的脂肪酸与酒中乙醇脱水缩合成酯,使菜肴更具浓香味。

操练：食物营养特性的识别

　　实验目的:准确掌握各类食物的营养价值特点。

　　实验内容:将20种食物填入表11-17、表11-18中。

　　食品名称:小米、大米、鲫鱼、油菜、黑木耳、花生油、奶酪、瓜子、猪肝、豆腐、鸡腿肉、素鸡、西瓜、南瓜、地瓜、玉米、毛豆、鸡蛋、绿豆。

　　将食物准确分类,并对食物蛋白质、脂肪、碳水化合物的营养特点进行识别。

(1) 完成表11-17的填写。

表 11-17　食物类别识别

谷薯类	其他				
	全谷杂豆				
	薯类				
蔬菜水果	蔬菜				
	水果				
鱼禽肉蛋	畜禽肉				
	水产				
	蛋				
奶及奶制品、大豆坚果	奶及奶制品				
	大豆坚果				
纯能量食品					

（2）完成表11-18的填写。

表 11-18　食物营养素含量识别

富含蛋白质食物	富含脂肪食物	富含碳水化合物食物

（3）查阅《中国食物成分表》，核查实验结果。

（4）完成实验报告。

思考题：

1. 谷类和薯类营养价值有何共同点？又有何不同之处？

2. 根据谷类的结构及营养价值特点，阐述粗粮与精白米比有哪些营养优势。

3. 简述大豆和杂豆营养价值特点。

4. 豆浆与牛奶相比，它们各自的营养价值特点有哪些？营养上有什么样的优势和劣势？

5. 与豆制品相比，肉类在哪些营养素方面有优势？又有哪些方面的劣势？

6. 大豆的营养因素和抗营养因子有哪些？如何合理使用？

7. 分析鸡蛋的营养特点。

8. 深绿色蔬菜有哪些营养特点？蔬菜、水果的颜色和健康成分之间又有什么关系？

9. 简述牛乳的营养价值特点。

第 12 章

合理膳食

第一节 膳食指南和平衡膳食宝塔

合理膳食又称为平衡膳食,是指人们日常营养素和能量的需要与膳食供给之间保持平衡状态,能量及各种营养素能满足人体生长发育、生理及体力活动的需要,且各种营养素之间保持适宜比例的膳食。合理膳食是保证健康的基础。近年来,我国居民营养健康状况明显改善,但仍面临营养不足与过剩并存、营养相关疾病多发等问题。

一、膳食模式

膳食模式是指膳食中各类食物的数量及其在膳食中所占比重,也称膳食结构,与各个地区的气候、文化、饮食习惯密切相关。膳食结构不是一成不变的,人们可以通过均衡调节各类食物所占比重,充分利用食品中各种营养,达到膳食平衡,使其向更有利于健康的方向发展。世界各地的膳食模式主要分为四种。

(一) 欧美膳食模式——以动物性食物为主的膳食结构

膳食中以畜、禽、肉、蛋、奶及其制品、鱼类等动物性食物为主,蔗糖和酒类的消费量大,淀粉类食物不占主要地位的膳食结构,此膳食模式以欧美发达国家为代表。蛋白质优异,质量好,某些矿质和维生素 (如钙、维生素A等) 较丰富;但此膳食模式具有"三高一低"特点,即高能量、高脂肪、高蛋白、低纤维,易造成肥胖、高血压、冠心病、糖尿病等慢性病发病率上升。

(二) 发展中国家膳食模式——以植物性食物为主的膳食结构

以植物性食物为主、动物性食物为辅,植物性食物占食物总量的95%以上,肉、蛋、鱼、奶类摄入量较少。此膳食模式具有"三低一高"特点,即低能量、低脂肪、低蛋白、高碳水化合物,维生素和膳食纤维含量高,但蛋白质质量稍差。这类膳食容易出现蛋白质、能量摄入不足,以致体质较弱,健康状况不良,劳动能力降低;但有利于血脂异常和冠心病等营养慢性病的预防。

(三) 日本膳食模式——动植物性食物平衡的膳食结构

日本膳食模式是以植物性食物为主,动物性食物占一定比例,动、植物性食物消费量比较均衡,其中,植物蛋白和动物蛋白各占一半,动物蛋白中水产蛋白的比例接近50%。这一膳食模式融合了东西方膳食结构的特点,既能满足人体能量需要,又不至于过剩,蛋白质、脂肪、碳水化合物供能比例合理,来自植物性食物的膳食纤维和来自动物性食物的营养素比较充足,重视鱼类、大豆的使用,动物脂肪摄取不高,避免营养缺乏病和营养过剩疾病,是较健康的膳食模式。

(四) 地中海膳食模式

膳食中富含植物性食物,如全谷类、薯类、豆类、坚果、蔬菜和水果等,食物再制加工程度低,新鲜度高。橄榄油是其主要的食用油,每日适量的奶制品,每周少量的鱼、禽、蛋等食物,以蔬菜和水果作为餐后食品,每周只食几次甜食,每月食用几次猪、牛、羊肉及制品,大部分成年人有饮用葡萄酒的习惯。此膳食结构的突出特点是:饱和脂肪酸摄入量低,不饱和脂肪酸摄入量高,膳食含大量复合碳水化合物,蔬菜、水果摄入量较高,营养均衡,是一种较健康的膳食模式。地中海地区居民心脑血管疾病发生率很低,很多西方国家纷纷参照这种模式改进自己国家的膳食结构。

二、我国膳食结构

我国传统的膳食结构是以植物性食物为主,谷类、薯类、蔬菜的摄入量较高,肉类摄入量较低,奶类在大多数地区消费较少。不同地区、不同人群膳食结构差异较大。

但是随着经济、社会、人文等多种因素的影响,我国居民食物和营养素摄入状况发生了很大变化。谷薯类、蔬菜类摄入量逐渐下降,特别是深色蔬菜和水果摄入不足。肉类摄入量不断增加,截至2015年,50%的成年人畜、禽、肉摄入量超过推荐摄入量,鱼类摄入量增加比较缓慢,达到推荐摄入量的人群仅占13.5%。预包装食品摄入量增多,摄入过多的精制糖和盐。

我国应提倡和坚持以植物性食物为主的传统膳食结构,适当增加奶类、豆类、绿叶蔬菜等,强调食物多样化和平衡膳食。

三、膳食指南

合理的膳食模式应遵循食物多样化原则,摄入较多的蔬果、豆类及制品、鱼类和海产品,摄入较少的红肉类和饱和脂肪酸,确保摄入充足的植物性食物和适量的动物性食物,达到营养素种类齐全、数量充足、比例适宜,满足人体生长发育和各种生理活动需要,避免营养缺乏和营养过剩。

根据以上原则,中国营养学会2016年提出《中国居民膳食指南》的8条核心推荐:食物多样,谷类为主;吃动平衡,健康体重;多吃蔬果、奶类和大豆;适量吃鱼、禽、蛋、瘦肉;少盐少油,控糖限酒;杜绝浪费,兴新食尚。

(一) 食物多样,谷类为主

食物可分为五大类,分别是谷薯类,蔬菜水果类,畜、禽、鱼、蛋类,奶、大豆、坚果类和油脂类。不同类食物的营养素种类和含量不同,多类食物只有合理搭配才能满足人体对各种营养素的需要。我国居民平衡膳食应做到食物多样,建议每人平均每天摄入12种食物以上,每周25种以上。坚持谷类(包括谷薯和杂豆类)所提供的能量要占到总能量的50%以上,增加全谷类和杂豆类的摄入。

(二) 吃动平衡,健康体重

我国成人健康体重的体质指数为18.5～23.9,体重过高或过低都会对健康造成影响。食物摄入和身体活动两者保持能量平衡,是获得健康体重的主要因素。建议食不过量,合理搭配食物,少摄入能量密度高的炸鸡,多吃能量密度低的蔬菜。坚持日常身体活动,每周至少5天中等强度身体活动,累计150min;主动身体活动最好每天6000步;减少久坐时间,每小时起来动一动。

(三) 多吃蔬果、奶类和大豆

蔬菜、水果是平衡膳食的重要组成部分,也是维生素、矿物质、膳食纤维和植物化学物的重要来源。要保证餐餐有蔬菜,每天300～500g,其中深绿色蔬菜应占1/2;天天有新鲜水果200～350g,水果不要榨汁喝。奶类富含优质蛋白质和钙,通过食用各类奶制品促进骨骼健康,每天摄入相当于300g液态奶量。大豆富含植物蛋白、必需脂肪酸、维生素E,并含有有利于人体健康的植物化学物;坚果富含蛋白质,但同时脂肪含量(多为不饱和脂肪酸) 较高,所以应该适量摄入;平均每天摄入大豆和坚果25～30g。

（四）适量吃鱼、禽、蛋、瘦肉

成人每周应吃鱼280～525g，畜禽肉280～525g，蛋类280～350g，平均到每天为120～200g。鱼、禽、蛋、肉在提供优质蛋白质和微量元素的同时也含有较多饱和脂肪酸和胆固醇，过多摄入对健康不利，要少吃肥肉、烟熏和腌制肉制品。鱼和禽类脂肪含量相对较低，有些鱼富含EPA和DHA，对预防心脑血管疾病有一定的作用，因此，人体应优先选择鱼和禽类。蛋中的蛋黄是蛋白质、脂肪、矿物质、维生素的主要集中部位，且富含磷脂和胆碱，对健康十分有益。尽管蛋黄中胆固醇含量高，但每天一个带蛋黄的鸡蛋，不会影响血清胆固醇水平，因此，吃鸡蛋时不要丢弃蛋黄。

（五）少盐少油，控糖限酒

油盐摄入过多是我国居民肥胖和慢性病发生的重要影响因素。要培养清淡口味，逐渐做到量化用盐、用油，成人每天食盐不超过6g，每天烹调油25～30g。每天糖的摄入量不超过50g，最好控制在25g以下。这里的糖是指小分子具有甜味的纯能量食物，包括单糖和双糖，常见的有蔗糖、果糖、葡萄糖、果葡糖浆等。含糖饮料是添加糖的主要来源，建议白开水和茶水替代含糖饮料。儿童、青少年、孕妇、乳母不应饮酒，成年男性一天饮用酒中酒精量不超过25g，女性不超过15g。足量饮水，成年人每天7～8杯（1500～1700mL），少量多次饮用。

（六）杜绝浪费，兴新食尚

人们应按需选购食材、备餐，提倡分餐不浪费；选择新鲜卫生、当地当季的食物，学会阅读食品标签，合理储藏、烹调食物；传承优良文化，多回家吃饭，享受食物和亲情。

四、膳食宝塔

考虑实践中的可行性和可操作性，以平衡膳食模式为目标，根据《中国居民膳食指南（2016）》的核心推荐内容，中国居民平衡膳食宝塔将各类食物的数量和比例以图形表示，见图12-1。

平衡膳食由五大类食物组成，分布于宝塔的五层，各层面积不同代表食物量的多少。第一层为谷薯类食物。谷类、薯类和杂豆是碳水化合物的主要来源，作为主要能量来源，2岁以上所有健康人群都应该摄入一定量的全谷物和薯类，以获得更多营养素、膳食纤维。第二层为蔬菜水果类。推荐深绿色蔬菜占总蔬菜摄入量的1/2以上，建议吃新鲜水果，但水果不能代替蔬菜。第三层为鱼、禽、肉、蛋等动物性食物。推荐每天1个蛋，有条件可多吃些鱼、虾、蟹和贝类替代畜肉类。第四层为乳类、大豆和坚果。它们是蛋白质和钙的良

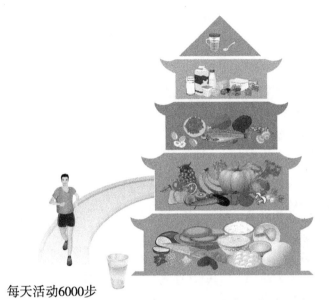

盐	<6g
油	25～30g
奶及奶制品	300g
大豆及坚果类	25～35g
畜禽肉	40～75g
水产品	40～75g
蛋类	40～50g
蔬菜类	300～500g
水果类	200～350g
谷薯类	250～400g
全谷物和杂豆	50～150g
薯类	50～100g
水	1500～1700mL

每天活动6000步

图12-1　中国居民平衡膳食宝塔（2016）

好来源,每人每天一杯奶,一定量的豆制品和坚果。第五层为烹调油和盐。油盐作为烹饪调料,尽量少用,每人每天烹调油的摄入量不超过25～30g,盐不超过6g。最后在膳食宝塔中还强调了运动和饮水,每人每天至少相当于6000步快步走的运动量,每周150min中等强度的运动。轻体力活动者每天饮水1500～1700mL,在高温或重体力活动下,应适当增加饮水量,水的一天需要量在2700～3000mL。

膳食宝塔中,所有食物推荐量都是以原料可食部生重计算。

此外,中国营养学会还推出了中国居民平衡膳食餐盘（见图12-2）和中国儿童平衡膳食算盘（见图12-3）,更加简明,便于记忆和操作。

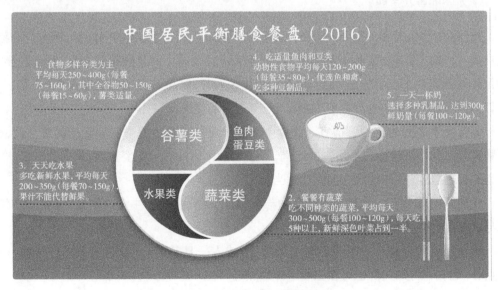

图12-2　中国居民平衡膳食餐盘

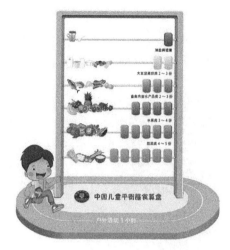

图12-3　中国儿童平衡膳食算盘

第二节　计算法食谱编制

一、营养食谱的编制原则

根据营养平衡理论,营养食谱的编制可遵循以下原则。

(一) 保证营养平衡

按照《中国居民膳食指南 (2016)》的要求,膳食应满足人体需要的能量、碳水化合物、蛋白质、脂肪以及各种矿物质和维生素。不仅品种要多样,而且数量要充足,膳食既要能满足就餐者需要,又要防止过量。对于一些特殊人群,如生长期的儿童和青少年、孕妇和乳母,还要注意容易缺乏营养素 (如钙、铁、锌等) 的供给。

各营养素之间的比例要适宜。膳食中能量来源及其在各餐中的分配比例要合理,保证膳食蛋白质中优质蛋白质所占的比例,以植物油作为油脂的主要来源,同时保证碳水化合物的合理摄入,各矿物质之间配比适当。

食物搭配要合理。注意成酸性食物与成碱性食物的搭配,主食与副食,杂粮与精粮,荤与素等食物的平衡搭配。

膳食制度要合理。一般应定时定量进餐,成人一日三餐,儿童在三餐以外可加1～2次点心,老人和特殊人群也可在三餐之外加点心。

及时更换调整食谱。 每1～2周可调整或更换一次食谱,食谱执行一段时间后应对其效果进行评价,不断调整食谱。

(二) 照顾饮食习惯,注意饭菜口味

在可能的情况下,既要使膳食多样化,又照顾就餐者的饮食习惯。注重烹调方法,做到色香味美、质地宜人、形状优雅。

(三) 考虑季节和市场供应情况

主要是熟悉市场可供选择的原料。植物性食物的供应受季节等因素的影响较大,动物性食物受养殖、运输等影响较大。大家可选择方便购买、价格适宜的食品。

(四) 兼顾经济条件

既要使食谱符合营养要求,又要使就餐者在经济上能承受,才会使食谱有实际意义。

二、营养配餐前准备

(一) 能量需要量计算

能量摄取与年龄、性别、劳动程度关系密切,合理的食谱首先要确定人群 (个人) 能量需要量。

1. 查表法

在《中国居民膳食营养素参考摄入量》(2013年版) 表格中,可以查到不同性别、年龄、劳动强度、生理阶段的个体每日能量需求量。

2. 计算法

(1) 根据标准体重计算

标准体重是反映和衡量一个人健康状况的重要标志之一,成年人正常体重为标准体重的 $\pm 10\%$ 。对于一个一定身高的正常成年人,可用体质指数 (body mass index, BMI) 来判断营养状况。

$$BMI = 体重 (kg) \div 身高^2 (m^2)$$

在 我 国 $BMI \leqslant 18.5kg/m^2$ 为消瘦,$18.5 \sim 23.9kg/m^2$ 为正常,$24 \sim 27.9kg/m^2$ 为超重,$\geqslant 28kg/m^2$ 为肥胖。通常认为 BMI 为 $22kg/m^2$ 时的体重较为理想,所以根据 BMI 来计算标准体重为:

$$标准体重 (kg) = 22 \times 身高^2 (m^2)$$

标准体重的另外一种计算方法可以用以下经验公式：

男性标准体重（kg）＝身高（cm）－105

女性标准体重（kg）＝身高（cm）－110

成年人每日能量供给量见表12-1，根据个体胖、瘦等实际情况，用标准体重乘以表12-1中的值，就可得到成人每日能量需要量。

表12-1　成年人每日能量供给量（kcal/kg 标准体重）

体型	不同体力活动			
	极轻体力活动	轻体力活动	中体力活动	重体力活动
消瘦	30	35	40	40～45
正常	20～25	30	35	40
肥胖	15～20	20～25	30	35

实训：

某就餐者，35岁，男性，身高175，体重75kg，从事中等体力活动，用计算法求每日能量需要量。

第一步：标准体重＝175－105＝70（kg），实际体重75kg，在70±7kg之间，此人体重属于正常稍偏高。

或：体质指数＝75÷$(1.75)^2$＝24.5（kg/m²），超过23.9kg/m²，属于超重。

第二步：查表可知，肥胖、中等体力活动者单位标准体重每日能量需要量为30kcal/kg。此人稍偏胖，未达到肥胖标准，我们取32kcal/kg标准体重。

第三步：全日能量需要量＝70×32＝2240（kcal）。

（二）营养素参考摄入量（DRIs）

DRIs是每日平衡膳食营养素摄入量的一组参考值，包括平均需要量（EAR）、推荐摄入量（RNI）、适宜摄入量（AI）、可耐受最高摄入量（UL）。

（三）食物成分表的使用

1. 食物成分表分类

食物成分表中的食物分为21大类，每一类又根据食物的属性和加工方法，分为不同的亚类。

2. 可食部

调查人员从市场上采集来的食物样品称为市品。按照人们常用加工烹调方法和饮食习惯,去掉不可食用部分,剩余部分为食物的可食部。如排骨的食部是指肉 (不包括骨头),鸡蛋的食部不包括蛋壳。食物成分表中的"食部%"一栏中的数字表示某一食物中可食部分占市品的百分比,而表中的数据是100g可食部测得的数据。

实训:

某户人家,买了1斤的花蛤,请你计算这些花蛤能提供多少能量。食物成分表见12-2。

表 12-2　食物成分

食物名称	食部(%)	能量(kcal)	水分(g/100g)	蛋白质(g/100g)	脂肪(g/100g)	膳食纤维(g/100g)	碳水化合物(g/100g)	灰分(g/100g)	胡萝卜素(μg/100g)	视黄醇当量(μg/100g)
蛏	57	40	88.4	7.3	0.3	—	2.1	1.9	—	59
花蛤	46	45	87.2	7.7	0.6	—	2.2	2.3	—	23
河蚬(蚬子)	35	47	88.5	7.0	1.4	—	1.7	1.4	—	37

从表12-2可知,花蛤的可食部为46%,市场上购买1斤(500g)花蛤,可食部为230g (500×0.46)。由食物成分表查阅得到,每100g花蛤食部可提供45kcal能量,现有230g食部,可提供103.5kcal(230×45÷100)能量。

由此可得转化关系式:

$$X = A \times \frac{EP}{100}$$

式中:X为100g市品中某营养素含量;A为每100g可食部食物中该营养素的含量;EP为食物成分表中可食部比例;

操练:

某女孩,大一新生,体型较丰满,渴望减肥塑身,下面是她中餐可以选的主食:

A:鲜玉米一根 (150g),米饭半碗 (蒸米饭200g)

B:粳米粥一碗 (500g),花卷一个 (75g)

请结合《中国食物成分表》给她把关,并说明理由(计算A、B餐的能量)。

3.成分表中的食物成分

(1)能量。食物成分表中能量不是直接测定的,而是由蛋白质、碳水化合物、脂肪、膳食纤维根据能量折算系数求和而得。

(2)食物中的营养成分。宏量营养素包括蛋白质和氨基酸、脂肪和脂肪酸、碳水化合物,维生素包括维生素A、维生素B_1、维生素B_2、维生素E、维生素C、烟酸,矿物质包括钙、磷、钾、钠、镁、铁、锌、硒、铜、锰和碘的含量。

4. 表中符号及缩写说明（见表12-3）

表 12-3　食物成分表中符号缩写说明

符号	意义
—	未检测：可能有该种成分，未实际检测
…或Tr	微量：低于目前应用的检测方法的检出限或未检出
(0)	估计零值：理论上估计不存在该营养素，未实际检测
( )	估计值：参照相同或相似食物的给出值，未实际检测
un	不能计算
$\bar{x}$	几种相同食物数据的均值

5. 注意事项

（1）可用相近的食物营养素替代食物成分表中没有的食物，但要注明。

（2）不同表中的数据可能有所差异，与食物的产地、所处环境相关。

（3）尽量使用食物原料数据替代加工食物数据，结果更可靠。

（四）食物分量估算

1. 食物份之间换算

在日常膳食中，利用食物数量，遵循简单的原则，可进行食物份之间的换算，如将大豆换算成豆腐，将马铃薯换算成玉米。确定的原则如下：

（1）能量一致原则

对于碳水化合物含量高的食物，如谷类、薯类、根茎类蔬菜，食物间以含有相同能量进行折算。

实训：

查阅表12-4，请计算50g稻米，所对应的马铃薯和玉米（鲜）的市重。

根据能量一致原则，50g稻米所对应的马铃薯可食部重量为217g（343×0.5÷0.79），换算成市重为231g（217÷0.94）；同理可得玉米的市重为333g。

表 12-4　食物成分表

食物名称	食部(%)	水分(g/100g)	能量(kcal/100g)	蛋白质(g/100g)	脂肪(g/100g)	碳水化合物(g/100g)
稻米(粳米，标一)	100	13.7	343	7.7	0.6	76.3
马铃薯(土豆、洋芋)	94	78.6	79	2.6	0.2	17.8
玉米(鲜)	46	71.3	112	4.9	1.2	22.8

（2）蛋白质等量原则

根据能量一致原则，对于蛋白质含量高的鱼、肉、蛋、乳、大豆类，应考虑同类食物间蛋白质含量水平，食物间以含有相同蛋白质的量进行折算。

操练：

请计算20g黄豆，所对应的豆腐（北）的市重。黄豆、豆腐（北）的成分表见表12-5。

表 12-5　食物成分表

食物名称	食部(%)	水分(g/100g)	能量(kcalg/100g)	蛋白质(g/100g)	脂肪(g/100g)	碳水化合物(g/100g)
黄豆	100	10.2	390	35	16	34.2
豆腐（北）	100	78.6	116	9.2	8.1	3

2. 量具和参照物

我们可使用标准量具（如碗、盘、勺和杯子等）或手势对常见食物分量进行估算。标准量具和参考手势的定义和用途，见表12-6和表12-7。

表 12-6　标准量具的定义和用途

名称及规格	尺寸	用途
直口碗	直径11cm	一碗，衡量主食类的量
浅式盘	直径22.7cm	一盘，衡量副食的量
圆柱形杯子	250mL	一杯，衡量牛奶、豆浆等液体量
瓷勺	10mL	一勺，衡量油、盐的量

表 12-7　参考手势的定义和用途

名称	分量	用途
一捧	两手并拢可以托起的量	双手捧，衡量蔬菜类食物的量
一手	五指弯曲与手掌可以拿起的量	单手捧，衡量大豆、坚果等颗粒状食物的量；一手抓起、握起的量，衡量水果的量
一把	食指和拇指弯曲接触，可拿起的量	衡量叶茎类蔬菜的量
一个掌心	一个掌心大小的量	衡量片状食物的大小
一拳	五指向内弯曲握拢的量	衡量球形、块状等食物的大小
两指	两指并拢的厚、长	衡量肉类、奶酪等

注：表中的手以中等身材成年女性的手为参照。

三、计算法营养食谱的编制

(一) 确定用餐对象全日能量供给量

能量是维持生命活动正常进行的基本保证。一方面能量若摄入不足,人体血糖下降,就会感觉疲乏无力,进而影响工作、学习效率;另一方面能量若摄入过多,则会在体内贮存,使人体发胖,也会引起多种疾病。因此,编制食谱首先应该考虑能从食物中摄入适宜的能量。

能量供给量标准只是提供了一个参考目标,实际应用中还需参照用餐人员具体情况加以调整,如根据用餐对象的胖瘦情况确定不同能量供给量。因此,在编制食谱前应对用餐对象的基本情况有一个全面的了解,掌握就餐者的人数、性别、年龄、机体条件、劳动强度、工作性质及饮食习惯等。

(二) 计算宏量营养素全日应提供的能量

能量的主要来源为蛋白质、脂肪和碳水化合物。为了维持人体健康,这三大产能营养素的比例应当适宜,一般蛋白质占10%~15%,脂肪占20%~30%,碳水化合物占50%~65%。可根据具体情况,调整上述三类能量营养素占总能量的比例,由此求得三种能量营养素的一日能量供给量。

如已知某人每日能量需要量为11.29MJ(2700kcal),若三种产能营养素占能量的比例取蛋白质占15%、脂肪占25%、碳水化合物占60%,则三种能量的营养素各应提供的能量如下:

蛋白质	11.29MJ(2700kcal)×15% = 1.6935MJ(405kcal)
脂肪	11.29MJ(2700kcal)×25% = 2.8225MJ(675kcal)
碳水化合物	11.29MJ(2700kcal)×60% = 6.774MJ(1620kcal)

(三) 计算三种能量营养素每日需要量

知道了三种产能营养素的能量供给量,还需将其折算为需要量,即具体的质量,这是确定食物品种和数量的重要依据。根据三大产能营养素的产能系数,1g碳水化合物产生能量为16.7kJ(4.0kcal),1g脂肪产生能量为37.7kJ(9kcal),1g蛋白质产生能量为16.7kJ(4.0kcal),求出全日蛋白质、脂肪、碳水化合物的需要量。

如根据上一步的计算结果,可算出三种能量营养素一日需要数量如下:

蛋白质	1.6935MJ÷0.0167MJ/g = 101g(405kcal÷4kcal/g = 101g)
脂肪	2.8225MJ÷0.0377MJ/g = 75g(675kcal÷9kcal/g = 75g)
碳水化合物	6.774MJ÷0.0167MJ/g = 406g(1620kcal÷4kcal/g = 405g)

（四）分配到餐次

根据三餐的能量分配比例计算出三大能量营养素的每餐需要量。一般三餐能量的适宜分配比例为：早餐占30%，午餐占40%，晚餐占30%，或者早餐占20%，午餐占40%，晚餐占40%。

如根据上一步的计算结果，按照30%、40%、30%的三餐供能比例，则其早、中、晚三餐各需要摄入的三种能量营养素数量如下：

早餐：蛋白质　　　　　　101g×30%＝30g

　　　脂肪　　　　　　　75g×30%＝23g

　　　碳水化合物　　　　405g×30%＝122g

中餐：蛋白质　　　　　　101g×40%＝40g

　　　脂肪　　　　　　　75g×40%＝30g

　　　碳水化合物　　　　405g×40%＝162g

晚餐：蛋白质　　　　　　101g×30%＝30g

　　　脂肪　　　　　　　75g×30%＝23g

　　　碳水化合物　　　　405g×30%＝122g

（五）主副食品种和数量的确定

已知三种能量营养素的需要量，根据食物成分表，确定主食和副食的品种和数量。

1. 主食品种、数量的确定

由于粮谷类是碳水化合物的主要来源，因此，主食的品种、数量主要根据各类主食原料中碳水化合物的含量确定。副食中少量碳水化合物预估每人30g/d，分配到三餐中，每餐10g。

主食的品种可根据用餐者的饮食习惯来确定，北方习惯以面食为主，南方则以大米居多。根据上一步的计算，早餐中应含有碳水化合物122g，减去留给副食的10g碳水化合物，剩余112g。早餐若以小米粥和馒头为主，并分别提供20%和80%（根据经验分配比例）的碳水化合物。查工具书《中国食物成分表》得知，每100g小米粥含碳水化合物8.4g，每100g馒头含碳水化合物44.2g，则：

　　　　所需小米粥重量＝112g×20%÷（8.4÷100）＝267g

　　　　所需馒头重量＝112g×80%÷（44.2÷100）＝203g

2. 副食品种、数量的确定

根据三种产能营养素的需要量，首先确定了主食的品种和数量。副食品种和数量的确定应在已确定主食用量的基础上，依据副食应提供蛋白质的量确定。优质蛋白质的主要来源是各类动物性食物和豆、奶制品。

计算步骤如下：

（1）计算主食中含有的蛋白质重量。

（2）用应摄入的蛋白质重量减去主食中的蛋白质重量，即副食应提供的蛋白质重量。

（3）设定副食中蛋白质的2/3由动物性食物供给，1/3由豆制品供给，据此可求出各自的蛋白质供给量。

（4）查表并计算各类动物性食物及豆制品的供给量。

（5）设计蔬菜的品种和数量。

仍以上一步的计算结果为例，已知该用餐者午餐应含蛋白质40g、碳水化合物162g。假设以馒头（富强粉）、米饭（大米）为主食，并分别提供50%的碳水化合物，查工具书《中国食物成分表》得知，每100g馒头和米饭含碳水化合物分别为44.2g和25.9g，按上述方法，可算得馒头和米饭所需重量分别为172g和293g。

查工具书《中国食物成分表》得知，100g馒头（富强粉）含蛋白质6.2g,100g米饭含蛋白质2.6g,则：

主食中蛋白质含量＝172g×（6.2÷100）＋293g×（2.6÷100）＝18.3g

副食中蛋白质含量＝40g－18.3g＝21.7g

设定副食中蛋白质的2/3应由动物性食物供给，1/3由豆制品供给，因此：

动物性食物应含蛋白质重量＝21.7g×66.7%＝14.5g

豆制品应含蛋白质重量＝21.7g×33.3%＝7.2g

若选择的动物性食物和豆制品分别为猪肉（脊背）和豆腐干（熏），查工具书《中国食物成分表》可知，每100g猪肉（脊背）中蛋白质含量为20.2g，每100g豆腐干（熏）的蛋白质含量为15.8g，则：

猪肉（脊背）重量＝14.5g÷（20.2÷100）＝71.8g

豆腐干（熏）重量＝7.2g÷（15.8÷100）＝45.6g

动物性食物和豆制品的重量确定了，就可以保证蛋白质摄入，最后选择蔬菜品种和数量。蔬菜品种和数量可根据不同季节市场蔬菜的供应情况，以及考虑与动物性食物和豆制品配菜的需要来确定。根据《中国居民膳食指南（2016）》，1800kcal能量，蔬菜推荐摄入量为400g；2400kcal能量，蔬菜推荐摄入量为500g。例如，2700kcal的能量，我们一天可以配备500g蔬菜，分配到中餐中为200g(100g青椒用来炒肉丝，100g芹菜用于凉拌豆腐干)。

（6）确定纯能量食物的量。油脂摄入应以植物油为主，配合一定量动物脂肪摄入，因此以植物油作为纯能量食物的来源。查阅《中国食物成分表》可算出每日摄入各类食物提供的脂肪含量，将需要脂肪总含量减去食物提供的脂肪量即每日植物油供应量。

(六) 食谱的评价与调整

根据以上步骤设计出营养食谱后,还应对食谱进行评价,确定编制的食谱是否科学合理。参照《中国食物成分表》,初步核算该食谱提供的能量和各种营养素的含量,与DRIs进行比较,相差10%左右,可认为合乎要求,否则要增减或更换食品的种类或数量。值得注意的是,编制食谱时,不必严格要求每份营养餐食谱的数量和各类营养素含量均与DRIs保持一致。一般情况下,每天的能量、蛋白质、脂肪和碳水化合物的量出入不应该很大,其他营养素以一周为单位进行计算评价即可。根据食谱编制原则,食谱评价应该包括以下几个方面:

(1) 食谱中所含五大类食物是否齐全,是否做到食物种类多样化?

(2) 各类食物的量是否充足?

(3) 全天能量和营养素摄入是否适宜?

(4) 三餐能量摄入分配是否合理,早餐是否保证能量和蛋白质供应?

(5) 优质蛋白质占总蛋白质的比例是否恰当?

(6) 三种产能营养素 (蛋白质、脂肪、碳水化合物) 的供能比例是否适宜?

以下是评价食谱是否科学、合理的过程:

(1) 首先按类别将食物进行归类排序,并列出每种食物的数量。

(2) 从《中国食物成分表》中查出每100g食物所含营养素的量,算出每种食物所含营养素的数量。

(3) 将所有食物中的各营养素分别累计相加,计算出一日食谱中三种能量营养素及其他营养素的量。

(4) 将计算结果与中国营养学会制订的《中国居民膳食营养素参考摄入量》(2013年版) 中同年龄、同性别人群比较,进行评价。

(5) 根据蛋白质、脂肪、碳水化合物的能量折算系数,分别计算出蛋白质、脂肪、碳水化合物三种营养素提供的能量及占总能量的比例。

(6) 计算出动物性及豆类蛋白质占总蛋白质的比例。

(7) 计算三餐提供能量的比例。

以下以10岁男生一日食谱为例 (见表12-8),对食谱进行评价。

表 12-8   10 岁男生一日食谱

餐次	食物名称	用量	餐次	食物名称	用量
早餐	面包	面包 150g	晚餐	西红柿炒鸡蛋	西红柿 125g
	火腿	火腿 25g			鸡蛋 60g
	牛奶	牛奶 250g			植物油 10g
	苹果	苹果 100g		韭菜豆腐汤	韭菜 25g
午餐	青椒肉片	青椒 100g			南豆腐 30g
		瘦猪肉 45g			植物油 3g
		植物油 6g		米饭	大米 125g
	熏干芹菜	熏干 30g			
		芹菜 100g			
	馒头	面粉 150g			

（1）按类别将食物进行归类排序，查看食物种类是否齐全。

谷薯类：面包 150g，面粉 150g，大米 125g。

蔬菜和水果类：苹果 100g，青椒 100g，芹菜 100g，西红柿 125g，韭菜 25g。

鱼、禽、肉、蛋类：火腿 25g，瘦猪肉 45g，鸡蛋 60g。

乳类、大豆和坚果：牛奶 250g，熏干 30g，南豆腐 30g。

烹调油和盐：植物油 19g。

（2）食物所含营养素的计算：首先从《中国食物成分表》中查出各种食物每 100g 的能量及各种营养素的含量，然后计算食谱中各种食物所含能量和营养素的量。

以计算 150g 面粉中所含营养素为例，从《中国食物成分表》中查出小麦粉 100g 食部为 100%，含能量 1439kJ（344kcal），蛋白质 11.2g，脂肪 1.5g，碳水化合物 73.6g，钙 31mg，铁 3.5mg，维生素 B_1 0.28mg，故 150g 面粉可提供：

能量 = 1439 × 150 ÷ 100 = 2158.5kJ（344 × 150 ÷ 100 = 516kcal）

蛋白质 = 11.2 × 150 ÷ 100 = 16.8g

脂肪 = 1.5 × 150 ÷ 100 = 2.25g

碳水化合物 = 73.6 × 150 ÷ 100 = 110.4g

钙 = 31 × 150 ÷ 100 = 46.5mg

铁 = 3.5 × 150 ÷ 100 = 5.25mg

维生素 B_1 = 0.28 × 150 ÷ 100 = 0.42mg

其他食物计算方法和过程与此类似。计算出所有食物分别提供的营养素含量，累计相加，就得到该食谱提供的能量和营养素。此食谱可提供能量 8841kJ（2113kcal），蛋白质 77.5g，脂肪 57.4g，钙 602.9mg，铁 20.0mg，维生素 A 341.4μg，维生素 B_1 0.9mg，维生素 C 70mg。

参考10岁男生每日中国居民膳食能量及其他营养素需要量（见附录1、3、4）：能量2050kcal(中体力活动)，钙1000mg，铁13mg，维生素A 500μg，维生素B_1 1.0mg，维生素C 65mg。比较可见，除钙、维生素A的摄入量不足之外，能量和其他营养素供给量基本符合需要。钙可通过补充芝麻酱、小虾皮、绿色蔬菜来弥补此食谱的不足。

（3）三种供能营养素的供能比例：由蛋白质、脂肪、碳水化合物三种营养素的能量折算系数可以算得：

蛋白质提供能量占总能量比例＝77.5g×16.7kJ/g÷8841kJ＝14.6%

脂肪提供能量占总能量比例＝57.4g×37.6kJ/g÷8841kJ＝24.4%

碳水化合物提供能量占总能量比例＝1－14.6%－24.4%＝61%

蛋白质、脂肪、碳水化合物适宜的供能比分别为10%～15%，20%～30%，50%～65%。因此，该食谱的蛋白质、脂肪、碳水化合物摄入比例较合适。

（4）动物性及豆类蛋白质占总蛋白质比例：将来自动物性食物及豆类食物的蛋白质累计相加，本例结果为35g，食谱中总蛋白质含量为77.5g，可以算得：

动物性及豆类蛋白质占总蛋白质比例＝35÷77.5＝45.2%

优质蛋白质占总蛋白质的比例超过1/3，接近一半，可认为优质蛋白质的供应量比较适宜。

（5）三餐提供能量占全天摄入总能量比例：将早、中、晚三餐所有食物提供能量分别按餐次累计相加，得到每餐摄入的能量，然后除以全天摄入的总能量得到每餐提供能量占全天总能量的比例。

早餐：2980kJ÷8841kJ＝33.7%

午餐：3181kJ÷8841kJ＝36.0%

晚上：2678kJ÷8841kJ＝30.3%

三餐能量分配比例接近比较适宜的30%、40%、30%。

总的看来，该食谱种类齐全，能量及大部分营养素数量充足，三种产能营养素比例适宜，考虑了优质蛋白质的供应，三餐能量分配合理，是设计比较科学合理的营养食谱，但主食缺乏粗杂粮和杂豆类，钙、维生素A稍有不足，应适当进行调整。

（七）营养餐的制作

有了营养食谱，还要根据食谱原料，运用合理的烹饪方法进行营养餐制作。监控烹饪过程中食物的质量，提高营养素在烹饪过程中的保存率和在人体中的利用率。此外，营养餐的制作还应保证食物的色、香、味俱全，这样才能保证食物的正常摄入，在保证营养的同时又满足口腹之欲。

（八）食谱的总结、归档管理等

编制好食谱后，应将食谱进行归档保存，并及时收集用餐者及厨师的反馈意见，总结食谱编制的经验，以便日后不断改进。

一日食谱确定后，可根据饮食习惯、食物供应情况等因素，在同类食物中更换品种和烹调方法，编排一周食谱。对已有的食谱进行变换时，可用较为粗略的食物交换份法。食物交换份的原理是将食物按其来源、性质，将所含营养素数量较为近似的食物进行归类，划分出每类食物每份所含的营养素值和食物质量，供设计菜谱时使用。同类食物在一定重量内所含的蛋白质、脂肪、碳水化合物和能量相近，不同类食物间提供的能量也是相同的。

人工进行食谱编制较费时、费力，极大地影响了营养师的工作效率。近几年来，临床营养科室、体育运动队、学校和机关食堂、大型餐饮机构、营养师工作室等开展的营养配餐工作发展迅猛，而作为高效、准确、大规模营养配餐必备工具的配餐软件也不断改进。我们可以有针对性地选择一款适合的配餐软件，以满足实际工作的需要。

操练：

1. 以下一份寄宿制小学一天的食谱，为非带量食谱，在不考虑定量分析的前提下，你作为营养师如何做出评价？有什么好的建议？

早餐：稀饭、馒头、泡菜；

午餐：豆芽排骨汤、甜烧白、凉拌海带、大米饭；

晚餐：回锅肉夹锅盔、肉丝榨菜汤。

2. 请用计算法为5岁男童编制一份营养食谱。

思考题：

1. 比较四种膳食模式的优缺点。

2. 合理膳食的基本要求是什么？

3. 试述《中国居民膳食指南（2016）》的内容。

4. 膳食宝塔分为哪五层？食物的量分别为多少？

5. 食谱编制应该遵循哪些原则？

6. 试述计算法食谱编制的方法。

7. 试述食谱评价的方法。

参考文献

[1] 曾果. 营养与疾病[M]. 成都：四川大学出版社，2017.

[2] 迟玉森，张付云. 海洋生物活性物质[M]. 北京：科学出版社，2015.

[3] 李京东，倪雪，苏蕾，等. 食品营养与卫生[M].2版. 北京：中国轻工业出版社，2018.

[4] 林海，丁钢强，王志宏，等. 新营养学展望：营养、健康与可持续发展[J]. 营养学报，2019，41（6）:521-529.

[5] 苏静静，张大庆. 世界卫生组织健康定义的历史源流探究[J]. 中国科技史杂志，2016，37（4）:485-496.

[6] 孙长颢. 营养与食品卫生学[M].8版. 北京：人民卫生出版社，2019.

[7] 中国疾病预防控制中心营养与健康所. 中国食物成分表标准版[M].6版. 北京：北京大学医学出版社，2018.

[8] 于红霞，蔺新英. 饮食营养与健康[M]. 北京：中国轻工业出版社，2014.

[9] 张景辉，卢悦. 烹饪营养与配餐[M]. 北京：高等教育出版社，2018.

[10] 张体华. 营养与膳食[M]. 郑州：河南科学技术出版社，2017.

[11] 张立实，吕晓华. 基础营养学[M]. 北京：科学出版社，2018.

[12] 赵文忠. 正常人体结构与功能[M]. 北京：人民卫生出版社，2016.

[13] 中国营养学会. 中国居民膳食指南（2016）[M]. 北京：人民卫生出版社，2016.

[14] 周明. 营养学导论[M]. 北京：化学工业出版社，2019.

附　表

表 1　中国居民膳食能量需要量（EER）

年龄(岁)/生理阶段	能量(kcal/d)					
	轻体力活动水平		中体力活动水平		重体力活动水平	
	男	女	男	女	男	女
0～	－	－	90kcal/(kg·d)	90kcal/(kg·d)	－	－
0.5～	－	－	75kcal/(kg·d)	75kcal/(kg·d)	－	－
1～	－	－	900	800	－	－
2～	－	－	1100	1000	－	－
3～	－	－	1250	1150	－	－
4～	－	－	1300	1250	－	－
5～	－	－	1400	1300	－	－
6～	1400	1300	1600	1450	1800	1650
7～	1500	1350	1700	1550	1900	1750
8～	1600	1450	1850	1700	2100	1900
9～	1700	1550	1950	1800	2200	2000
10～	1800	1650	2050	1900	2300	2100
11～	1900	1750	2200	2000	2450	2250
12～	2300	1950	2600	2200	2900	2450
15～	2600	2100	2950	2350	3300	2650
18～	2150	1700	2550	2100	3000	2450
30～	2050	1700	2500	2050	2950	2400
50～	1950	1600	2400	1950	2800	2300
65～	1900	1550	2300	1850	－	－
75～	1800	1500	2200	1750	－	－
孕妇(早)		＋0	－	＋0		＋0
孕妇(中)		＋250	－	＋250		＋250
孕妇(晚)		＋400	－	＋400		＋400
乳母		＋400	－	＋400		＋400

来源：中国居民膳食营养素参考摄入量（2023年版）。

①未制定参考值者用"－"表示；

②"＋"表示在同龄人群参考值的基础上的额外增加量。

表2 中国居民膳食蛋白质、碳水化合物参考摄入量

| 年龄(岁)/生理阶段 | 蛋白质 | | | | 总碳水化合物 EAR(g/d) |
| | EAR(g/d) | | RNI(g/d) | | |
	男	女	男	女	
0 ~	—	—	9(AI)	9(AI)	
0.5 ~	—	—	17(AI)	17(AI)	60(AI)
1 ~	20	20	25	25	80(AI)
3 ~	25	25	30	30	120
6 ~	30	30	35	35	120
7 ~	30	30	40	40	120
8 ~	35	35	40	40	120
11 ~	45	45	55	55	120
12 ~	55	50	70	60	150
15 ~	60	50	75	60	150
18 ~	60	50	65	55	120
50 ~	60	50	65	55	120
65 ~	60	50	72	62	120
80 ~	60	50	72	62	120
孕妇(早)	—	+0	—	+0	+10
孕妇(中)	—	+10	—	+15	+20
孕妇(晚)	—	+25	—	+30	+35
乳母	—	+20	—	+25	+50

来源:中国居民膳食营养素参考摄入量（2023版）。

①未制定参考值者用"—"表示;

②"＋"表示在同龄人群参考值的基础上的额外增加量。

表3 中国居民膳食维生素的推荐摄入量或适宜摄入量

年龄(岁)/生理阶段	VA (μgRAE/d) 男	VA 女	VD (μg/d)	VE(AI) (mg α-TE/d)	VK(AI) (μg/d)	VB_1 (mg/d) 男	VB_1 女	VB_2 (mg/d) 男	VB_2 女	VB_6 (mg/d)	VB_{12} (mg/d)	泛酸(AI) (mg/d)	叶酸 (μgDFE/d)	烟酸 (mg NE/d) 男	烟酸 女	VC (mg/d)
0~	300(AI)	300(AI)	10(AI)	3	2	0.1(AI)	0.1(AI)	0.4(AI)	0.4(AI)	0.2(AI)	0.3(AI)	1.7	65(AI)	2(AI)	2(AI)	40(AI)
0.5~	350(AI)	350(AI)	10(AI)	4	10	0.3(AI)	0.3(AI)	0.5(AI)	0.5(AI)	0.4(AI)	0.6(AI)	1.9	100(AI)	3(AI)	3(AI)	40(AI)
1~	310	310	10	6	30	0.6	0.6	0.6	0.6	0.6	1	2.1	160	6	6	40
4~	360	360	10	7	40	0.8	0.8	0.7	0.7	0.7	1.2	2.5	190	8	8	50
7~	500	500	10	9	50	1.0	1.0	1	1	1	1.6	3.5	250	11	10	65
11~	670	630	10	13	70	1.3	1.1	1.3	1.3	1.3	2.1	4.5	350	14	12	90
14~	820	620	10	14	75	1.6	1.3	1.5	1.5	1.4	2.4	5	400	16	13	100
18~	800	700	10	14	80	1.4	1.2	1.4	1.4	1.4	2.4	5	400	15	12	100
50~	800	700	10	14	80	1.4	1.2	1.4	1.4	1.6	2.4	5	400	14	12	100
65~	800	700	15	14	80	1.4	1.2	1.4	1.4	1.6	2.4	5	400	14	11	100
80~	800	700	15	14	80	1.4	1.2	1.4	1.4	1.6	2.4	5	400	13	10	100
孕妇(早)	—	+0	+0	+0	+0	—	+0	—	+0	0.8	+0.5	+1	+200	—	+0	+0
孕妇(中)	—	+70	+0	+0	+0	—	+0.2	—	+0.2	0.8	+0.5	+1	+200	—	+0	+15
孕妇(晚)	—	+70	+0	+0	+0	—	+0.3	—	+0.3	0.8	+0.5	+1	+200	—	+0	+15
乳母	—	+600	+0	+3	+5	—	+0.3	—	+0.3	0.3	+0.8	+2	+150	—	+3	+50

来源：中国居民膳食营养素参考摄入量（2013年版）。

① 未制定参考值用"—"表示；

② "+"表示在同龄人群参考值的基础上的额外增加量。

表 4　中国居民膳食矿物质的推荐摄入量或适宜摄入量

年龄(岁)/生理阶段	钙(mg/d)	磷(mg/d)	钾(AI)(mg/d)	镁(mg/d)	钠(AI)(mg/d)	氯(AI)(mg/d)	铁(mg/d) 男	铁(mg/d) 女	锌(mg/d) 男	锌(mg/d) 女	碘(μg/d)	硒(μg/d)	铜(mg/d)	钼(μg/d)	氟(AI)(mg/d)	锰(AI)(mg/d)	铬(AI)(μg/d)
0~	200(AI)	100(AI)	350	20(AI)	170	260	0.3(AI)		2.0(AI)		85(AI)	15(AI)	0.3(AI)	2(AI)	0.01	0.01	0.2
0.5~	250(AI)	180(AI)	550	65(AI)	350	550	10		3.5		115(AI)	20(AI)	0.3(AI)	3(AI)	0.23	0.7	4
1~	600	300	900	140	700	1100	9		4		90	25	0.3	40	0.6	1.5	15
4~	800	350	1200	160	900	1400	10		5.5		90	30	0.4	50	0.7	2	20
7~	1000	470	1500	220	1200	1900	13		7		90	40	0.5	65	1	3	25
11~	1200	640	1900	300	1400	2200	15	18	10	9	110	55	0.7	90	1.3	4	30
14~	1000	710	2200	320	1600	2500	16	18	12	8.5	120	60	0.8	100	1.5	4.5	35
18~	800	720	2000	330	1500	2300	12	20	12.5	7.5	120	60	0.8	100	1.5	4.5	30
50~	1000	720	2000	330	1400	2200	12	12	12.5	7.5	120	60	0.8	100	1.5	4.5	30
65~	1000	700	2000	320	1400	2200	12	12	12.5	7.5	120	60	0.8	100	1.5	4.5	30
80~	1000	670	2000	310	1300	2000	12	12	12.5	7.5	120	60	0.8	100	1.5	4.5	30
孕妇(早)	+0	+0	+0	+40	+0	+0	—	+0	—	+2	+110	+5	+0.1	+10	+0	+0.4	+1.0
孕妇(中)	+200	+0	+0	+40	+0	+0	—	+4	—	+2	+110	+5	+0.1	+10	+0	+0.4	+4.0
孕妇(晚)	+200	+0	+0	+40	+0	+0	—	+9	—	+2	+110	+5	+0.1	+10	+0	+0.4	+6.0
乳母	+200	+0	+400	+0	+0	+0	—	+4	—	+4.5	+120	+18	+0.6	+3	+0	+0.3	+7.0

来源：中国居民膳食营养素参考摄入量（2013年版）。

①未制定参考值者用"—"表示；

②"+"表示在同龄人群参考值的基础上的额外增加量。